À mes parents et beaux-parents,
qui me soutiennent et me supportent
chaque jour.

Pour être tenu au courant de nos publications,
envoyez vos coordonnées à : info@laplage.fr
www.laplage.fr

ISBN : 978-2-84221-641-2
7552097
Conception graphique : David Cosson – dazibaocom.com
Lecture-correction : Pauline Caldin
Photographie de couverture : Rick Brodey / EyeEm - Getty Images
Crédits photos : Céline de Cérou: 6, 14, 33, 39, 47, 53, 57, 63, 69, 145, 147, 149, 151, 161, 163, 173, 189, 193, 195, 197,199, 201, 203, 205, 209, 213, 217, 219, 223, 227, 229, 233, 235,237, 239, 241, 247, 251, 255, 257, 259, 263, 269, 273 ; ET1972 : 73 droite ; Evgeny Bakharev : 282 ; Guas : 179 ; Ivanko80 : 97 ; Monkey Business Images : 274 ; Nadir Keklik : 73 gauche ; Natalia Lebedinskaia : 117 ; natalialeb : 191 ; Oksana Kuzmina : 98 ;Pavel Ryabushkin : 85 ; Rawpixel.com : 272 ; SPY studio : 100

Imprimé à Luçon (France) sur du papier issu de forêts gérées durablement, sur les presses de Pollina, un imprimeur labellisé pour ses pratiques respectueuses de l'environnement - 87338A.

IMPRIM'VERT®

Familles VG • Grossesse • Allaitement • DME

Sandrine **COSTANTINO**
Docteure en biologie

préface
Margot **LAHMER**
Interne en pédiatrie

NOURRIR SON ENFANT •AUTREMENT•

Photographies de Céline de Cérou

éditions la plage

PRÉFACE

DE MARGOT LAHMER, INTERNE EN PÉDIATRIE

Face aux contradictions de nos sociétés, de plus en plus de personnes décident de changer de modèle de pensée et de vie. Ouvrant les yeux face à la souffrance animale, la destruction des écosystèmes, la montée en puissance des maladies chroniques dites « de civilisation », beaucoup de citoyens reprennent le pouvoir par leur consommation. La résilience par le refus de faire fonctionner cette machine monétaire broyant vies humaines et non-humaines sur son passage. Le véganisme, et donc l'alimentation végétalienne, sont pour beaucoup une alternative soutenant des choix plus éthiques.

Modification des consciences, communication et effet de mode, l'alimentation végétale est devenue un vrai enjeu de nos sociétés, dans le monde mais également en France. En effet, 3 % des Français seraient végétariens et 10 % envisageraient de le devenir[1]. Les études recensant les végétaliens restent encore rares mais leur nombre est probablement croissant.

L'alimentation végétalienne est viable à tous les âges de la vie. Cette position claire est soutenue par de nombreuses sociétés savantes de nutrition de renommée internationale[2]. Les études assurant le suivi de patients végétariens et végétaliens sont nombreuses[3 et 4]. Une alimentation viable mais nécessitant l'apprentissage de nouvelles habitudes pour nous, occidentaux habitués à la consommation de produits animaux.

Devenir végane est une décision forte, motivant une vraie transformation du mode de vie et influant sur les rapports avec l'entourage. Élever ses enfants sans consommer de produits animaux est souvent la suite logique pour des parents végétariens ou végétaliens.

Nourrir ses enfants implique toujours un choix, plus ou moins intégré. Avec ou sans produits animaux, l'alimentation de l'enfant est de notre responsabilité. Quel lait donner ? Comment et quand commencer la diversification alimentaire ? Comment être sûr que l'enfant mange suffisamment ? Des questions que tout parent se pose, végane ou non. Mais les réponses varient en fonction de l'assiette présentée à l'enfant.

Dans notre société, les professionnels de santé, sauf spécialistes, ne sont que très peu formés en nutrition. L'alimentation végétale chez les enfants est souvent inconcevable pour eux, voire dangereuse. Il est vrai que certains parents, probablement mal informés, ont fait des erreurs diététiques graves pour leurs enfants. En 2018, il est grand temps que les professionnels de santé, en particulier médecins et pédiatres, soient mieux formés pour accompagner les familles souhaitant suivre une alimentation végétalienne. Mon travail de thèse pour obtenir le titre de docteure en médecine a évalué la croissance d'une population d'enfants végétariens et végétaliens âgés de 6 mois à 6 ans. Les courbes de croissance staturo-pondérale et périmètre crânien semblent être dans les normes du carnet de santé des enfants français. Des résultats en accord avec plusieurs études. Ce qui ressortit également fut la problématique des rapports avec les professionnels de santé. En effet, seulement 21 % des parents de l'étude s'adressent à eux pour avoir des conseils nutritionnels.

Grâce aux nouvelles communications, les familles souhaitant élever leurs enfants selon un mode de vie végétalien sont moins isolées. De nombreux blogs et groupes fleurissent, et les grandes associations végétariennes publient des outils essentiels pour aider à un bon équilibre alimentaire.

Dans mon étude, plus de 70 % des parents se réfèrent à des livres ou revues pour chercher des conseils nutritionnels. Suite à la popularisation du mouvement végétarien et végétalien, plusieurs livres sont sortis récemment. Mais il existe peu d'ouvrages évoquant en profondeur à la fois les aspects nutritionnels et les problématiques sociétales, familiales et scolaires. *Nourrir son enfant autrement* réussit à réunir tous ces aspects en permettant un tour d'horizon complet de la grossesse jusqu'aux 6 ans de l'enfant.

Un bel ouvrage permettant d'accompagner les familles au quotidien. En attendant que les professionnels de santé soient de plus en plus nombreux à pouvoir jouer également ce rôle, n'hésitez pas à consulter un(e) spécialiste en nutrition végétale pour plus d'informations.

[1] Sondage : 10% des Français interrogés envisagent de devenir végétariens [Internet] ; [cité 13 juill. 2018]. Disponible sur : https://www.terraeco.net/Sondage-qui-sont-les-vegetariens,64594.html

[2] Craig WJ, Mangels AR, American Dietetic Association. Position of the American Dietetic Association: vegetarian diets. J Am Diet Assoc. juill. 2009 ; 109(7) : 1266-82.

[3] O'Connell JM, Dibley MJ, Sierra J, Wallace B, Marks JS, Yip R. Growth of vegetarian children: The Farm Study. Pediatrics. sept. 1989;84(3) : 475-81.

[4] Sanders TA. Growth and development of British vegan children. Am J Clin Nutr. sept. 1988 ; 48(3 Suppl) : 822-5.

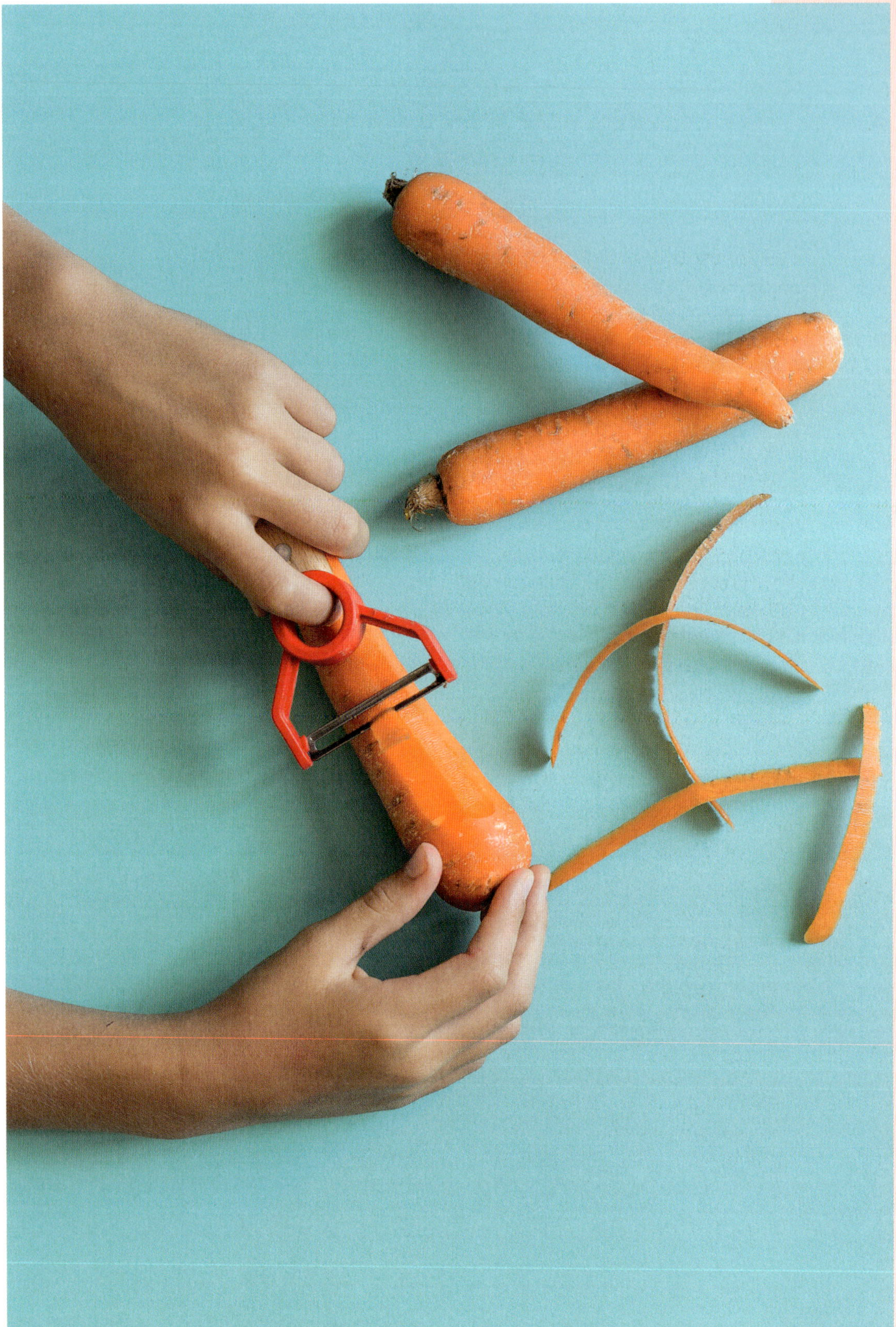

INTRODUCTION

Ce livre est la synthèse de mes recherches pour une alimentation familiale saine et conforme à mes valeurs, gourmandise incluse. Nul besoin de lire cet ouvrage du début à la fin : vous pouvez aller directement au chapitre qui vous questionne, que ce soit la conception d'une alimentation végétale équilibrée, les informations pratiques pour chaque période de la préconception jusqu'à 6 ans, les idées de recettes salées comme sucrées ou encore les témoignages de familles.

Concernant mes valeurs, il s'agit pour moi de respecter le plus possible la planète et ses habitants. Je veille donc à consommer des produits peu transformés, locaux, de saison, bios ou cultivés sans pesticides. J'ai aussi adopté un mode de vie végane, qui cherche à éviter autant que faire se peut l'exploitation des animaux, humains compris. Enfin, je pense important d'agir dans le respect de son identité et de son corps, qu'on soit un adulte ou un enfant. Pour moi, un mode de vie durable doit penser au respect de tous ces paramètres et je les ai donc expliqués dans cet ouvrage.

Pour donner les informations les plus fiables possible, je me suis basée sur les résultats scientifiques les plus récents, en indiquant à chaque fois la source afin que chacun puisse les vérifier. D'autre part, j'ai pris le parti de partager les techniques que j'applique personnellement, des recettes faciles pour la cuisine quotidienne mais aussi des astuces pour faire manger les enfants en limitant les conflits. J'ai choisi de citer parfois des noms de marques qui fonctionnent pour moi, mais je n'ai pas testé tout ce qui existe sur le marché donc ce ne sont que des exemples.

Dans tous les cas, n'hésitez pas à laisser de côté mes propositions qui ne vous semblent pas applicables : chaque famille est différente, ce qui fonctionne pour l'une peut ne pas être du tout adapté à d'autres, et c'est vous qui êtes le plus à même de juger ce qui conviendra le mieux à votre propre famille.

Pour finir, je dirais qu'il ne faut pas avoir peur de se dire que oui, on n'est pas parfait (qui l'est ?) mais que chaque jour on fait de notre mieux avec nos contraintes et nos connaissances du moment. L'alimentation idéale et universelle n'existe pas, mais vous trouverez dans ce livre de nombreuses pistes pour mettre à distance les préjugés et tracer le chemin vers l'alimentation qui vous convient, dans la tête comme dans le corps.

SOMMAIRE

Grossesse

0-6 mois : l'allaitement exclusif

6-12 mois : la diversification

1 an - 2 ans : l'affirmation

INDEX

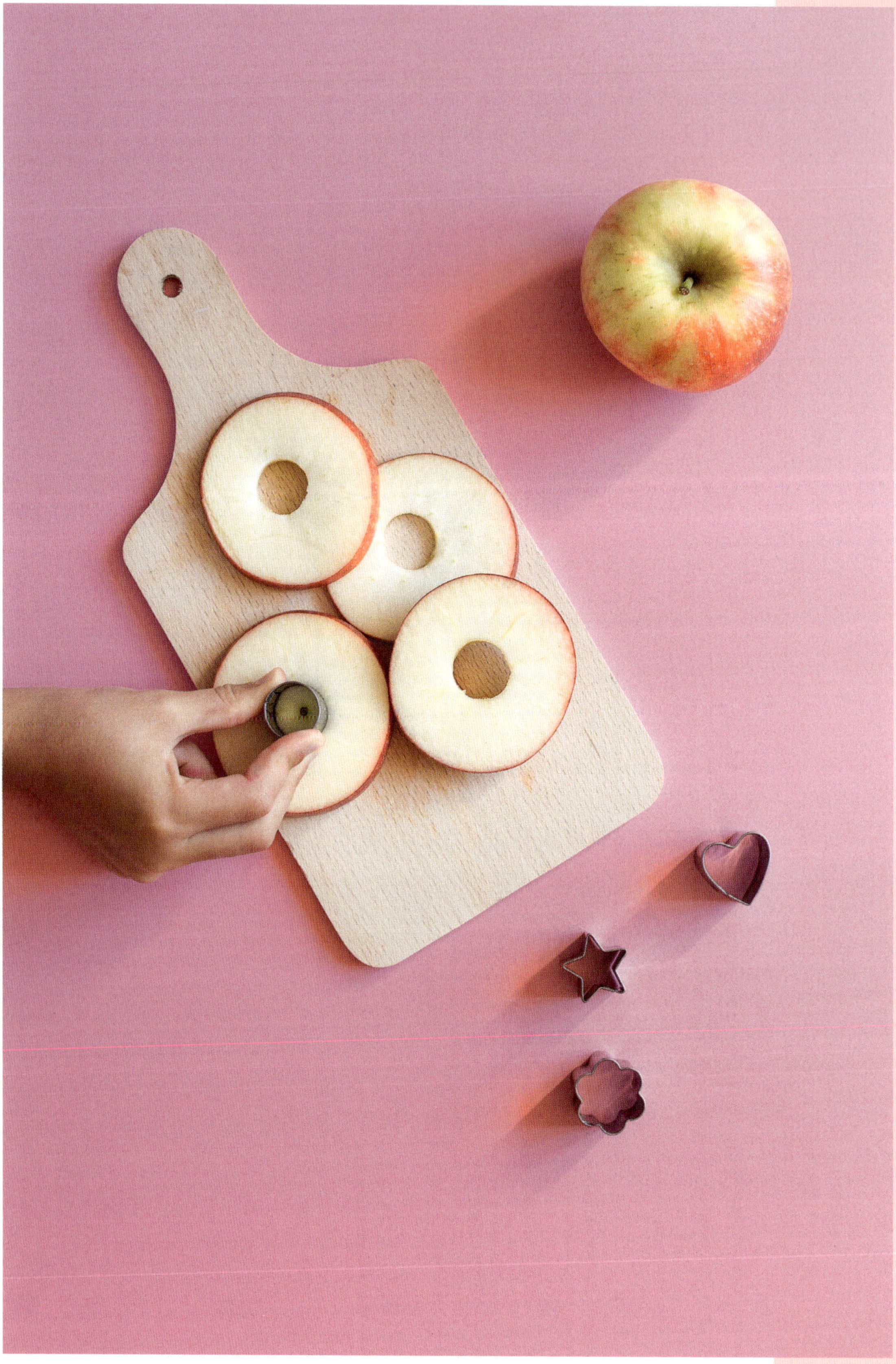

ABRÉVIATIONS UTILISÉES DANS CE LIVRE

ALA : Acide alpha linolénique

ANSES : Agence nationale de sécurité sanitaire de l'alimentation, de l'environnement et du travail

AUT : Aliment ultratransformé

CG : Charge glycémique

DAL : Dispositif d'aide à la lactation

DHA : Acide docosahexaénoïque

DME : Diversification menée par l'enfant

EFSA : Autorité européenne de sécurité des aliments

EPA : Acide eicosapentaénoïque

ESPGHAN : Société européenne de gastroentérologie, hépatologie et nutrition pédiatrique

IBCLC : International board certified lactation consultant, certification de compétence pour donner des conseils et résoudre les problèmes d'allaitement

IG : Index glycémique

OMS : Organisation mondiale de la santé

POA : Produit d'origine animale

PPN : Préparation pour nourrisson, plus connue sous le nom de lait artificiel

UI : Unité internationale

PARTIE 1

AUTREMENT EN TOUTE SÉCURITÉ

LES BASES THÉORIQUES D'UNE ALIMENTATION VÉGANE ÉQUILIBRÉE

LES GROUPES ALIMENTAIRES VÉGANES

Équilibrer une alimentation végane nécessite de changer les repères et les automatismes acquis depuis l'enfance, mais au final, ce n'est pas plus compliqué que pour une alimentation standard et c'est compatible avec toutes les périodes de la vie[5]. Les grandes différences sont le changement des groupes alimentaires et la nécessité, en France, de prendre un complément alimentaire.

Dans une alimentation végane, on peut définir 4 groupes alimentaires principaux : les céréales, les légumineuses, les oléagineux et bien sûr les fruits et légumes.

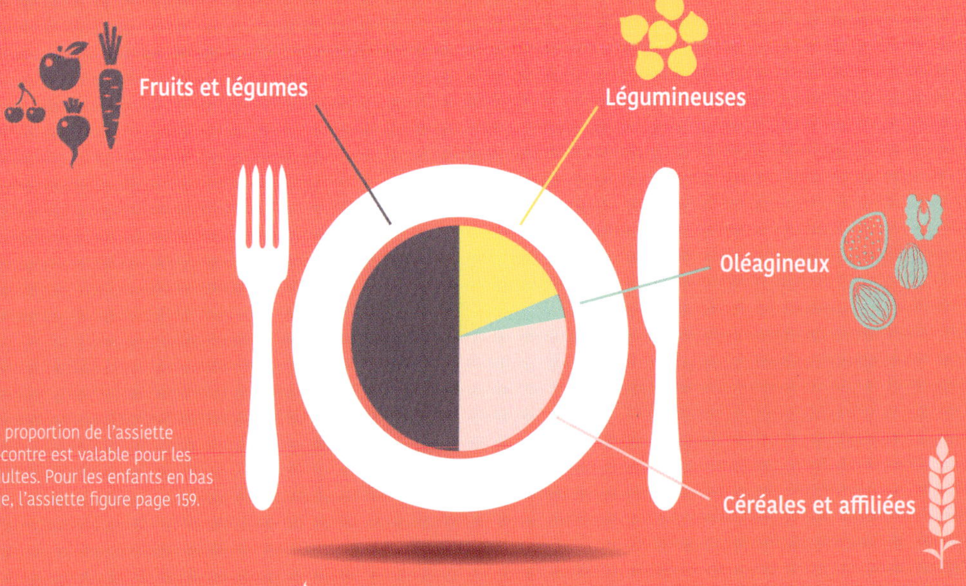

La proportion de l'assiette ci-contre est valable pour les adultes. Pour les enfants en bas âge, l'assiette figure page 159.

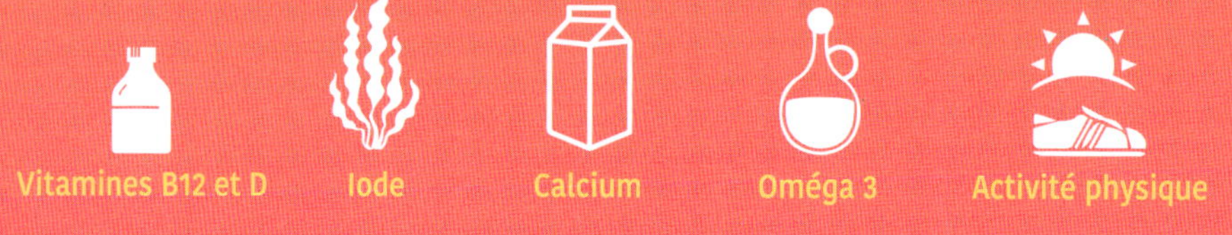

[5] « Position of the Academy of Nutrition and Dietetics : Vegetarian diets » Melina V et col., 2016, J Acad Nutr Diet.

Les légumes et les fruits

On peut consommer les légumes et les fruits frais, séchés, en conserve ou surgelés. Dans ce groupe, on place aussi les herbes variées (persil, coriandre, ciboulette, ail des ours, ortie...) : riche en goût et en nutriments, on peut les utiliser fraîches, séchées ou congelées.

Nombre indicatif de portions par jour pour un adulte : 6 ou plus.

Exemples de portions de légumes ou fruits pour un adulte (100 g frais, 30 g sec) : 1 petite courgette, 1 poignée de radis, 1 oignon, 1 assiette de salade, 1 petit bol de soupe, $^1/_2$ verre de coulis de tomate, 1 pomme, 1 poire, 1 orange, 2 abricots, 1 grosse poignée de framboises ou de raisin frais, 3 pruneaux.

Les légumes et fruits contiennent des éléments nutritifs importants, tels que les vitamines A et C, l'acide folique, des minéraux comme le potassium, et bien sûr les fibres. Une saine alimentation riche en légumes et fruits peut contribuer à réduire le risque de maladies cardiovasculaires et de certains types de cancer. Il est conseillé de consommer des légumes ou fruits de couleur variée, avec idéalement 3 portions par jour de légumes ou fruits de couleur orange (carotte, courge, patate douce, abricot...) ou vert foncé (brocoli, chou vert, persil, mâche, chou de Bruxelles...) afin de satisfaire les apports en vitamine A.

Il est recommandé de privilégier les produits de saison car ils sont moins chers, meilleurs au goût et respectueux de l'environnement. Il est aussi pertinent de privilégier le bio, meilleur pour la santé et pour l'environnement (voir page 77).

Astuces pour manger plus de fruits et légumes :

- Avoir en stock des fruits et légumes prêts à manger : salade lavée et égouttée dès le retour du marché, boîte hermétique (ou bocal en verre) contenant un fond d'eau et des radis nettoyés, des bâtonnets de carotte ou des carottes râpées, sachet de légumes congelés prêts à cuisiner (fleurettes de brocolis ou de chou-fleur, petits pois, lanières de poivrons, rondelles de carottes, oignon émincé, mélange de légumes...), betteraves cuites sous vide, conserve de maïs...

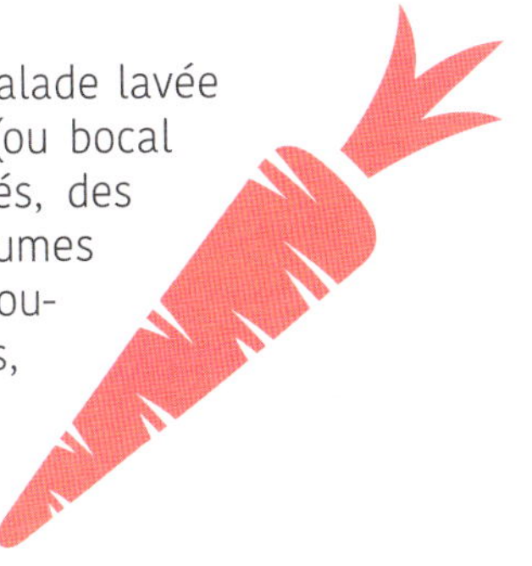

- Proposer des crudités à l'apéritif : radis, bâtonnets de carotte, tranches de concombre ou de champignon… On peut les grignoter tels quels, les tremper dans une sauce ou les ajouter à une tartine.
- Ajouter des légumes aux plats : légumes mixés ou coupés en tout petits morceaux dans une sauce, petits pois dans du riz, carottes ou navets sautés avec des pommes de terre, herbes fraîches sur un plat.
- Rendre plus attrayants les plats de légumes : rôtir les choux de Bruxelles, ajouter des croûtons sur la soupe, mettre des oléagineux dans les poêlées de légumes, cuisiner les poireaux en quiche, ajouter des morceaux de fruits dans une salade ou une pincée de sucre aux plats de légumes.

Et les champignons ?

Pour faire simple, on les classe dans le groupe des légumes et fruits, même si ce ne sont pas réellement des végétaux. Il est utile d'en consommer régulièrement car ils sont riches en vitamines du groupe B. On peut les consommer crus, par exemple en salade, ou cuits, par exemple poêlés avec des légumes ou une sauce crémeuse, ou dans un risotto.

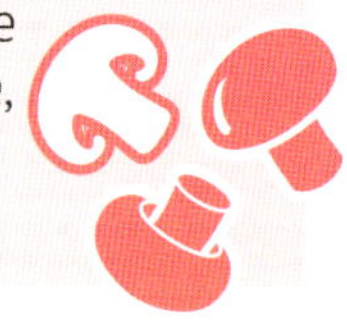

Les céréales et autres féculents

Dans la catégorie des céréales et autres féculents, on place le blé, l'avoine, le maïs sec, le riz, l'orge, le sarrasin, la pomme de terre, la patate douce, le quinoa, le millet, la châtaigne…

Nombre indicatif de portions par jour pour un adulte : 5 ou plus.

Exemples de portions de céréales et affiliées pour un adulte (100 g de céréales prêtes à manger, soit environ la taille d'un poing) : 100 g de pâtes cuites, 2 tranches de pain au levain, un petit bol de riz cuit ou de polenta cuite, 1 pomme de terre pas trop grosse.

Il est conseillé de consommer les céréales peu raffinées, car elles ont un index glycémique plus bas et sont plus riches en fibres, vitamines et minéraux que les céréales raffinées. Les céréales complètes renferment trois couches comestibles et chacune fournit une combinaison spécifique d'éléments nutritifs. La couche externe, le son, contient quasiment toutes les fibres ainsi que des vitamines du groupe B, des minéraux comme le magnésium, le fer et le zinc et certaines protéines. La couche du milieu, l'endosperme, représente la majorité du grain et elle est surtout composée de glucides et de protéines. Enfin, la couche interne, le germe, apporte des vitamines du groupe B, des lipides insaturés, de la vitamine E et des minéraux. Lors du raffinage des céréales complètes pour obtenir le riz blanc ou la farine blanche, on retire à la fois le son et le germe. Les céréales semi-complètes, quant à elles, ont conservé le germe et une partie du son et constituent donc un bon compromis entre céréales blanches et céréales complètes.

Astuces pour consommer les céréales :

- Varier les céréales. Le blé se retrouve dans la plupart des pâtes, du pain, des biscuits… Si on ne fait pas attention, on se retrouve donc à en manger de nombreuses fois par jour. Or, on peut aussi se régaler de riz, polenta, avoine, orge mondé, quinoa, épeautre, sarrasin…
- Les pâtes et le riz semi-complets cuisent presque aussi rapidement que les pâtes et le riz blancs.
- Faire tremper le riz dans de l'eau (pendant 30 minutes ou plusieurs heures) réduit son temps de cuisson.
- Essayer de cuisiner avec de la farine de blé semi-complète (T80) plutôt que de la farine blanche (T65, T55 ou T45) ou essayer de remplacer la moitié de la farine blanche par de la farine complète dans les recettes.
- Pour certaines recettes, comme les gâteaux au chocolat, on peut remplacer toute la farine blanche par de la farine complète sans modification visible.
- Privilégier le pain à la farine complète, idéalement au levain car les minéraux y sont plus disponibles grâce à la fermentation plus longue et plus acide du levain.

Et le seitan ?

Cette spécialité évoquant la viande est fabriquée avec des protéines de blé – le fameux gluten. On trouve le seitan prêt à réchauffer, à un prix relativement élevé. On peut préparer soi-même du seitan en utilisant du gluten en poudre, vendu dans les magasins bios.

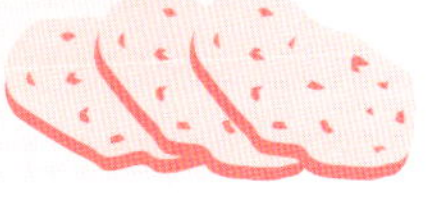

Les légumineuses

Les légumineuses recouvrent les lentilles, les haricots secs, le soja, les pois chiches, les pois cassés, le lupin et les cacahuètes. Les lentilles, les haricots et les pois chiches se trouvent facilement cuits en conserve. Le soja est commercialisé sous forme de lait de soja, de tofu, de tempeh et d'edamame. Le lupin est vendu sous forme de farine ou en saumure (tramousses). On peut aussi acheter les légumineuses sous forme de farine et de flocons, pratiques à utiliser car ils cuisent alors particulièrement vite. Les cacahuètes, quant à elles, s'utilisent en cuisine comme des oléagineux.

Nombre indicatif de portions par jour pour un adulte : 3 ou plus.

Exemple de portions de légumineuses pour un adulte : 100 g de lentilles cuites, 5 cuillerées à soupe de houmous, 1 verre (200 ml) de lait de soja, 200 g de yaourt de soja, la grosseur d'un poing de tofu ou de tempeh.

Les légumineuses sont des substituts de choix pour la viande, car, comme elle, elles sont riches en protéines, fer, zinc et ont un faible indice glycémique. En revanche, comme tous les produits d'origine végétale, les légumineuses ne contiennent pas de vitamine B12.

Astuces pour consommer les légumineuses :

- En cas de difficultés digestives, commencer par de petites doses et des légumineuses de petite taille (lentilles, haricots azuki). Si on utilise des légumineuses sèches, il faut les faire tremper avant cuisson, entre 8 h et 24 h pour les haricots secs et les pois chiches, et jeter l'eau de trempage. De manière générale, il est utile de faire tremper les légumineuses sèches, même les lentilles, pour que les minéraux qu'elles contiennent soient plus disponibles et pour réduire leur temps de cuisson.
- Ajouter des lentilles, des pois chiches ou des haricots aux soupes et aux sauces, en les mixant ou non.

Et la levure de bière ?

C'est un champignon microscopique qu'on peut acheter en cubes (levure fraîche) ou en sachets (levure de boulangerie déshydratée) pour faire lever pains et brioches. Elle se vend aussi en paillettes sous le nom de « levure diététique » ou « levure en paillettes » : la différence avec la levure pour pain est que la levure diététique est « inactive », elle a été séchée par une forte chaleur, elle ne permet donc pas de faire lever le pain. La levure diététique s'utilise parsemée sur tous les plats ou intégrée dans des sauces pour leur apporter de nombreux nutriments et une saveur qui évoque un peu le fromage. La levure diététique existe aussi en version maltée, ce qui lui donne une saveur un peu différente.

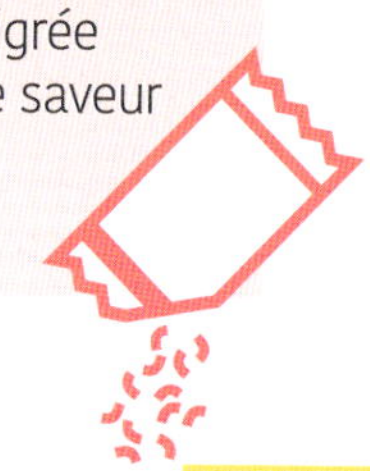

- Quand on met des pâtes ou du riz à cuire, cuire dans le même casserole une poignée de lentilles sèches. Pour que les lentilles soient cuites en même temps que les pâtes, il faut les mettre dans l'eau bouillante quelques minutes avant les pâtes.
- Mélanger des légumineuses cuites aux salades et aux poêlées de légumes.
- Préparer des tartinades en mixant des légumineuses (cuites et égouttées) avec des aromates et un peu de matière grasse (par exemple des oléagineux).

Les oléagineux

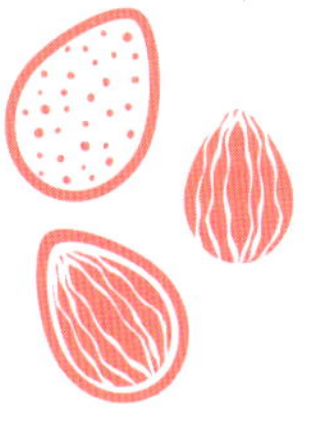

On classe dans les oléagineux toutes les graines riches en matières grasses comme la courge, le lin, la noix de coco, le pavot, le pignon, le sésame, le tournesol, ainsi que les fruits à coque (aussi appelés fruits à écale) comme l'amande, la noix de cajou, la noisette, la noix, la pistache. Ils sont riches en protéines, en acides gras insaturés dont les oméga 6, en vitamine E, en fer, en zinc et en calcium. Certains oléagineux sont particulièrement riches en d'autres nutriments, comme les oméga 3 pour les noix (de Grenoble) ou le sélénium pour les noix du Brésil.

Nombre indicatif de portions par jour pour un adulte : 1 ou plus.

Exemples de portions d'oléagineux (30 g) : 1 poignée de noisettes ou de pistaches décortiquées, 2 cuillerées à soupe de purée de sésame (tahin), 30 g de poudre d'amande, 30 g de graines de tournesol ou de graines de courge décortiquées.

Les oléagineux apportent de bons acides gras, des minéraux, des vitamines et des protéines.

Astuces pour consommer les oléagineux :

- Ajouter des graines de courge, de tournesol, de sésame ou de cacahuète (concassées si besoin) aux salades, aux poêlées de légumes, au riz.
- Grignoter des noix en apéritif ou en mettre dans des salades de fruits.
- Préparer des tartinades avec de la poudre d'amande ou des noix de cajou trempées et mixées.
- Incorporer des noisettes en poudre aux pâtes à gâteau ou à tarte.
- Utiliser des purées d'oléagineux en cuisine : sauce salade, houmous, lait végétal express...
- Tartiner des purées d'oléagineux sur du pain à la place de la margarine.
- Mélanger des oléagineux en poudre avec de la levure diététique et du sel pour obtenir une poudre à parsemer sur les plats comme du parmesan.

Les compléments alimentaires

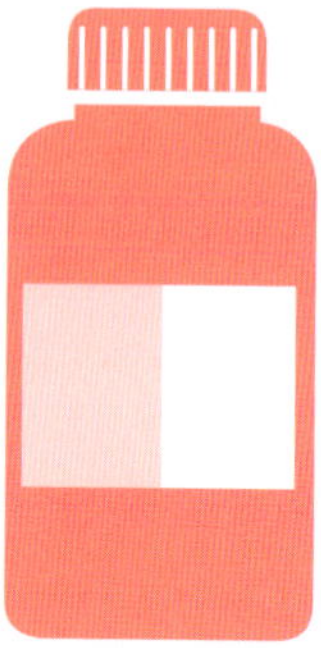

Les fruits, légumes, céréales, légumineuses et oléagineux apportent les protéines, glucides, lipides nécessaires ainsi que de nombreuses vitamines et minéraux. Mais une alimentation 100 % végétale a longtemps été impossible car on ne savait pas comment remplacer certains nutriments traditionnellement apportés par les produits d'origine animale.

Ainsi, la vitamine B12, doit impérativement être apportée sous forme de complément alimentaire pour les véganes et tous ceux qui consomment peu de produits d'origine animale, en particulier les flexitariens et les végétariens consommant peu de produits laitiers. Selon les cas, on peut aussi avoir besoin d'autres nutriments, notamment la vitamine D (fournie par l'exposition au soleil, souvent insuffisante en France en dehors de l'été) et l'iode (présent dans les produits laitiers par les désinfectants iodés utilisés sur les pis des vaches).

Il est intéressant de noter que de nombreux animaux d'élevage (volaille et cochon en particulier) reçoivent des compléments alimentaires multivitaminés car la nourriture fournie dans le cadre de l'élevage diffère de leur alimentation naturelle. Il n'y a donc pas de honte à consommer un complément alimentaire tout au long de sa vie. De fait, dans plusieurs pays, la réglementation impose un enrichissement des aliments courants, ce qui revient à faire prendre des compléments alimentaire à toute la population. Au Royaume-Uni, toute la farine de blé est enrichie en calcium, en fer et en plusieurs vitamines. En Espagne et au Danemark, le sel est plus fortement enrichi en iode qu'il ne l'est en France. Aux États-Unis, de nombreux simili-carnés et une célèbre marque de levure diététique sont enrichis en vitamine B12, de nombreux jus de fruits sont enrichis en calcium, des boissons végétales en calcium et vitamine D, etc. Ces enrichissements profitent à toute la population du pays.

En France, l'enrichissement des aliments n'est pas courant, il est même interdit dans de nombreux cas. Il se limite aux céréales de petit-déjeuner pour enfant (lourdement enrichies en vitamines et minéraux pour faire oublier leur manque d'intérêt nutritionnel), aux bouillies instantanées pour bébé enrichies en vitamine B1 suivant une réglementation européenne, certaines margarines et de rares produits laitiers. C'est pourquoi, en France à l'heure actuelle, il est impossible de ne pas prendre de compléments alimentaires si on veut respecter tous les apports journaliers recommandés quelle que soit son alimentation.

La nécessité de se complémenter est aussi valable quand on a un régime alimentaire standard : Tous les bébés non allaités consomment chaque jour, pour avoir une croissance satisfaisante, un substitut de lait maternel fortement transformé et enrichi en vitamines et minéraux. Et en automne/hiver, tous les habitants de France métropolitaine auraient intérêt à prendre un complément de vitamine D. En outre, les personnes ayant une alimentation française standard manquent souvent d'autres nutriments, comme le magnésium[6], important pour la santé des os et des dents, la régulation du rythme cardiaque.

D'ailleurs, la consommation de compléments alimentaires est de plus en plus banale : en moyenne, en France, 30 % des femmes, 13 % des hommes et 12 % des enfants en consommaient en 2006-2007 et ces taux vont croissant. Les personnes consommant peu ou pas de produits animaux sont donc loin d'être les seules à utiliser des compléments alimentaires. Il faut noter que de plus, la moitié des adultes et les trois quarts des enfants consomment des aliments enrichis en vitamines et minéraux, comme certaines céréales pour petit-déjeuner, certaines margarines ou certains produits laitiers[7].

Les sources alimentaires et compléments disponibles pour chaque nutriment sont discutés dans la partie suivante (à partir de la page 26). Pour se supplémenter en plusieurs nutriments sans multiplier les prises, il est pratique d'utiliser un comprimé multivitaminé. En voici deux exemples :

- **Veg1 :** le plus connu, en vente dans les boutiques spécialisées et sur Internet. Spécialement conçu pour les véganes habitant au Royaume-Uni, il associe vitamine B12, iode, sélénium, vitamines B2, B6, acide folique ainsi qu'une petite dose de vitamine D. Pour les adultes hors grossesse et allaitement, la dose est d'un comprimé à croquer par jour, au cours d'un repas, pour atteindre les repères nutritionnels de ces nutriments. Pour les enfants de 6 mois à 12 ans, la dose est d'un demi-comprimé par jour et il est possible de l'écraser puis de la mélanger à une purée ou dans un fond de verre d'eau. Pour les plus grands, le comprimé est généralement croqué avec plaisir au petit-déjeuner car il contient un peu de sucre et des arômes orange ou cassis. Veg1 n'est pas réservé au véganes. Il est possible de prendre ce complément alimentaire quand on consomme moins de produits d'origine animale que la moyenne, et on peut se rassurer sur le risque de surdose en comparant sa composition avec les apports à ne pas dépasser[8].

- **VegVit :** ce complément alimentaire à avaler contient de nombreuses vitamines et des minéraux, à un dosage correspondant pour certains à 100 % des apports recommandés.

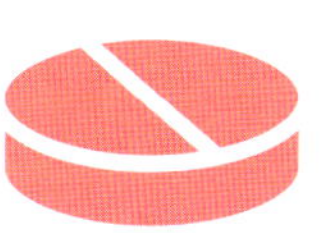

[6] Pour un bref aperçu des apports en nutriments des Français, consulter « Vitamines, minéraux : les apports conseillés par LaNutrition.fr » https://www.lanutrition.fr/bien-dans-son-assiette/bien-manger/les-recommandations-de-lanutrition.fr/vitamines-mineraux-les-apports-conseilles-par-lanutritionfr et, pour aller plus loin, page 14 de l' « Avis de l'ANSES relatif à l'évaluation des apports en vitamines et minéraux issus de l'alimentation non enrichie, de l'alimentation enrichie et des compléments alimentaires dans la population française »
(avis du 13 mars 2015).

[7] « Avis de l'ANSES relatif à l'actualisation des apports en vitamines et minéraux issus de l'alimentation non enrichie, de l'alimentation enrichie et des compléments alimentaires dans la population française » (2015).

[8] « Veg1 et apports à ne pas dépasser » (2015) publié dans le groupe Facebook « Vive la B12 ! »

LES NUTRIMENTS À SURVEILLER

Avec une alimentation française standard, les adultes consomment trop de sel, pas assez de fibres, d'oméga 3, de vitamine D et la moitié sont en surpoids ou obèses. Quant aux enfants, la majorité ne consomme pas assez de fruits et légumes, de calcium, de céréales et affiliées, de légumineuses, d'eau, mais ils consomment trop de produits sucrés[9].

A contrario, les véganes et les flexitariens consomment généralement plus de provitamine A, de vitamine C, de vitamine E, de vitamine B1, B5, B8, d'acide folique, de magnésium et de fibres.

Quand on se nourrit différemment de la norme, l'entourage s'inquiète pour les conséquences sur la santé. Voici les nutriments qui peuvent être en déficit avec une alimentation contenant moins de produits d'origine animale que la moyenne française. Si vous veillez à tous, vous aurez un statut nutritionnel bien supérieur à la plupart des Français !

Vitamine B12

Rôle

La vitamine B12 intervient dans la formation des globules rouges et dans la protection du système nerveux, dont le cerveau. Une carence en vitamine B12 peut causer une anémie, la dégradation du système nerveux, mais aussi des maladies cardiaques et des complications lors de la grossesse. La Fédération végane a publié un document pratique avec tout ce qu'il faut savoir sur la vitamine B12 pour la santé des véganes[10]. Il est pertinent de le transmettre à son médecin afin de favoriser la diffusion de ces informations particulièrement importantes et actuellement méconnues de la plupart des professionnels de santé. Pour un document plus ludique à transmettre à ses proches, la Fédération végane a publié une bande dessinée[11].

Personnes à risque et test de déficience

La supplémentation en vitamine B12 est absolument nécessaire pour les personnes végétaliennes et véganes. D'autre part, elle est fortement recommandée pour les personnes végétariennes ou flexitariennes, qui consomment moins de produits animaux que l'alimentation française standard (produits laitiers ou viande ou poisson consommés 3 fois par jour). Enfin, la supplémentation en vitamine B12 est conseillée pour toutes les personnes âgées de plus de 50 ans, quel que soit leur régime alimentaire.

Il n'est pas nécessaire de vérifier son taux de B12 si on applique les recommandations de supplémentation. En effet, il ne pose aucun problème de consommer des produits d'origine animale en plus d'un complément alimentaire de vitamine B12 aux doses indiquées dans la partie suivante.

Si on refuse de prendre un complément alimentaire en vitamine B12, on peut vérifier l'absence de déficit en vitamine B12 en effectuant un dosage urinaire d'acide méthylmalonique (attention, pas un dosage urinaire de vitamine B12 !). Ce test, actuellement peu connu des médecins et des laboratoires dans le contexte d'une alimentation riche en végétaux, est remboursé si prescrit par un médecin. C'est le test le plus fiable pour détecter une carence en vitamine B12 : en cas de carence, le taux d'acide méthylmalonique s'élève.

Attention : Le premier test auquel on pense pour détecter une carence en B12 est un dosage de cette vitamine dans le sang. Mais le dosage sérique de B12 ne permet pas de détecter une carence si on consomme des analogues (inactifs !) de vitamine B12 comme ceux contenus dans les algues et le miso : il peut alors indiquer à tort une valeur normale. De même, le dosage de l'homocystéine n'est pas fiable si on consomme beaucoup de folates, ce qui est fréquent avec une alimentation basée sur les végétaux.

Références nutritionnelles pour la population

La dose de vitamine B12 nécessaire dépend de la fréquence à laquelle on la consomme. Le tableau ci-dessous détaille les situations les plus courantes chez les véganes : une fois par jour OU une fois par semaine[12].

Fréquence de supplémentation, au choix	De 6 à 23 mois	De 2 à 11 ans	A partir de 12 ans et à l'âge adulte	Femmes enceintes ou allaitantes
Une fois par jour	2,5 µg une fois par jour	5 µg une fois par jour	10 µg une fois par jour	10 µg une fois par jour
Une fois par semaine	500 µg une fois par semaine	1 000 µg une fois par semaine	2 000 µg une fois par semaine	

On remarque que plus la prise de vitamine B12 est rare, plus il faut en prendre en grande quantité pour en absorber la dose suffisant aux besoins.

Il n'y a aucun risque si on consomme plus de vitamine B12 que ces recommandations : l'excès de vitamine B12 est naturellement éliminé dans l'urine. Au contraire, en cas de carence en vitamine B12 chez un adulte, il est conseillé de remonter les stocks grâce à une cure d'attaque, en consommant par exemple 1000 µg de vitamine B12 par jour pendant 2 mois.

[9] « Étude nationale nutrition santé ENNS, 2006 : situation nutritionnelle en France en 2006 selon les indicateurs d'objectif et les repères du Programme national nutrition santé » (2007).

[10] « Ce que tout végane doit savoir sur la vitamine B12 » www.dietethics.eu

[11] « B12 : La vitamine de la compassion » https://www.federationvegane.fr/wp-content/uploads/2017/12/BDB12_01_A5_HR.pdf

[12] On peut trouver sur le site « Vive la B12 ! » les doses nécessaires si on choisit une fréquence différente.

Suppléments

Les principales sources de vitamine B12 dans l'alimentation française standard sont la viande, le poisson et les produits laitiers. Mais en fait, aucun animal ni végétal n'est capable de synthétiser la B12 : seules certaines bactéries en sont capables. On retrouve donc la vitamine B12 dans les aliments d'origine animale parce qu'elle se trouve dans l'alimentation des animaux, soit naturellement grâce à des bactéries présentes dans leur système digestif, soit par des compléments alimentaires. De fait, l'immense majorité de la vitamine B12 produite dans le monde est actuellement destinée aux animaux d'élevage.

La vitamine B12 la plus courante dans le commerce est appelée cyanocobalamine. C'est la forme la plus stable, la mieux étudiée et la moins chère. On la trouve dans différentes spécialités destinées à l'alimentation humaine[13] et en voici quelques exemples :

- **Aliments enrichis en vitamine B12 :** ils sont très rares en France. Ce sont par exemple certaines céréales pour petit-déjeuner. On peut les consommer en plus des compléments quotidiens ou hebdomadaires, car il n'y a pas de danger si on consomme plus de B12 que les recommandations.

- **Veg1** (ce produit contient aussi d'autres nutriments) : la Veg1 est vendue sur le site Internet de la Fédération végane et dans les magasins spécialisés dans l'alimentation végane. La dose est de 1 comprimé par jour pour un adulte ou un enfant de plus de 12 ans ou ½ comprimé par jour pour un enfant de 6 mois à 12 ans. Pour les bébés et jeunes enfants, on peut écraser la dose et la faire boire mélangée dans une cuillerée d'eau.

- **Cyanocobalamine Solgar :** elle est vendue en magasins bios et dans certaines pharmacies. La dose est de 4 gélules de 500 µg par semaine pour un adulte, le contenu de 2 gélules par semaine pour un enfant de 2 à 12 ans, le contenu de 1 gélule par semaine pour un bébé de 6 mois à 2 ans.

- **Vitamine B12 Gerda en ampoules (1000 µg) :** on la trouve en pharmacie, et elle est remboursée si prescrite par un médecin. La dose est de 2 ampoules par semaine pour un adulte, 1 ampoule par semaine pour un enfant de 2 ans à 12 ans. Attention : les comprimés de vitamine B12 de la même marque sont plus faiblement dosés et ne sont pas véganes.

La vitamine B12 en bref

La vitamine B12 est produite par des micro-organismes et se retrouve ensuite dans les produits laitiers, la viande et le poisson. Dès qu'on diminue la consommation de ces aliments, il faut prendre un complément en vitamine B12, en choisissant soit un dosage par jour, soit un dosage par semaine. Il n'y a aucun risque de surdose en vitamine B12.

Pour les personnes en difficultés financières, il est conseillé de s'adresser à la Fédération végane, qui peut alors distribuer gratuitement de la vitamine B12[14]. Ce programme est financé par les ventes de Veg1 sur le site Internet de la Fédération végane.

Attention : certains aliments contiennent des analogues de vitamine B12, c'est-à-dire des substances ressemblant à la vitamine B12, mais qui n'ont pas ses effets bénéfiques. Contrairement à ce qu'affirment plusieurs fabricants, les aliments comme la nori, la spiruline, la chlorelle et le miso ne sont pas des sources de vitamine B12. Pire, ils contiennent des analogues, qui gênent l'absorption et faussent le dosage sérique de la vitamine B12, pouvant ainsi faire croire que la personne a un taux correct en vitamine B12 alors qu'elle est carencée. Ces aliments peuvent être consommés dans le cadre d'une alimentation équilibrée contenant une source fiable de vitamine B12, mais ils doivent de préférence être pris à distance des compléments alimentaires de vitamine B12.

Iode

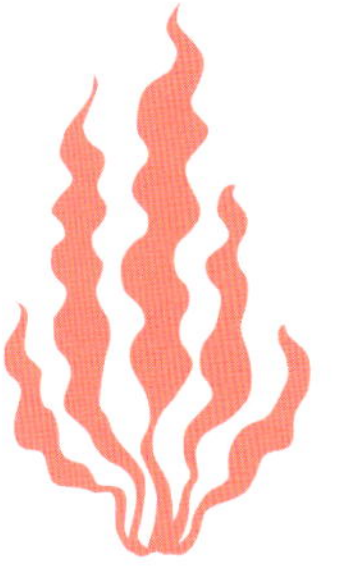

Rôle

L'iode entre dans la composition des hormones thyroïdiennes, qui régulent l'intensité des grandes fonctions vitales : croissance, développement, régulation de la température, métabolisme... Une carence a des conséquences gênantes chez les adultes (goitre, troubles de la thyroïde...), mais le plus dramatique est une carence pendant la grossesse et pendant l'enfance : fausse couche, nanisme, immaturité sexuelle et retards mentaux, voire crétinisme sont des conséquences irréversibles. Un excès en iode est tout aussi gênant, car il peut bloquer l'activité de la thyroïde. Il faut donc veiller à avoir des apports réguliers et modérés en iode.

Personnes à risque et test de déficience

L'alimentation française standard des adultes est déjà modérément déficitaire en iode[15]. Contrairement aux idées reçues, dans les pays occidentaux, ce ne sont pas les produits de la mer qui sont la principale source d'iode dans l'alimentation, mais les produits laitiers. On peut devenir carencé en iode si on adopte une alimentation strictement végétale sur de longues années sans consommer d'algues marines ni de compléments d'iode. Il est plus particulièrement important d'être vigilant lors de la grossesse et vis-à-vis de jeunes enfants, car une carence déclenche alors des troubles graves et irréversibles.

[13] https://www.vivelab12.fr/guide-dachat-vitamine-b12/

[14] https://shop.federationvegane.fr/complement-de-b12-vegane/16-programme-d-acces-b12.html

[15] AFSSA, « Évaluation de l'impact nutritionnel de l'introduction de composés iodés dans les produits agroalimentaires » (2005).

La vigilance vis-à-vis des apports en iode est d'autant plus nécessaire que des contaminants courants et de nombreux aliments végétaux très sains contiennent des substances qui peuvent réduire la captation de l'iode par la thyroïde – on dit qu'elles sont goitrogènes. L'effet goitrogène ne pose problème que lorsqu'une personne manque déjà d'iode[16], donc il n'y a aucune inquiétude à avoir quand on a des apports en iode respectant les recommandations.

Voici les principales sources de goitrogènes :

- Les nitrates, présents dans les légumes à feuilles vertes. On en trouve également dans l'eau de consommation en raison de l'utilisation des nitrates en tant qu'engrais dans l'agriculture conventionnelle.

- Les perchlorates, présents dans certaines eaux de consommation, en raison de leur utilisation industrielle et militaire et de leur rejet dans les nappes phréatiques.

- Les thiocyanates, abondants dans les choux, le brocoli, les choux de Bruxelles, les navets, les graines de colza et de moutarde entre autres. Le manioc est l'aliment le plus riche en thiocyanates dans de nombreuses régions du monde. Chez les fumeurs, le taux sérique de thiocyanate est également beaucoup plus élevé que chez les non-fumeurs en raison du cyanure que les cigarettes contiennent, et il en est de même pour les fumeurs passifs, tels que les enfants de fumeurs.

- Les isoflavones, contenues dans le soja. À forte dose, par exemple sous forme de compléments alimentaires, elles peuvent perturber l'activité de la thyroïde. Il faut cependant noter qu'aucune étude n'a montré d'effet délétère de la consommation de soja sous forme alimentaire normale (tofu, lait de soja, tempeh, etc.) quand les apports en iode sont normaux. Par contre, il est recommandé d'espacer de 3 heures la consommation de soja et la prise de médicaments thyroïdiens car le soja, comme d'autres aliments, gêne l'absorption de la lévothyroxine.

La consommation des aliments goitrogènes reste fortement recommandée car ils ont des effets très bénéfiques pour la santé. Il est simplement d'autant plus nécessaire de garantir les apports en iode.

Un dosage de l'iode dans l'urine du matin permet d'évaluer si les apports en iode sont corrects. Une autre méthode, couramment utilisée quand on fait un bilan de santé, est un dosage sanguin de la TSH. En effet, s'il y a un manque d'iode, l'organisme aura des difficultés à produire des hormones thyroïdiennes et la TSH, qui stimule la fabrication des hormones thyroïdiennes, sera en quantité anormalement élevée dans le sang.

[16] « Combined Effects of Perchlorate, Thiocyanate, and Iodine on Thyroid Function in the National Health and Nutrition Examination Survey 2007-08 » Steinmaus C1, Miller MD, Cushing L, Blount BC, Smith AH. (2013) Environ Res.

Références nutritionnelles pour la population

Le tableau ci-dessous détaille les recommandations quotidiennes de l'Organisation mondiale de la Santé (OMS) pour les populations européennes[17] avec les situations de supplémentation les plus courantes chez les véganes : une fois par jour OU une fois par semaine.

Fréquence de supplémentation, quotidienne OU hebdomadaire	De 6 mois à 5 ans	De 6 à 12 ans	À partir de 12 ans et à l'âge adulte	Femmes enceintes ou allaitantes
Une fois par jour	90 µg une fois par jour	120 µg une fois par jour	150 µg une fois par jour	250 µg une fois par jour
Une fois par semaine			1 000 µg une fois par semaine	

Contrairement à la vitamine B12, les doses quotidiennes d'iode peuvent donc être multipliées par 7 et faire l'objet d'une prise hebdomadaire, soit environ 1000 µg d'iode pour une personne adulte hors grossesse et allaitement. Il est également possible d'effectuer une prise toutes les deux semaines, soit environ 2000 µg d'iode pour une personne adulte hors grossesse et allaitement.

Il faut noter qu'un excès d'iode chronique, c'est-à-dire un excès d'iode qui se maintient dans la durée, augmente l'activité de la thyroïde ou en bloque le fonctionnement. Si le fonctionnement de la thyroïde est bloqué, l'excès chronique provoque des réactions semblables à un manque d'iode. Aussi peu probable que soit l'excès d'iode chez les véganes, il reste possible par surconsommation de compléments et d'algues marines. Il est plus particulièrement important d'être vigilant vis-à-vis des jeunes enfants pour qui ces apports sont aussi cruciaux que l'excès chronique est dangereux.

Sources alimentaires (y compris les suppléments)

Les sources d'iode dans l'alimentation française standard sont le poisson, le sel iodé et surtout les produits laitiers. Pour les véganes, il existe trois types de sources d'iode : le sel iodé, les algues marines et les compléments alimentaires.

En France, le sel iodé n'est pas suffisamment enrichi en iode pour suffire aux apports quotidiens. Même en consommant 5 grammes de sel enrichi en iode (dose à ne pas dépasser au quotidien pour l'ensemble des sources de sel),

[17] Rapport de l'Organisation mondiale de la Santé (en anglais) : « Iodine deficiency in Europe : a continuing public health problem » Andersson, Maria, De Benoist, Bruno, Darnton-Hill, Ian, Delange, François M, (2007).

on ne peut espérer obtenir plus de 93 µg d'iode. D'autre part, il faut noter que le sel de mer non raffiné et les sels haut de gamme, comme le sel rose de l'Himalaya, ne contiennent pas du tout d'iode.

La teneur en iode des algues dépend de leur variété mais aussi de la richesse en iode des eaux dans lesquelles elles sont cultivées et de la saison de récolte. Elle est donc très variable. Concernant les algues vendues dans le commerce, il faut donc systématiquement questionner le fournisseur si la teneur en iode ne figure pas sur l'étiquette. En tout cas, afin de limiter le risque de surdose, la réglementation française impose une teneur maximale de 2000 µg d'iode par gramme d'algue séchée pour les algues vendues dans le commerce.

De manière générale, parmi les algues françaises, la plus riche en iode est le kombu (*Laminaria digitata*) : recueillie dans la nature, elle peut contenir de 2000 à 7500 µg d'iode par gramme d'algue séchée. Le goémon noir (*Fucus vesiculosus*) et le wakamé (*Undaria pinnatifida*) ont une teneur pouvant aller de 100 à 700 µg d'iode par gramme d'algue séchée. Le haricot de mer (*Himanthalia elongata*), la dulse (*Palmaria palmata*), la nori (*Porphyra umbilicalis*) et la laitue de mer (*Ulva sp ulve*) ont une teneur pouvant aller de 10 à 150 µg d'iode par gramme d'algue séchée. Les teneurs des algues fraîches ou en saumure sont inférieures.

Un bon exemple d'algue à choisir pour assurer ses apports en iode sans faire appel à un complément alimentaire est le kombu breton bio de la marque Marinoë[18]. D'après le fournisseur, il contient environ 1 200 µg d'iode par gramme d'algue séchée. Pour satisfaire les besoins d'un adulte (hors grossesse et allaitement), il suffit donc d'en consommer 0,8 g par semaine. Comme l'iode sort de l'algue lors de la cuisson, le plus simple est de préparer un bouillon : 99 % de l'iode contenu dans le kombu sera transmis au bouillon au terme d'une cuisson d'environ 15 minutes[19]. Ainsi, une fois par semaine, il suffit de déposer pour chaque adulte 0,8 g de kombu séché, soit un morceau d'algue sèche d'environ 6 cm sur 3,5 cm, dans une soupe (bouillon pour soupe miso ou toute soupe de légumes) un quart d'heure avant la fin de la cuisson. Attention, il faut éviter une cuisson trop longue qui pourrait laisser évaporer une partie de l'iode. Ensuite, il suffit de boire la soupe ; il n'est pas nécessaire de consommer l'algue puisqu'elle a transmis son iode au liquide.

Les mélanges d'algues séchées en paillette de type « salade du pêcheur » (dulse, nori et laitue de mer) ont une teneur d'environ 100 µg d'iode par gramme de mélange, ce qui correspond à une petite cuillerée à soupe (12 ml) de paillettes. Là aussi, la teneur en iode varie en fonction des lieux et saisons de récolte. En tout cas, ce n'est donc pas suffisant pour assurer la totalité des apports en iode mais peut constituer un apport complémentaire en iode. On peut consommer les algues en paillettes sous forme de tartare d'algues, parsemées sur du riz, des petits pois ou une salade, ou plus discrètement, incorporées à une pâte à tarte ou des crackers apéritifs.

[18] Cette astuce a été donnée par Constantin Edouard Imbs le 26 septembre 2017 dans l'article « Iode à pas cher » sur le groupe Facebook « Vive la B12 ! ».

[19] « Transient thyrotoxicosis induced by Japanese kombu », Ishizuki Y1, Yamauchi K, Miura Y, Nihon Naibunpi Gakkai Zasshi 1989.

Quantité d'aliments contenant 100 µg d'iode

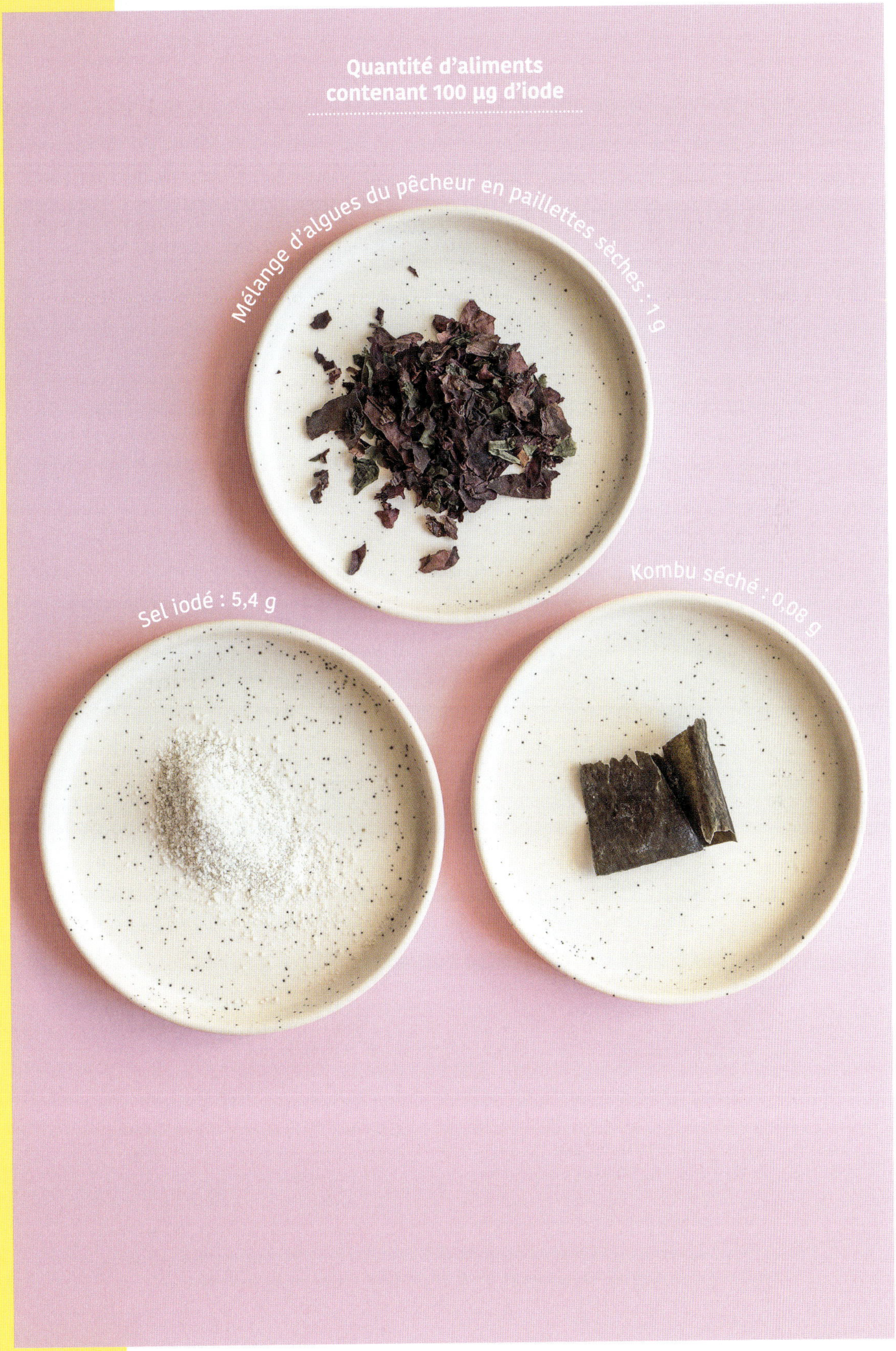
Mélange d'algues du pêcheur en paillettes sèches : 1 g
Sel iodé : 5,4 g
Kombu séché : 0,08 g

Enfin, il existe plusieurs compléments végétaliens contenant des doses appropriées en iode :

- **Veg1** (ce produit contient aussi d'autres nutriments) : la dose journalière normale (1 comprimé pour un adulte, 1/2 pour un enfant de 6 mois à 12 ans) couvre les références nutritionnelles en iode pour un enfant de plus de 12 ans et un adulte. Par contre, pour une femme enceinte ou allaitante, il manque 100 µg par jour, pour un enfant de 6 mois à 5 ans, il manque 15 µg par jour et pour un enfant de 6 à 12 ans, il manque 45 µg par jour. Si les enfants ne consomment ni produits laitiers ni poisson, il convient donc de leur ajouter une autre source d'iode (sel iodé ou algues par exemple, comme expliqué ci-avant) pour atteindre les apports recommandés.

- **Vegvit** (contient aussi d'autres nutriments) : 1 comprimé par jour couvre les références nutritionnelles en iode pour un adulte, hors grossesse et allaitement.

- **Deva Prenatal** (ce produit contient aussi d'autres nutriments) : 1 comprimé par jour contient 150 µg d'iode. Il en manque donc 100 µg par jour pour atteindre les apports recommandés pendant la grossesse et l'allaitement. Il faut donc inclure une autre source d'iode (sel iodé ou algues par exemple).

- **Sea-iodine Life Extension** (1000 µg) : on atteint les doses recommandées avec le contenu d'une gélule par semaine pour les enfants de plus de 5 ans et les adultes, hors grossesse et allaitement.

L'iode en bref

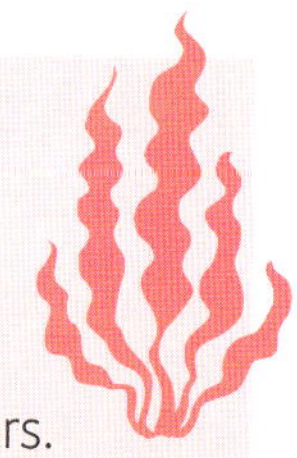

L'iode se trouve dans les produits de la mer et dans les produits laitiers. Il est important de veiller à des apports ni trop bas, ni trop élevés. De manière végétale, on a le choix entre certaines algues ou un complément alimentaire.

Fer

Rôle

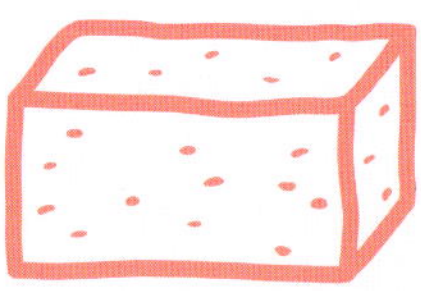

Le fer permet la formation des globules rouges et le transport de l'oxygène. Il est aussi impliqué dans la fabrication de nombreux composants du corps.

Personnes à risque et test de déficience

L'insuffisance en fer est le déficit nutritionnel le plus répandu dans le monde, et il touche plus particulièrement les enfants et les personnes qui ont des règles. Les véganes ne sont pas plus à risque que les personnes ayant une alimentation française standard ; en effet, leur alimentation comporte de nombreuses sources de fer, même si leur disponibilité est moins élevée que dans la viande. Les personnes végétariennes sont en revanche à net risque de carence en fer car les produits laitiers et les œufs ne contiennent pas du tout de fer et ont même un effet inhibiteur sur l'absorption du fer contenu dans les autres aliments.

En cas de fatigue, on peut parfois soupçonner un déficit en fer, aussi nommé anémie ferriprive ou carence martiale. Pour la confirmer, on peut faire un bilan sanguin comprenant une numération des globules rouges, et souvent un dosage du fer ainsi qu'un marqueur d'inflammation, comme une mesure de la vitesse de sédimentation ou un dosage de la protéine C réactive. Ce type de bilan est recommandé tous les 5 ans pour toutes les personnes ayant des règles, indépendamment de leur régime alimentaire. On peut ajouter à ce bilan un dosage de la ferritine car elle informe sur l'état des réserves en fer de l'organisme.

Références nutritionnelles pour la population

L'Autorité européenne de sécurité des aliments, l'EFSA recommande les apports suivants[20] :

Catégorie	De 6 mois à 11 mois	De 1 à 6 ans	Enfant de 7 à 11 ans, homme, femme ménopausée	Jeune fille de 12 à 17 ans	Femme réglée de 18 ans ou plus
Apport recommandé par jour	1 mg	7 mg	11 mg	13 mg	16 mg

Ces recommandations supposent que 16 % du fer contenu dans les aliments est absorbé. C'est le cas dans une alimentation conventionnelle (avec viande). On considère que les végétariens et végétaliens ont besoin d'un peu plus de fer car ils absorbent entre 12 et 5 % du fer de leurs aliments[21].

Il faut noter qu'un excès de fer est toxique. Chez les enfants, il peut s'avérer mortel. Il est donc important de mettre hors de leur vue et de leur portée les éventuels flacons de compléments alimentaires en fer.

Sources alimentaires (y compris les suppléments)

Le fer héminique est présent uniquement dans certains produits d'origine animale (viande et abats). Le fer non héminique est présent dans la plupart des aliments végétaux et a une particularité : sa disponibilité varie fortement en fonction des autres substances prises lors du même repas.[22].

[20] « Scientific Opinion on Dietary Reference Values for iron » (2015) EFSA Journal.

[21] « Les régimes végétariens chez les enfants et les adolescents », Amit M et la Société canadienne de pédiatrie, 2010, Paediatr Child Health.

[22] « Prediction of dietary iron absorption: an algorithm for calculating absorption and bioavailability of dietary iron », Hallberg L, Hulthén L, The American Journal of Clinical Nutrition, Volume 71, Issue 5, 1 May 2000.

Certaines substances comme les phytates et les tannins diminuent le taux d'absorption du fer non héminique. Comme ils sont présents notamment dans le vin rouge, le café et le thé, il faut éviter de consommer ces boissons près d'un repas quand on souhaite maximiser ses apports en fer. Le rooibos est une bonne alternative au thé car il ne contient pas de tannins. Le calcium et les protéines de soja ont également un effet négatif sur l'absorption du fer, mais dans une alimentation végane, le calcium est apporté en quantité modérée, donc n'est pas source d'inquiétude vis-à-vis de la concurrence avec le fer. De même, si le soja est consommé de manière raisonnable, il n'a pas non plus d'effet gênant sur l'absorption du fer.

D'autres substances ont un effet facilitateur sur l'absorption du fer. La vitamine C, en particulier, améliore fortement la biodisponibilité du fer non héminique. Comme elle se trouve en abondance dans les légumes et les fruits crus, il est recommandé de les associer aux repas. S'il est temporairement impossible de consommer des fruits et légumes entiers, la source de vitamine C peut être un peu de jus d'orange ou de citron.

Dans une alimentation végétale, les sources fiables de fer sont les légumineuses, les farines complètes (donc le pain complet, les pâtes complètes ou semi-complètes...), les oléagineux, les fruits secs et les céréales pour petit-déjeuner enrichies en fer.

Voici la teneur en fer de certains aliments courants[23], exprimée pour une portion raisonnable de chaque aliment :

Aliment	Teneur en fer par portion
Sésame complet	4,4 mg pour 30 g
Épinard cru	3,6 mg pour 100 g
Cœur de palmier en conserve, égoutté	3,1 mg pour 100 g
Haricot blanc cuit	3,0 mg pour 100 g
Graine de pavot	3,0 mg pour 30 g
Tofu ferme	2,9 mg pour 100 g
Tempeh	2,7 mg pour 100 g
Graine de courge	2,6 mg pour 30 g
Lentille cuite	2,5 mg pour 100 g
Farine de seigle intégrale	2,5 mg pour 50 g
Farine de pois chiche	2,5 mg pour 50 g
Cacao en poudre non sucré	2,4 mg pour 5 g (2 cuillerées à café)
Pois gourmands (pois mange-tout) cuits	2,4 mg pour 100 g

[23] Les teneurs en nutriments affichées dans cet ouvrage proviennent quasiment toutes de la table de composition nutritonnelle des aliments CIQUAL https://ciqual.anses.fr/

Haricot rouge cuit	2,3 mg pour 100 g
Sésame décortiqué (sésame blanc)	2,3 mg pour 30 g
Graine de chia	2,3 mg pour 30 g
Épinard cuit	2,1 mg pour 100 g
Falafel (boulette de pois chiche)	2,1 mg pour 100 g
Pain complet, pain au son	2,1 mg pour 100 g
Pois cassé cuit	2,1 mg pour 100 g
Flocon d'avoine	2,0 mg pour 50 g
Nori séchée	1,9 mg pour 5 g
Châtaigne cuite	1,7 mg pour 100 g
Biscotte complète ou riche en fibres	1,5 mg pour 50 g
Graine de tournesol	1,5 mg pour 30 g
Haricot rouge, cuit	1,5 mg pour 100 g
Quinoa, cuit	1,5 mg pour 100 g
Roquette crue	1,5 mg pour 100 g
Biscotte	1,4 mg pour 100 g
Farine de blé complète (T150)	1,4 mg pour 50 g
Abricot sec dénoyauté	1,3 mg pour 30 g
Farine de sarrasin	1,3 mg pour 50 g
Orge perlée cuite	1,3 mg pour 100 g
Pain moyen	1,3 mg pour 100 g
Fève cuite	1,3 mg pour 100 g
Flageolet cuit	1,3 mg pour 100 g
Pois chiche cuit	1,3 mg pour 100 g
Petit pois cuit	1,3 mg pour 100 g
Noix de cajou grillée	1,2 mg pour 30 g
Pistache	1,2 mg pour 30 g
Jus de pruneau	1,2 mg pour 100 g
Biscotte multicéréale	1,1 mg pour 50 g
Farine de blé T110	1,1 mg pour 50 g
Pomme de terre cuite au four	1,1 mg pour 100 g
Pâtes complètes, cuites	1,0 mg pour 100 g

Mélange étudiant (oléagineux non salés et fruits séchés)	1,0 mg pour 30 g
Amande mondée (amande blanche)	1,0 mg pour 30 g
Pain de mie moyen	1,0 mg pour 100 g
Noix de coco en paillettes	1,0 mg pour 30 g
Légumes, crus ou cuits	0,6 à 1,0 mg pour 100 g
Semoule de blé cuite	0,9 mg pour 100 g
Noisette	0,8 mg pour 30 g
Farine de blé T80	0,8 mg pour 50 g
Farine de blé T65	0,7 mg pour 50 g
Raisin sec	0,7 mg pour 30 g
Noix	0,7 mg pour 30 g
Champignon cru	0,7 mg pour 100 g
Figue sèche	0,6 mg pour 30 g
Farine de blé T45	0,6 mg pour 50 g
Cacao en poudre sucré	0,6 mg pour 5 g
Pruneau	0,5 mg pour 30 g
Farine de maïs	0,5 mg pour 50 g
Germe de blé	0,5 mg pour 5 g (2 cuillerées à café)
Pâtes blanches, cuites	0,4 mg pour 100 g
Chocolat noir	0,4 mg pour 10 g
Boisson ou dessert au soja	0,4 mg pour 100 g
Pomme sèche	0,4 mg pour 30 g
Farine de riz	0,4 mg pour 50 g
Graine de lin	0,3 mg pour 30 g
Graine de luzerne (alfalfa) germée	0,3 mg pour 30 g
Riz cuit	0,3 mg pour 100 g
Pomme de terre bouillie, sans peau	0,3 mg pour 100 g
Jus de fruit	0,3 mg pour 100 g
Levure alimentaire	0,2 mg pour 5 g
Mélasse de canne, noire	0,2 mg pour 5 g
Fenouil	0,2 mg pour 100 g

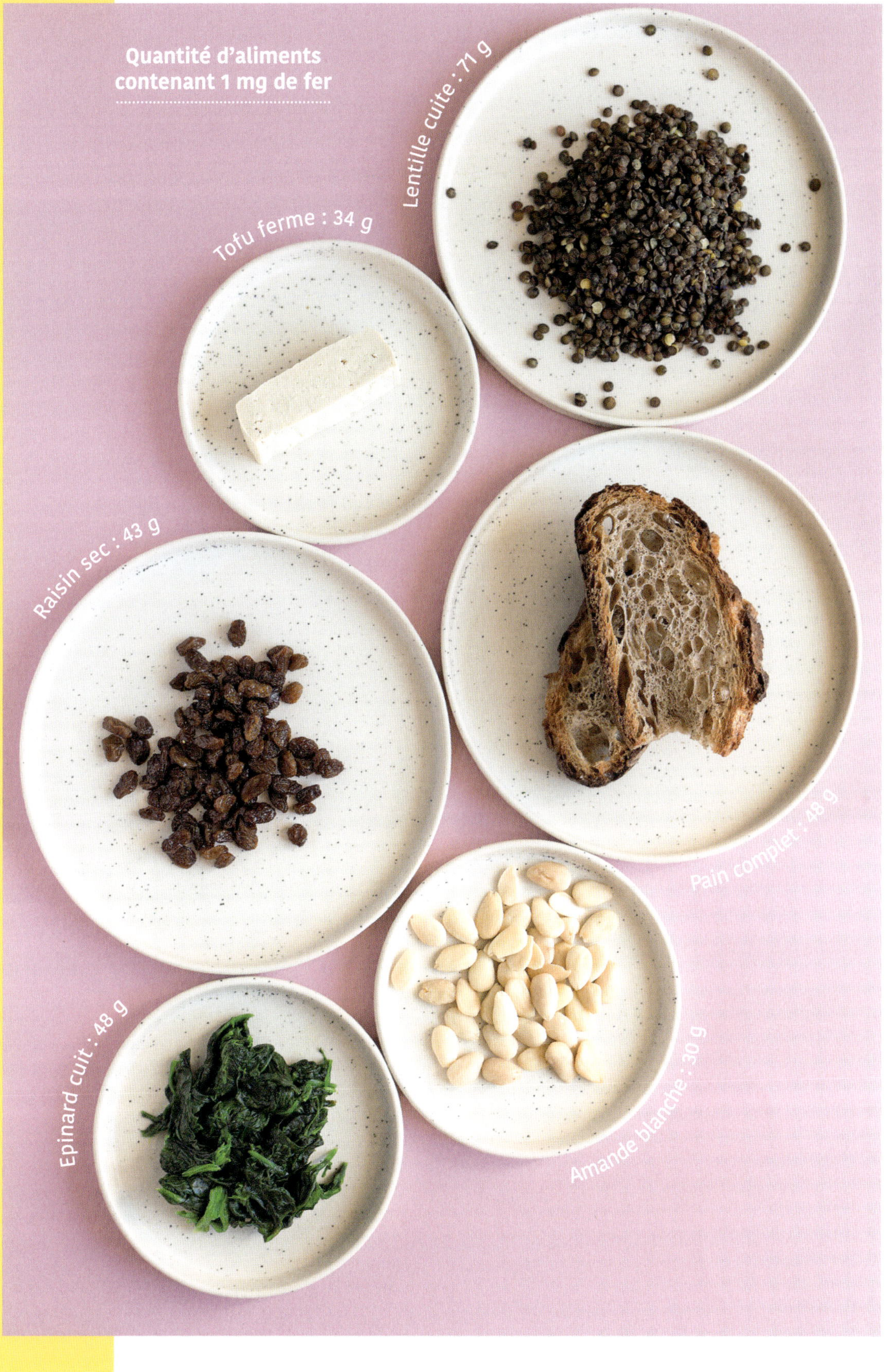
Quantité d'aliments contenant 1 mg de fer
Lentille cuite : 71 g
Tofu ferme : 34 g
Raisin sec : 43 g
Pain complet : 48 g
Epinard cuit : 48 g
Amande blanche : 30 g

En conclusion, voici des exemples de menus végétaux riches en fer biodisponible :

- Des wraps garnis de haricots rouges et de salade verte ou de persil frais.
- Du houmous servi avec des bâtonnets de carottes crues.
- Un dhal de lentilles corail servi avec un verre d'eau citronnée.
- Une salade de lentilles du Puy avec une vinaigrette au jus de citron.
- Des cookies aux flocons d'avoine et aux raisins secs servis avec du jus d'orange.
- Une poignée d'oléagineux et/ou de fruits secs servis avec des morceaux de fruits frais.

De plus, cuire ses aliments dans des poêles en fer (tôle d'acier) ou en fonte, en particulier les aliments acides comme la sauce tomate, les enrichit naturellement en petites quantités de fer. Il faut noter que, contrairement aux idées reçues, la spiruline n'est pas toujours utile pour améliorer son taux de fer - elle peut même avoir un effet négatif sur le taux de fer chez certaines personnes, comme démontré dans une étude menée sur des patients obèses[24].

En cas de carence en fer, le complément alimentaire Fer doux de la marque Solgar (à associer avec une source de vitamine C) est généralement efficace et bien toléré au niveau digestif.

Le fer en bref

Dans une alimentation végétale, les sources fiables de fer sont les légumineuses, les farines complètes (donc le pain complet, les pâtes complètes ou semi-complètes...), les oléagineux, les fruits secs ainsi que les céréales pour petit-déjeuner enrichies en fer. Au cours du même repas, pour bien absorber le fer d'origine végétale, il faut associer une source de vitamine C (fruit ou légume cru, jus de citron, herbes fraîches) et éviter de consommer vin rouge, thé et café.

[24] « Effect of Spirulina maxima Supplementation on Calcium, Magnesium, Iron, and Zinc Status in Obese Patients with Treated Hypertension », Suliburska J, Szulinska M, Tinkov AA, Bogdanski P, Biol Trace Elem Res, 2016.

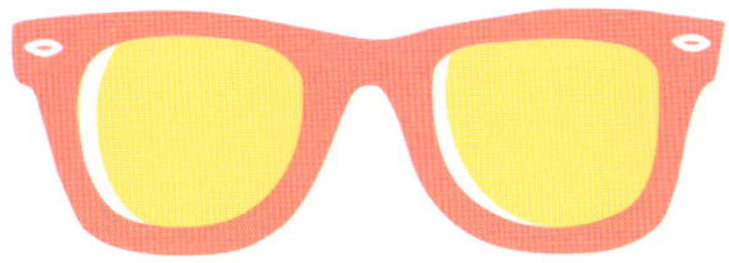

Vitamine D

Rôle

La vitamine D est nécessaire pour absorber et utiliser le calcium. Elle joue donc un rôle crucial pour la formation et l'entretien des os et des dents, ainsi que la croissance des enfants. Pendant l'enfance, une carence en vitamine D cause le rachitisme, qui est un problème grave et entièrement évitable. La vitamine D intervient également dans d'autres fonctions comme le système immunitaire.

La vitamine D peut provenir de l'alimentation et de l'exposition de la peau au soleil. Il en existe deux formes, la vitamine D2 et la vitamine D3. Ces deux formes sont transformées au niveau du foie puis du rein pour former la forme hormonalement active de la vitamine D, appelée calcitriol.

Personnes à risque et test de déficience

À l'exception de quelques produits d'origine animale et d'aliments enrichis (inexistants en France), l'alimentation humaine est pauvre en vitamine D. La plupart des Français sont donc carencés en vitamine D en hiver à cause du manque d'exposition au soleil. On vérifie l'absence de carence par dosage sanguin de la vitamine D sous la forme 25-OH-D. Attention : certains laboratoires dosent par défaut uniquement la vitamine D3 (forme 25-OH-D3). Quand on se supplémente en vitamine D2, il est donc important de demander un dosage « vitamine D2+D3 » (dosage des formes 25-OH-D2 et 25-OH-D3).

Références nutritionnelles pour la population

Un supplément en vitamine D est nécessaire quand l'ensoleillement est insuffisant par rapport à l'exposition et la couleur de peau. En France, il est recommandé de se supplémenter au minimum pendant l'automne et l'hiver.

L'EFSA, recommande les apports suivants[25] :

Catégorie	De 0 à 11 mois	À partir de 1 an (enfants et adultes)
Apport recommandé par jour	10 µg une fois par jour (400 UI)	15 µg une fois par jour (600 UI)

La surcomplémentation en vitamine D n'est pas souhaitable, car elle peut causer des dommages au cœur, aux reins et aux vaisseaux sanguins.

[25] « Dietary Reference Values for vitamin D » (2016) EFSA Journal.

Suppléments

Les compléments en vitamine D existent sous la forme de vitamine D2 ou D3. La vitamine D2 est d'origine végétale. Quant à la vitamine D3, sauf mention contraire, elle est produite à partir de lanoline, donc n'est pas végane. On trouve cependant de la vitamine D3 végane, obtenue à partir d'une culture de lichen boréal. Les deux formes, D2 et D3, ont une activité biologique équivalente[26] donc, pour un apport quotidien, on peut choisir l'une ou l'autre avec la même efficacité.

Voici des exemples de spécialités végétales contenant de la vitamine D :

- **Veg1** (ce produit contient aussi d'autres nutriments) : la dose journalière normale (1 comprimé pour un adulte, ½ pour un enfant de 6 mois à 12 ans) couvre les repères nutritionnels en vitamine D pour un enfant de plus de 12 ans et un adulte. En revanche, pour un enfant de 1 à 12 ans, la dose de ½ comprimé par jour apporte 400 UI de vitamine D soit les ⅔ des références nutritionnelles. En fonction de la couleur de peau et de l'exposition au soleil, on peut supposer que le soleil apporte le reste de vitamine D nécessaire. Mais pour un bébé de moins de 2 ans, qui est très sensible au soleil et donc peu exposé, il est judicieux de compléter l'apport en vitamine D sous forme de gouttes ou de spray.

- **Vegvit** (ce produit contient aussi d'autres nutriments) : on trouve 200 UI de D3 par comprimé, ce qui ne suffit pas à assurer les références nutritionnelles. On peut compléter avec une exposition au soleil ou un complément en gouttes ou en spray.

- **DEVA** Prenatal (ce produit contient aussi d'autres nutriments) : on trouve 400 UI de D2 par comprimé, ce qui ne suffit pas à assurer les références nutritionnelles. On peut compléter avec une exposition au soleil ou un complément en gouttes ou en spray.

- **Opti 3** (ce produit contient aussi d'autres nutriments) : une gélule apporte 200 UI de vitamine D.

- **Gouttes Stérogyl** (flacon dosé à 2 000 000 UI pour 100 ml, vendu sans ordonnance, à ne pas confondre avec les ampoules Stérogyl) : on obtient 400 UI de D2 par goutte, à mélanger dans un peu de liquide pour atténuer le goût un peu amer dû à la présence d'alcool. La notice indique clairement les doses à utiliser.

La vitamine D, en bref

La vitamine D peut provenir d'une exposition de la peau au soleil. En cas d'exposition insuffisante, comme pour la majorité des Français, il faut prendre lors d'un repas un complément alimentaire de vitamine D. On peut la trouver d'origine végétale sous la forme D2, ou sous la forme D3 produite à partir de lichen.

• **Spray Vitashine :** 200 UI de D3 par spray, à pulvériser dans la bouche ou sur la nourriture. La dose est de 2 sprays par jour pour un bébé de 0 à 11 mois, 3 sprays par jour pour un bébé à partir de 1 an, un enfant ou un adulte.

• **Comprimés Vitashine :** 2 500 UI de D3 par comprimé. Pour un adulte, la dose est de 2 comprimés par semaine.

Il est important de consommer les compléments alimentaires de vitamine D au cours d'un repas. En effet, la vitamine D est une vitamine liposoluble (comme les vitamines A, E et K) et elle a donc besoin d'être en présence de matière grasse pour être bien absorbée.

Calcium

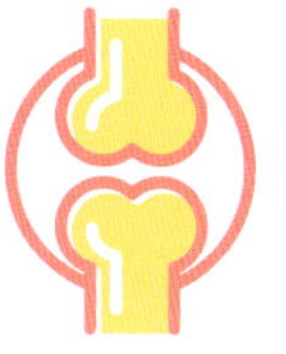

Rôle

Le calcium est essentiel pour la santé des os et des dents. Il est également important pour de nombreuses autres fonctions comme la contraction musculaire et le maintien du rythme cardiaque.

Personnes à risque et test de déficience

Dans l'alimentation française standard, la plupart du calcium provient des produits laitiers. Des apports en calcium satisfaisants sont toutefois possibles sans produits laitiers, il faut alors veiller à inclure dans son alimentation quotidienne suffisamment d'aliments riches en calcium biodisponible.

Les personnes ne consommant pas de produits laitiers, d'os d'animaux (par exemple, les sardines avec leurs arêtes) ni d'eau naturellement riche en calcium, ni de produits enrichis en calcium, ni de compléments alimentaires contenant du calcium atteignent difficilement les apports nécessaires en calcium.

Le dosage sanguin du calcium est généralement inutile car il ne reflète pas l'état des stocks en calcium de l'organisme. Il est possible d'évaluer ses apports calciques en remplissant le questionnaire de Grio. Disponible sur Internet, il prend moins de 5 minutes à compléter. Il évalue à environ 350 mg de calcium par jour l'apport d'une alimentation végane moyenne. On peut suspecter un manque de calcium en cas de rachitisme (croissance insuffisante) chez l'enfant ou de fractures trop fréquentes. Il faut cependant noter que la solidité des os dépend aussi des apports en vitamine D et de la pratique d'une activité physique.

[26] « Actualisation des repères du PNNS : élaboration des références nutritionnelles », ANSES (2016).

Il est probable que les véganes aient des besoins en calcium inférieurs aux recommandations pour la population générale, une raison pouvant être l'absence de protéines animales dans leur alimentation. De fait, une étude a montré que les véganes adultes consommant moins de 525 mg de calcium par jour ont un risque de fracture 30 % supérieur à celui des personnes dont l'alimentation est conventionnelle[28], tandis qu'à partir d'une consommation de 525 mg par jour de calcium, les véganes présentent un taux de fracture identique à celui des consommateurs de produits laitiers (et autres produits d'origine animale).

On peut donc considérer que 525 mg est l'apport minimal à assurer au quotidien pour une bonne santé osseuse, et cette valeur est cohérente avec les recommandations de l'OMS pour les adultes[29]. Les besoins en calcium sont sans doute légèrement plus élevés pour les adolescents, de la même manière que dans les populations non véganes. L'excès de calcium n'est pas souhaitable, il peut en particulier causer des problèmes rénaux.

Sources alimentaires (y compris les suppléments).

Une large variété d'aliments contient du calcium, mais il n'est pas toujours biodisponible c'est-à-dire sous une forme absorbable par notre organisme. Voici une évaluation approximative de la biodisponibilité en calcium dans les aliments[30] :

- Environ 50 % du calcium est disponible dans les légumes verts pauvres en oxalate comme le chou vert, le chou frisé, le chou chinois, et le pak choy.
- Environ 30 % du calcium est disponible dans les produits laitiers et les aliments enrichis en calcium.
- Environ 20 % du calcium est disponible dans les graines comme le sésame et les légumineuses.
- Moins de 5 % du calcium est disponible dans les aliments riches en oxalate comme les épinards.

On présente dans le tableau suivant une sélection d'aliments contenant une quantité significative de calcium biodisponible. J'ai choisi d'exprimer les teneurs en calcium pour une portion raisonnable de chaque aliment. En effet, de nombreuses herbes aromatiques et épices sont riches en calcium, mais comme on les consomme en quantité minime, elles ne sont généralement pas des sources intéressantes de calcium.

27 « Scientific Opinion on Dietary Reference Values for calcium » (2015) EFSA Journal.

28 « Comparative fracture risk in vegetarians and nonvegetarians in EPIC-Oxford » publiée en 2007 par P. Appleby et ses collègues dans l'European Journal of Clinical Nutrition.

29 « Régime alimentaire, nutrition et prévention des maladies chroniques : rapport d'une consultation OMS/FAO d'experts » OMS (2002) http://www.who.int/dietphysicalactivity/publications/trs916/summary/fr/

30 « Calcium and calcium salts » Trailokya A et col., 2017, J Assoc Physicians India.

Aliment	Teneur en calcium par portion (données CIQUAL)
Tofu coagulé avec du calcium. Attention, la plupart des tofus vendus en France ne sont pas coagulés avec du calcium : vérifier la présence de calcium dans la liste des ingrédients ou demander au fabricant.	De 200 à 680 mg pour 100 g selon la marque
Graine de chia	189 mg pour 30 g
Roquette crue	160 mg pour 100 g
Kale cru	150 mg pour 100 g
Pousse de navet	137 mg pour 100 g
Haricot blanc, cuit	120 mg pour 100 g
Tempeh	111 mg pour 100 g
Purée de sésame	85 mg pour 30 g
Tofu sans calcium dans la liste des ingrédients	80 mg pour 100 g
Cresson, cru	80 mg pour 100 g
Amande décortiquée (avec peau)	74 mg pour 30 g
Pois chiche, cuit	72 mg pour 100 g
Chou vert, cuit	70 mg pour 100 g
Amande mondée (amande blanche, sans peau)	70 mg pour 30 g
Pak choy	62 mg pour 100 g
Blette	56 mg pour 100 g
Haricot vert, cuit	55 mg pour 100 g
Haricot rouge, cuit	55 mg pour 100 g
Mâche	50 mg pour 100 g
Figue sèche	50 mg pour 30 g
Brocoli	43 mg pour 100 g
Fenouil, cru ou cuit	40 mg pour 100 g
Chou de Bruxelles, cuit	36 mg pour 100 g
Noisette	35 mg pour 30 g
Laitue	34 mg pour 100 g
Patate douce, cuite	32 mg pour 100 g
Orange	30 mg pour 100 g
Pistache	30 mg pour 30 g
Chou-fleur, cru	26 mg pour 100 g
Noix	22 mg pour 30 g
Farine de blé complète	16 mg pour 50 g
Citron, jus ou pulpe	13 mg pour 100 g
Farine de sarrasin	12 mg pour 50 g
Pomme de terre, cuite	10 mg pour 100 g

Avec une alimentation végane, il faut donc être particulièrement vigilant pour obtenir des apports réels suffisants en calcium. En France, on peut choisir parmi les sources suivantes pour compléter les apports alimentaires en calcium de manière végétale.

- **Boissons et desserts végétaux enrichis en calcium :** on les trouve dans la plupart des supermarchés, à base de soja, de riz ou autre. Leur teneur en calcium est indiquée sur l'étiquette, en général 120 mg pour 100 g ou 100 ml de dessert ou boisson enrichis. L'inconvénient est qu'ils sont généralement sucrés. Attention : pour les boissons végétales enrichies en calcium, il faut veiller à bien secouer la brique avant chaque utilisation sinon le calcium reste déposé au fond.

- **Eau riche en calcium :** l'eau minérale Courmayeur, assez facile à trouver en supermarché et de goût relativement neutre, contient 576 mg de calcium par litre, ce qui suffit à assurer les besoins quotidiens en calcium. L'eau d'Hépar et l'eau Contrex en contiennent presque autant, mais leur goût est plus marqué. Les eaux gazeuses sont bien moins riches en calcium et il faut veiller à ce qu'elles soient pauvres en sodium et riches en bicarbonate ; l'eau La Salvetat est alors un choix correct[31], même si elle ne comble pas tous les apports en calcium. Certaines eaux du robinet ont une teneur intéressante en calcium, on peut la connaître en allant sur le site de l'Agence régionale de santé et en cliquant pour sélectionner sa commune.

- **Carbonate de calcium :** vendu en poudre, un pot de 250 g de carbonate de calcium coûte moins de 2 euros sur le site Aroma Zone ou une dizaine d'euros en pharmacie et permet de supplémenter une personne (adulte ou enfant à partir de 1 an) pendant une année à hauteur de 280 mg par jour. Cette quantité journalière correspond à 0,7 g (si on dispose d'une balance de précision) ou 1 cuillère TAD (vendue sur le site Aroma Zone) ou encore 1/4 de cuillère à café (attention, il ne s'agit pas d'une mesure approximative avec un couvert de table mais d'une cuillère utilisée en pâtisserie, qui contient un volume de 1,2 ml). Il est déconseillé d'avaler la poudre directement (risque d'avaler de travers), on la mélange donc à un aliment : farine quand on fait de la pâtisserie, polenta, omelette de pois chiche, crème dessert, etc.

Le calcium, en bref

Quand on ne consomme pas de produits laitiers ni d'os d'animaux, il faut veiller à consommer chaque jour de l'eau naturellement riche en calcium, des aliments enrichis en calcium ou du carbonate de calcium.

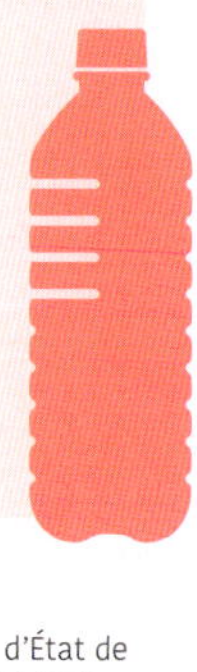

[31] « Le calcium à travers l'alimentation, conseils à l'officine », Cécile Navarra, 2017, thèse pour l'obtention du diplôme d'État de docteur en pharmacie [32] « Omega-3 polyunsaturated fatty acids and vegetarian diets » Saunders AV et col. (2013) Med J Aust.

Quantité d'aliments contenant 280 mg de calcium

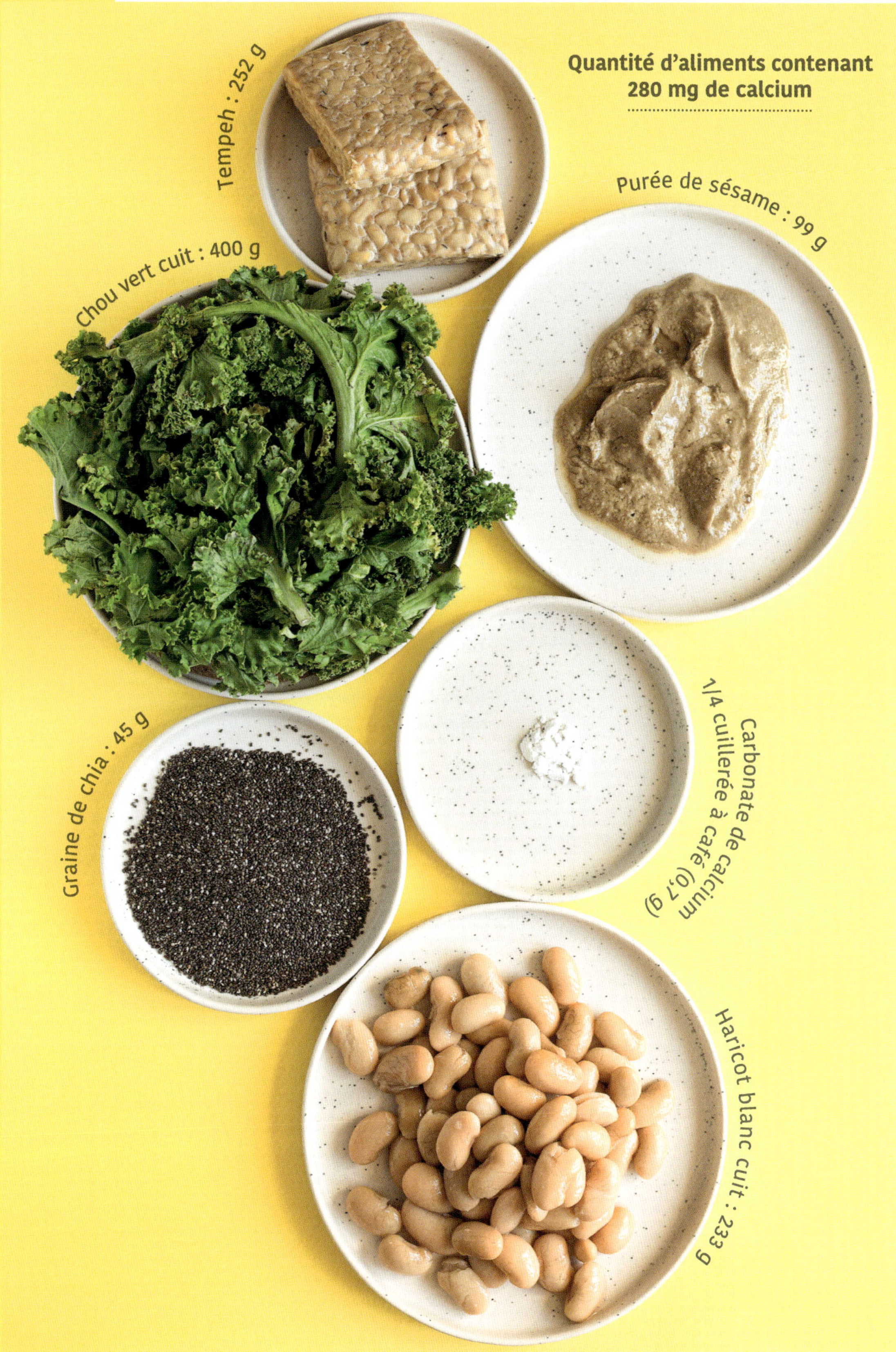
Tempeh : 252 g
Purée de sésame : 99 g
Chou vert cuit : 400 g
Carbonate de calcium 1/4 cuillerée à café (0,7 g)
Graine de chia : 45 g
Haricot blanc cuit : 233 g

Attention : pour que le goût reste neutre, il ne faut pas mélanger le carbonate de calcium à des aliments acides comme une sauce tomate, du houmous, une compote… Attention : la consommation de carbonate de calcium peut être anodine ou non en fonction des situations, donc il convient d'en parler avec son médecin. Ainsi, les absorptions du calcium, du magnésium du fer et du zinc se gênent mutuellement, il faut donc prendre les compléments alimentaires à distance les uns des autres, par exemple à des repas différents. La prise de compléments en calcium est également à espacer de la prise de certains médicaments, comme le ranélate de strontium, le biphosphonate, le thiazide et les antibiotiques à base de quinolone ou de tétracycline.

Remarque : les comprimés de Veg1 ne contiennent pas de calcium. Ils sont conçus pour les véganes vivant au Royaume-Uni, où les farines de blé du commerce sont enrichies en calcium. Les véganes britanniques peuvent donc assurer leurs apports en calcium plus facilement qu'en France.

Oméga 3

Rôle

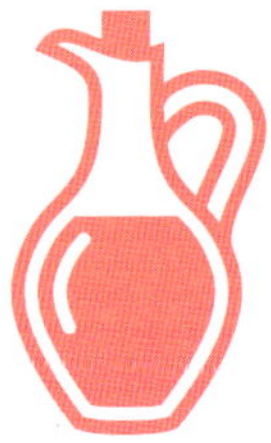

Les oméga 3 sont importants pour la prévention des maladies cardiovasculaires. Ils sont également impliqués dans de nombreuses autres fonctions : développement du système nerveux, équilibre hormonal, immunité, entretien des membranes cellulaires, etc. Ils pourraient enfin avoir un effet sur la santé osseuse, l'humeur, les risques d'allergie et la prévention des maladies dégénératives.

Les oméga 3 les plus connus sont le DHA (acide docosahexaénoïque), l'EPA (acide eicosapentaénoïque) et l'ALA (acide alpha linolénique, à ne pas confondre avec l'acide alpha linoléique qui est un oméga 6). Chez les bébés et les enfants, le DHA est d'une importance cruciale pour la construction du cerveau et des yeux.

Les matières grasses sont importantes pour la santé

Les huiles, les oléagineux, l'avocat et les olives sont des sources végétales de matières grasses. Les matières grasses, aussi appelées lipides, facilitent l'absorption des vitamines A, D, E, K et, si on les choisit bien, elles fournissent des acides gras essentiels (oméga 3, oméga 6 et oméga 9). Pour cela, il faut privilégier les lipides polyinsaturés et monoinsaturés, éviter les lipides trans et limiter les lipides saturés. Dans une alimentation végétale, les lipides trans se trouvent dans les huiles partiellement hydrogénées, et les lipides saturés dans les matières grasses figeant facilement : l'huile de coco, l'huile de palme, le beurre de cacao, le beurre de karité et la margarine.

Personnes à risque et test de déficience

L'alimentation actuelle, qu'elle soit végane ou standard, contient trop peu d'oméga 3. Dans les aliments végétaux, les oméga 3 se trouvent sous forme d'ALA. Dans le corps humain comme chez les autres animaux, l'ALA peut être transformé en EPA et DHA. Cependant, de nombreux paramètres influent sur cette conversion, comme le sexe, le patrimoine génétique et la proportion d'oméga 6 et d'oméga 3 dans l'alimentation. S'il y a trop d'oméga 6, la transformation d'ALA fonctionne moins bien. Or, le rapport oméga 6/oméga 3 optimal est de 4 pour 1 au maximum alors qu'il est actuellement de 10 pour 1 voire beaucoup plus selon l'alimentation. De plus, les bébés et les jeunes enfants pourraient ne pas avoir la capacité suffisante de transformer l'ALA en DHA et EPA, de même que les personnes âgées, diabétiques ou hypertendues[32].

En résumé, les personnes à surveiller particulièrement pour leurs apports en DHA, quelle que soit leur alimentation, sont :

- les femmes enceintes et allaitantes, les bébés et les jeunes enfants : pour le développement du système nerveux des enfants,
- les personnes âgées, diabétiques ou hypertendues : pour la prévention des maladies cardiovasculaires.

Des laboratoires proposent une mesure de l'index oméga 3, qui est le pourcentage de DHA + EPA parmi les acides gras présents dans la membrane des globules rouges. Cependant, c'est un test très coûteux. En cas de doute sur les apports en DHA, il est plus économique de prendre directement 200 mg de DHA sous forme de complément alimentaire.

Références nutritionnelles pour la population

L'Organisation mondiale de la Santé (OMS) propose les apports alimentaires suivants[33] :

	Besoin en ALA	Besoin en DHA et/ou EPA
De 6 mois à 9 ans	0,5 % des besoins énergétiques. Exemple : 0,6 g par jour pour une alimentation à 1 000 kcal (alimentation moyenne d'un enfant de 2 ans).	10 mg par kg de poids corporel. Exemple : 120 mg par jour pour un enfant de 12 kg (poids moyen d'un enfant de 2 ans).
À partir de 10 ans	1 % des besoins énergétiques. Exemple : 2,2 g par jour pour une alimentation à 2 000 kcal.	250 mg par jour, pour prévenir les maladies cardiovasculaires.

[32] « Omega-3 polyunsaturated fatty acids and vegetarian diets » Saunders AV et col. (2013) Med J Aust.

[33] « Joint FAO/WHO Expert Consultation on Fats and Fatty Acids in Human Nutrition » (2008).

L'EFSA conseille de fournir 100 mg de DHA pour les enfants de 6 mois à 2 ans[34], ce qui est du même ordre de grandeur que les recommandations de l'OMS. Si l'enfant est allaité et que sa mère se complémente en DHA et/ou EPA, on peut considérer que ses apports sont couverts par l'allaitement. S'il n'est pas allaité et si son lait artificiel n'est pas enrichi en DHA, il est recommandé de mélanger la dose de complément en DHA avec un de ses biberons de lait artificiel – par exemple, le contenu d'une gélule d'environ 200 mg de DHA dans un biberon, un jour sur deux.

Un apport alimentaire en DHA et/ou EPA est recommandé aux âges extrêmes de la vie, notamment la grossesse, l'allaitement et la petite enfance. En dehors de cette situation, les véganes qui ont un apport correct en ALA fabriquent en général l'EPA et le DHA de manière suffisante.[35] Ceci dit, la prise d'un complément alimentaire en DHA améliore la concentration sanguine en DHA chez les véganes[36], et la consommation d'une gélule de 200 ou 300 mg de DHA tous les 2 ou 3 jours permet d'avoir les mêmes apports que les personnes qui consomment du poisson.

Sources alimentaires (y compris les suppléments)

Aliment	Quantité d'aliment apportant 2,2 g d'ALA	Remarque
Huile de lin	4 g ≈ 1 cuillerée à café	Goût fort et huile très fragile, à conserver au frais.
Huile de perilla	4 g ≈ 1 cuillerée à café	Prix assez élevé
Huile de cameline	7 g ≈ 1,5 cuillerée à café	Goût fort
Huile de chanvre	9 g ≈ 2 cuillerées à café	Prix assez élevé
Graines de lin, moulues	12 g ≈ 1 cuillerée à soupe	À moudre finement
Graines de chia	12 g ≈ 1 cuillerée à soupe	À faire tremper ou à moudre
Huile de noix	18 g ≈ 1,5 cuillerée à soupe	Prix assez élevé
Huile de colza	29 g ≈ 2 cuillerées à soupe	On peut utiliser de l'huile vierge ou raffinée. À la différence de l'huile vierge, l'huile raffinée a un goût neutre et peut être utilisée en cuisson douce (pas de friture).
Noix (de Grenoble)	29 g ≈ 6 cerneaux de noix	À décortiquer peu de temps avant consommation, pour éviter le rancissement. Les autres graines oléagineuses (noisettes, pistaches, etc.) ne contiennent pas d'oméga 3.
Huile de soja	30 g ≈ 2 cuillerées à soupe	
Graines de chanvre, décortiquées	30 g ≈ 2 cuillerées à soupe	Prix assez élevé

Attention pour l'huile de colza, il faut vérifier sur l'étiquette la mention « peut être utilisée en cuisson » si l'on souhaite un goût neutre et la possibilité de la chauffer. Bien sûr, en théorie, il est préférable de n'utiliser que des huiles vierges et de ne pas les chauffer, mais s'il faut choisir une huile de cuisson, autant en choisir une qui apporte des oméga 3. On trouve ce type d'huile de colza dans certains magasins bios sous la dénomination « huile de colza désodorisée », par exemple de la marque Bio planète ou Emile Noël.

Celle vendue en supermarché sous la marque Fleur de colza (Lesieur) n'est pas bio mais elle provient au moins de colza cultivé en France.

Pour que l'ALA soit transformé dans notre corps en DHA, il ne faut pas consommer trop d'oméga 6. En particulier, ceci signifie choisir une huile de cuisson et de friture pas trop riche en oméga 6. Il faut ainsi préférer l'huile d'olive ou l'huile de tournesol oléique plutôt que l'huile de maïs, l'huile de sésame ou l'huile de tournesol standard. Pour les graines oléagineuses, il faut éviter de consommer de trop grosses portions de graines de tournesol ou de courge.

Les tableaux suivants présentent le rapport oméga 6/oméga 3 des principales huiles et oléagineux (valeurs pour 100 g d'après le CIQUAL et le CoFID[37]). Le code couleur vert indique les aliments les plus favorables à la fabrication de DHA (faible teneur en oméga 6 ou faible rapport oméga 6/oméga 3) et en rouge les plus défavorables. Il ne faut pas supprimer de son alimentation les aliments rouges s'ils ont par ailleurs un intérêt nutritionnel, comme les oléagineux, il convient simplement de veiller à ses autres apports en oméga 3 afin que l'équilibre oméga 6/oméga 3 global de l'alimentation ne soit pas trop défavorable.

Aliment	oméga 6	oméga 3	oméga 6/oméga 3
Huile d'arachide	26	0,17	153
Huile d'avocat	12	1	12
Huile de cameline	32	25	1,3
Huile de carthame	74	0,1	739
Huile de chanvre	60	24	2,5
Huile de colza	20	10	2
Huile de lin	14	54	0,2
Huile de maïs	50	0,9	56
Huile de noix (de Grenoble)	56	12	4
Huile de noix de coco	1,5	0	> 100
Huile d'olive	7	0,7	11
Huile de palme	10	0,3	34
Huile de pépin de raisin	65	0,34	191
Huile de perilla	14	54	0,2
Huile de sésame	43	0,3	143
Huile de soja	51	7,3	7
Huile de tournesol	63	0,1	632

34 « Scientific Opinion on Dietary Reference Values for fats, including saturated fatty acids, polyunsaturated fatty acids, monounsaturated fatty acids, trans fatty acids, and cholesterol » (2010) EFSA Journal.

35 « Dietary intake and status of n-3 polyunsaturated fatty acids in a population of fish-eating and non-fish-eating meat-eaters, vegetarians, and vegans and the product-precursor ratio of α-linolenic acid to long-chain n-3 polyunsaturated fatty acids : results from the EPIC-Norfolk cohort. » Welch AA et col. (2010) Am J Clin Nutr.

36 « Algal supplementation of vegetarian eating patterns improves plasma and serum docosahexaenoic acid concentrations and omega-3 indices: a systematic literature review. » Craddock JC et col (2017) J Hum Nutr Diet.

37 Composition of Food Integrated Dataset https://www.gov.uk/government/publications/composition-of-foods-integrated-dataset-cofid.

Aliment	oméga 6	oméga 3	oméga 6/oméga 3
Amande	10	0,27	38
Arachide (cacahuète)	13	0,35	36
Graine de chia	6	18	0,3
Graine de courge	22	0,13	165
Graine de lin	4	17	0,3
Noisette	6	0,12	54
Noix de cajou	9	0,1	87
Noix de Grenoble	36	7	5
Noix de pécan	21	1	22
Noix du Brésil	25	0,01	2500
Pavot	27	0,45	60
Pistache	13	0,26	51
Sésame	25	0,15	169
Tournesol	28	0,09	312
Tournesol oléique	6	0,09	67

Concernant les compléments alimentaires en oméga 3 à longue chaîne comme le DHA et l'EPA, la plupart des produits du commerce sont à base d'huiles de poisson ou d'extraits d'algues, mais conditionnés dans des gélules en gélatine animale. Il existe dans certains pays de l'huile de lin enrichie en DHA issue d'algues, mais ce n'est actuellement pas le cas en France.

Un exemple de complément végétal en DHA est l'Opti3 de la marque Vegetology. Une gélule de cette marque contient généralement 250 mg de DHA, 150 mg d'EPA et 200 UI de vitamine D. Ce produit est souvent vendu avec une offre « 3 pots pour 2 » sur le site (en anglais) de la marque, ce qui en fait alors l'un des moins chers sur le marché. On peut donc atteindre les références nutritionnelles avec une gélule par jour pour un adulte et le contenu d'une gélule tous les 2 jours pour un enfant.
D'autres marques de gélules végétales : Nuique, Myprotrein, Biophenix, Testa...

Les oméga 3, en bref

L'alimentation occidentale, végétale ou non, apporte trop d'oméga 6 et pas assez d'oméga 3. Pour la rééquilibrer, il est utile de cuisiner avec une huile riche en oméga 3 comme une huile de colza supportant la cuisson, éviter les huiles riches en oméga 6 et varier les oléagineux consommés au quotidien. On peut éventuellement prendre un complément alimentaire en DHA.

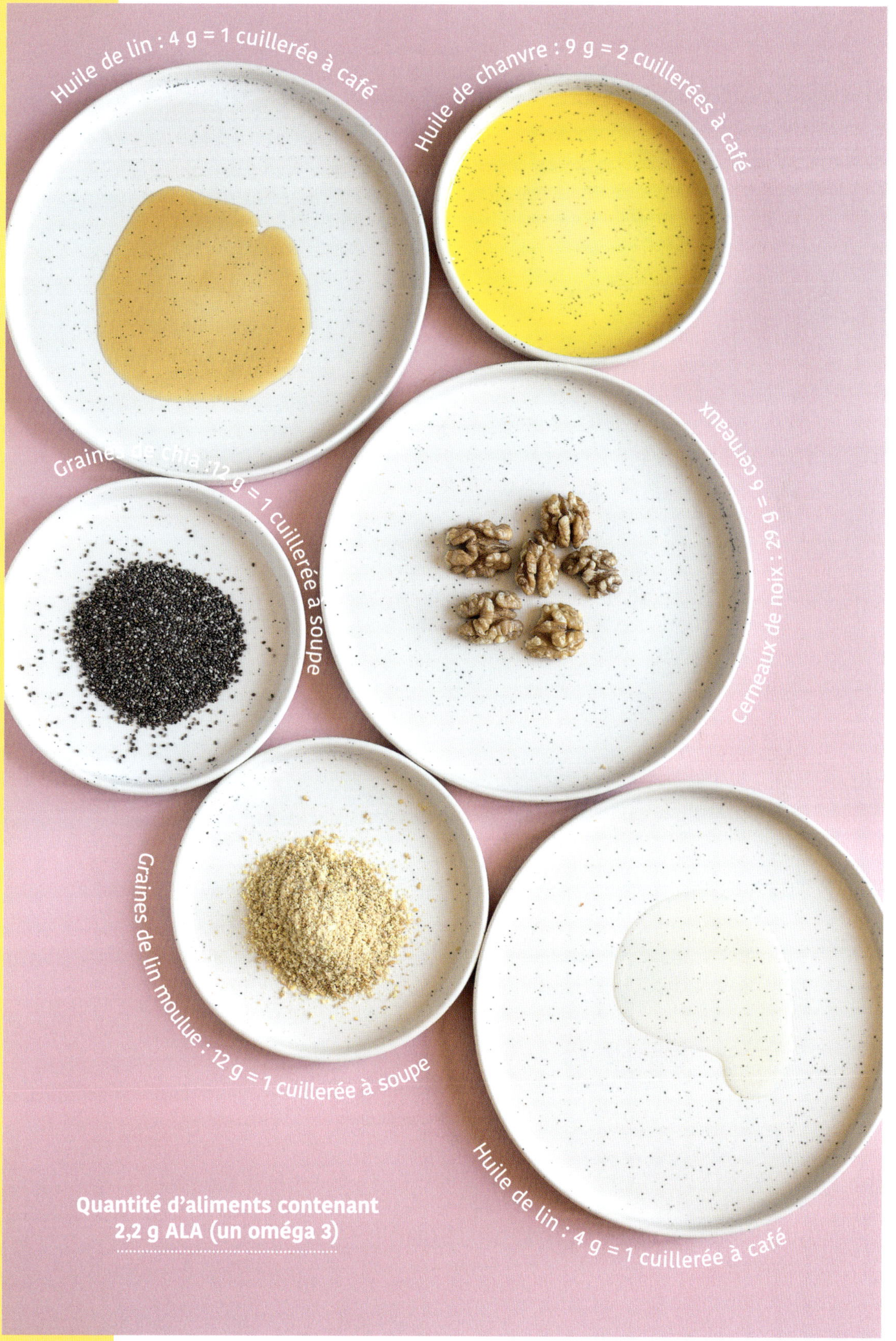
Huile de lin : 4 g = 1 cuillerée à café
Huile de chanvre : 9 g = 2 cuillerées à café
Cerneaux de noix : 29 g = 6 cerneaux
Graines de chia : 12 g = 1 cuillerée à soupe
Graines de lin moulue : 12 g = 1 cuillerée à soupe
Huile de lin : 4 g = 1 cuillerée à café

Quantité d'aliments contenant 2,2 g ALA (un oméga 3)

Zinc

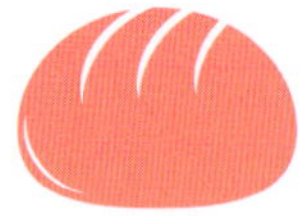

Rôle

Le zinc entre dans la composition de plus de 300 enzymes exerçant des rôles très variés dans les cellules. Il participe notamment aux réactions immunitaires, à la fabrication du matériel génétique, à la perception du goût, à la cicatrisation des plaies et au développement du fœtus.

Personnes à risque et test de déficience

Les personnes à risque de déficience en zinc sont celles ne consommant pas de viande, où le zinc est très biodisponible, et les personnes consommant beaucoup d'aliments non raffinés, riches en phytates. De fait, une étude indique que les apports en zinc sont insuffisants chez plus de la moitié des véganes britanniques[38]. Une alimentation végétale correctement équilibrée, sans compléments alimentaires, est cependant tout à fait possible en veillant à ses apports.

Concernant le dépistage d'un déficit en zinc, c'est délicat car il n'y a pas de définition consensuelle de la carence en zinc. En particulier, le dosage du zinc sérique n'est pas suffisant pour poser un diagnostic car il ne reflète pas nécessairement la teneur en zinc dans les cellules. En effet, de nombreux facteurs font varier la teneur en zinc dans le sang, dont le rythme jour/nuit. Les seuils actuellement considérés pour la carence en zinc sont un taux sérique inférieur à 9.9 µmol/L pour les enfants de moins de 10 ans en réalisant le dosage le matin après avoir mangé ou 8.7 µmol/L l'après-midi après avoir mangé. Pour les femmes en âge de procréer, les seuils sont de 10.1 µmol/L le matin et 9.0 µmol/L l'après-midi, toujours après avoir mangé[39].

Les symptômes pouvant orienter vers une carence en zinc, même s'ils peuvent aussi être dus à une autre cause, comprennent une sensibilité aux infections, un déficit de cicatrisation et, chez les enfants, un retard de développement.

Références nutritionnelles pour la population

L'Organisation mondiale de la Santé (OMS) a publié les besoins en fonction de l'âge et de la biodisponibilité du zinc[40]. L'alimentation végane moyenne fait partie des alimentations où le zinc est peu disponible : 15 % du zinc alimentaire est effectivement absorbé. Voici les besoins tenant compte de ce taux d'absorption. Ils sont uniquement exprimés par jour, sans alternative par semaine, car, contrairement à d'autres nutriments, le zinc n'est pas stocké dans l'organisme et doit donc être consommé quotidiennement.

	De 6 mois à 3 ans	De 4 à 6 ans	De 7 à 9 ans	De 10 à 18 ans
Besoin journalier en zinc	8,4 mg	9,6 mg	11,2 mg	14,4 mg pour les filles, 17,1 mg pour les garçons

[38] « High compliance with dietary recommendations in a cohort of meat eaters, fish eaters, vegetarians, and vegans: results from the European Prospective Investigation into Cancer and Nutrition-Oxford study » Jakub G et col. 2016 Nutr Res.

[39] « Determination of zinc status in humans : which indicator should we use? » Wieringa FT, et al. Nutrients. 2015.

[40] « Vitamin and mineral requirements in human nutrition » (2004) World Health Organization.

	Homme à partir de 18 ans	Femme à partir de 18 ans, hors grossesse	Femme enceinte	Femme allaitante
Besoin journalier en zinc	14 mg	9,8 mg	De 11 mg au premier trimestre à 20 mg à la fin	De 19 mg au début à 14,4 mg aux 12 mois du bébé

Sources alimentaires (y compris les suppléments)

Beaucoup d'aliments véganes contiennent du zinc, comme les légumineuses, les oléagineux (en particulier les graines de courge) et les céréales complètes. Ces aliments sont aussi généralement riches en protéines.

La biodisponibilité du zinc végétal est moitié moindre par rapport aux produits d'origine animale, car son absorption est inhibée par certaines molécules végétales, les phytates. Cependant, il est possible d'augmenter la biodisponibilité du zinc végétal par certaines techniques :

- le trempage des graines et des céréales avant cuisson, jusqu'à 12 à 24 h selon la taille de la graine,
- la germination des graines non décortiquées,
- la fermentation, comme dans le pain complet.

Voici les teneurs en zinc de certains aliments, exprimées pour une portion raisonnable de chaque aliment :

Aliment	Teneur en zinc par portion (données CIQUAL)
Graine de chanvre décortiquée	3,0 mg pour 30 g
Graine de courge	2,3 mg pour 30 g
Shiitaké séché	2,3 mg pour 30 g
Graine de lin, fraîchement moulue	2,0 mg pour 30 g
Céréale de petit-déjeuner enrichie	2,0 mg pour 30 g
Noix de cajou grillée	1,8 mg pour 30 g
Flocons d'avoine	1,8 mg pour 50 g
Tofu ferme	1,7 mg pour 100 g
Tahin	1,4 mg pour 30 g
Graine de chia	1,4 mg pour 30 g
Noix de pécan	1,4 mg pour 30 g
Lentille, cuite	1,3 mg pour 100 g
Pois chiche, cuit	1,1 mg pour 100 g
Pain complet	1,1 mg pour 100 g
Farine de sarrasin	1,1 mg pour 50 g

Tempeh	1,1 mg pour 100 g
Quinoa, cuit	1,1 mg pour 100 g
Graine de tournesol	1,1 mg pour 30 g
Amande avec peau	1,0 mg pour 30 g
Chocolat noir	1,0 mg pour 30 g
Cacahuète	0,9 mg pour 30 g
Haricot rouge, cuit	0,9 mg pour 100 g
Noix	0,8 mg pour 30 g
Pois cassé, cuit	0,7 mg pour 100 g
Haricot blanc, cuit	0,7 mg pour 100 g
Miso	0,3 mg pour 10 g
Nori séché	0,2 mg pour 5 g
Germe de blé	0,1 mg pour 5 g

Le zinc, en bref

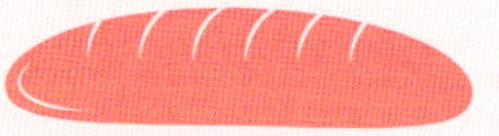

Le zinc est abondant dans les légumineuses, les oléagineux et les céréales complètes. Pour maximiser son absorption, on peut faire tremper les graines (légumineuses, céréales complètes ou semi-complètes) avant de les cuire ou utiliser la fermentation, par exemple en consommant du pain complet.

Sélénium

Rôle

Le sélénium a un effet antioxydant ainsi qu'un rôle dans le fonctionnement de la thyroïde et du système immunitaire.

Les apports journaliers recommandés dépendent du poids de la personne : il en faut 1 µg par kg de poids corporel et par jour. Les repères nutritionnels sont donc de 70 µg de sélénium par jour pour une personne adulte.

On trouve du sélénium dans certains poissons de mer, certains coquillages, des abats et les œufs. Dans les aliments végétaux, la quantité de sélénium est très variable car elle dépend de la teneur en sélénium dans le sol où pousse la plante. Ceci dit, les noix du Brésil en contiennent une quantité remarquable : 70 µg pour 70 g (2 noix du Brésil). Consommer 2 noix du Brésil par jour suffit à assurer les apports en sélénium d'un adulte.

Une autre manière d'assurer ses apports en sélénium est de consommer un complément alimentaire : Veg1, par exemple, contient (en plus d'autres nutriments) 60 µg de sélénium par comprimé.

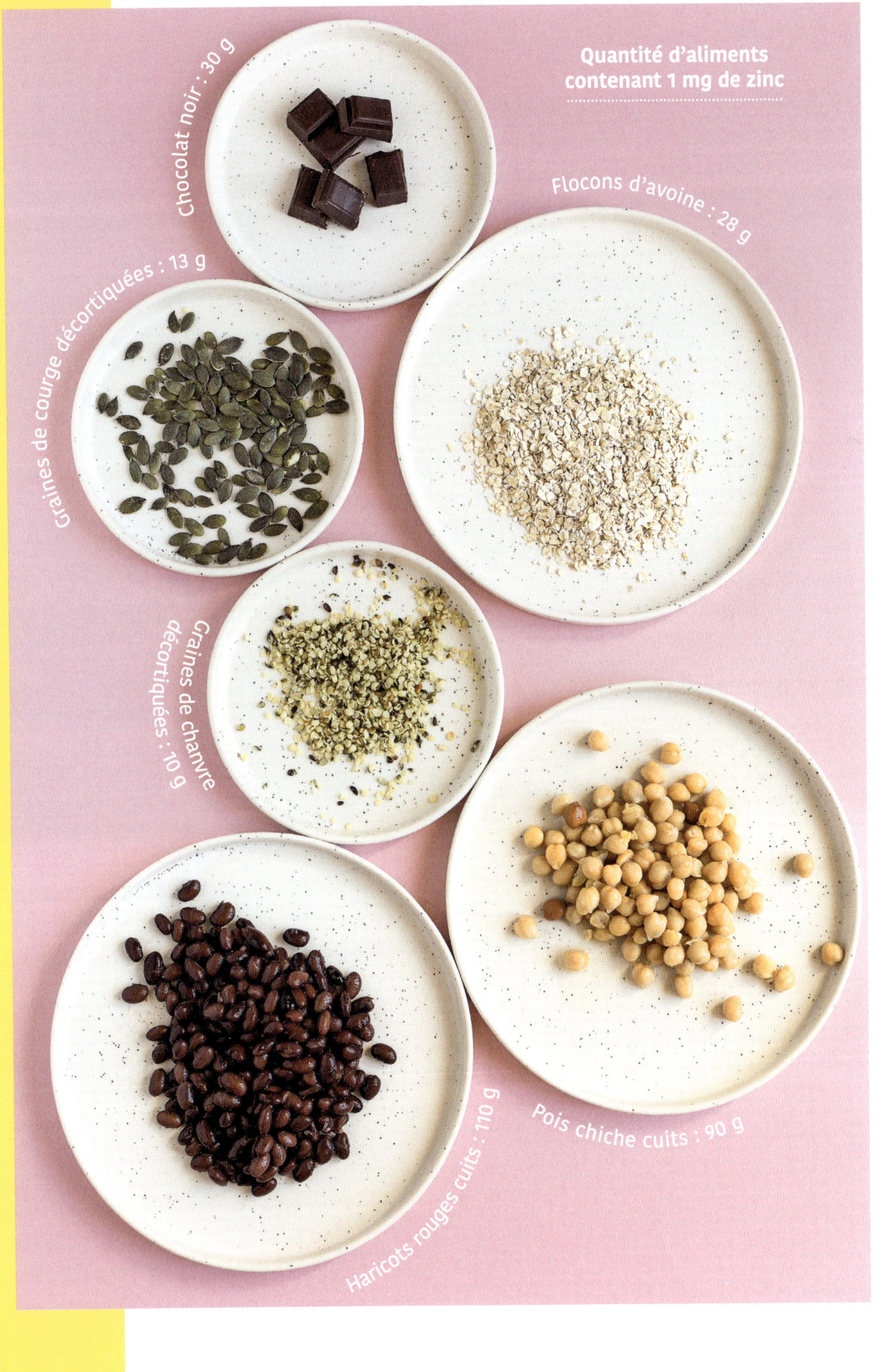
Quantité d'aliments contenant 1 mg de zinc
Chocolat noir : 30 g
Flocons d'avoine : 28 g
Graines de courge décortiquées : 13 g
Graines de chanvre décortiquées : 10 g
Pois chiche cuits : 90 g
Haricots rouges cuits : 110 g

Autres nutriments

Chacun d'entre nous possède un patrimoine génétique et épigénétique unique. On peut donc manger exactement la même chose que son frère ou son voisin, mais digérer et utiliser plus ou moins bien les nutriments présents dans les plats. Ce sont des variations individuelles, sur lesquelles on peut parfois mettre une étiquette, comme des intolérances alimentaires, temporaires ou durables, des allergies, des maladies rares.

Qu'on ait ou non une étiquette pour justifier nos différences, elles existent. Il convient donc de rester humble face aux connaissances scientifiques sur la nutrition humaine. Elles sont valables pour la majorité des êtres humains, pas pour absolument toutes les personnes.

Si vous sentez dans votre corps qu'un aliment généralement considéré comme sain ne vous fait pas du bien, ou si votre santé décline alors que vous pensez manger correctement, écoutez-vous et parlez-en à un-e professionnel-le de la diététique afin de construire avec elle ou lui l'alimentation saine adaptée à votre propre situation.

Dosages utiles pour vérifier son statut nutritionnel :

- Pour tout le monde en hiver : dosage de la vitamine D afin de voir si la supplémentation est suffisante. Attention : si la supplémentation est sous forme de vitamine D2 (par exemple avec du Stérogyl), il faut effectuer un dosage « vitamine D2+D3 ».

- Pour toutes les femmes réglées : bilan du fer (hémoglobine et ferritine) associé à un marqueur d'inflammation.

- Pour les végétaliens, les végétariens et les flexitariens : l'iode en dosage urinaire, ou les hormones thyroïdiennes en dosage sanguin.

- Pour ceux qui refusent de se supplémenter en vitamine B12 bien qu'ils mangent moins de produits animaux que l'alimentation française standard : l'acide méthylmalonique en dosage urinaire. Attention : le dosage sanguin de la vitamine B12 n'est fiable que si l'on consomme peu d'analogues de B12 (miso, spiruline...).

- Pour le calcium et le zinc, le plus pertinent est d'évaluer ses apports alimentaires moyens pour vérifier qu'ils atteignent les recommandations.

EXEMPLE D'UNE JOURNÉE ÉQUILIBRÉE

Voici un exemple de menus pour une journée. Attention, je ne l'ai pas spécialement conçue pour être parfaite, mais pour montrer un exemple des nutriments que peut fournir une journée végétalienne normale. N'hésitez pas à adapter chaque plat selon vos goûts, et surtout, à varier les aliments au cours des semaines.

- Petit-déjeuner : jus d'orange, boisson chaude roiboos vanille, tartines de pain complet avec de la purée de cacahuète et de la confiture, comprimé de Veg 1.
- Déjeuner : crème de carotte, omelette de pois chiches aux pommes de terre sautées (avec carbonate de calcium), pomme, pépites de chocolat noir pâtissier.
- Goûter éventuel : cookies simplissimes, purée de pomme.
- Dîner : carottes râpées, graines de courgette, vinaigrette d'huile de colza et de vinaigre de cidre, pâtes cuites avec des lentilles corail et servies avec de la sauce tomate, poire.

Bilan nutritionnel de la journée, en comptant le goûter : 2534 kcal, 67 g de protéines, 46 g de fibres, 2,6 g d'oméga 3, 14 g d'oméga 6 (soit un rapport oméga 3 / oméga 6 de 1/5), 633 mg de calcium, 9,5 mg de zinc et 16,7 mg de fer (apports calculés sur le site internet Cronometer).

Mémo pour l'équilibre alimentaire végane

- À chaque repas, y compris le petit-déjeuner, inclure une ou deux portions de légumes et ou de fruits, une ou deux portions de céréales ou affiliées, et une portion de légumineuses ou d'oléagineux, en les variant.
- Inclure également à chaque repas une source de vitamine C.
- Veiller à consommer un maximum d'aliments riches en calcium, une source fiable de vitamine D, d'oméga 3, d'iode, de sélénium et de vitamine B12.
- Boire au moins 6 verres d'eau par jour. Le manque d'eau peut notamment entraîner de la fatigue et des maux de tête.

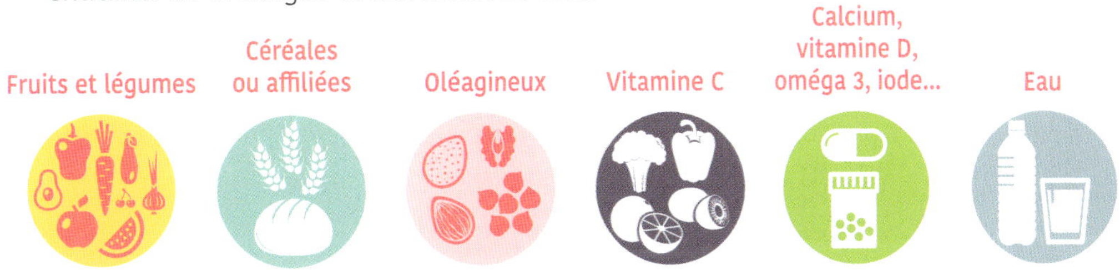

LES ALIMENTS À LIMITER

Certains aliments ont un effet négatif sur la santé ou sur l'environnement au sens large, et sont donc à limiter. Mon avis personnel est d'éviter les interdits absolus, car ils excitent le désir. De plus, il n'est pas nécessaire d'avoir une alimentation parfaite pour être en bonne santé.
Je préfère donc ne pas interdire mais expliquer pourquoi certains aliments sont à consommer de façon rarissime. La traduction concrète de « rarissime » variera selon les familles, de « moins d'une fois par mois » (par exemple lors des anniversaires de certains copains) à « une fois par jour » (par exemple, à la cantine).
Il existe une manière simple et efficace de diminuer la quantité des aliments à éviter, sans se focaliser sur la notion d'interdit. Il faut augmenter la quantité ou la fréquence des autres aliments. Mécaniquement, il restera moins de place pour les aliments à éviter.
C'est cette démarche qu'illustre le triangle alimentaire élaboré en 2017 par l'Institut flamand pour un mode de vie sain (Vlaams Institut Gezond Leven).

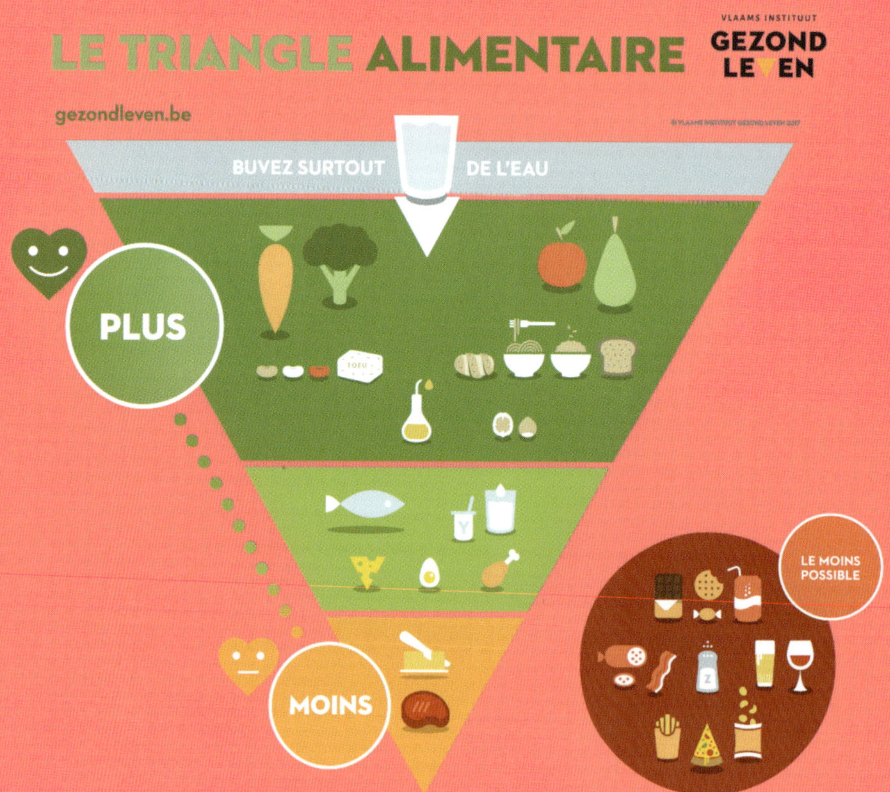

Les aliments riches en sodium

Le sodium vient principalement du sel alimentaire, le chlorure de sodium. Le sodium joue de nombreux rôles cruciaux dans l'organisme, comme l'équilibre hydrique et la contraction des muscles. Mais des apports trop élevés causent une hypertension artérielle, qui est liée à des problèmes cardiovasculaires et rénaux.

Selon l'Organisation mondiale de la Santé, les apports en sel ne devraient pas dépasser 5 g par jour chez les adultes. Mais en moyenne, en France, les hommes en consomment 8,7 g par jour, les femmes 6,7 g par jour, et la surconsommation de sel touche aussi les enfants : entre 3 et 17 ans, ils en consomment en moyenne 5,5 g !

On estime que les apports en sodium sont composés à 10 % du sodium naturellement présent dans les aliments bruts, à 15 % du sel ajouté à la maison (en général 1 à 2 g par jour, pour la cuisine et le salage dans l'assiette) et 75 % des apports en sel sont apportés par les aliments transformés : sauces et soupes industrielles, plats préparés, chips et snacks, charcuteries et fromages, pains et produits céréaliers[41].

Il existe des moyens d'éviter cette surconsommation de sel :

- Consommer au maximum des aliments faits maison, pour éviter d'acheter des produits transformés.
- Lire les étiquettes des produits transformés (plats préparés, produits de boulangerie, aliments apéritifs...) pour choisir ceux ayant la plus faible teneur en sel. Si ce n'est pas mentionné sur l'étiquette, on peut connaître cette information en contactant le fabricant.
- À table, saler avec des préparations dans lesquelles le sel est mélangé à d'autres éléments relevant la saveur des aliments : sel diététique, gomasio, préparation à base de sel et de plantes (Herbamare, Sapori...), « sel fou » (mélange de sel, épices et autres aromates...).

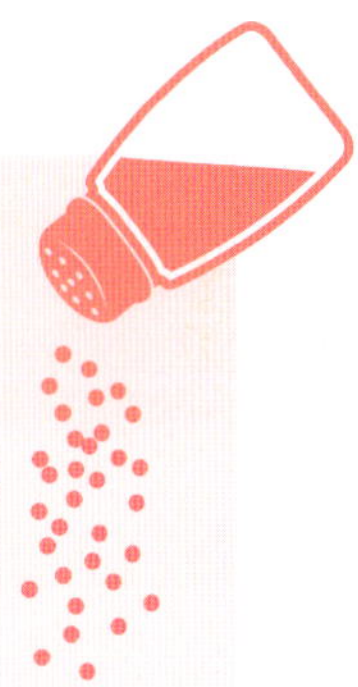

Le sel, en bref

L'alimentation moyenne apporte trop de sel. Il faut la rééquilibrer en consommant surtout des aliments faits maison, en salant peu à l'assiette (on peut choisir d'autres assaisonnements) et en comparant la teneur en sel des produits du commerce afin de choisir les moins salés.

[41] https://www.passeportsante.net/fr/Actualites/Dossiers/DossierComplexe.aspx?doc=sel-poison-dans-quels-produits-se-cache-le-sel-

Les aliments à fort index glycémique

Qu'est-ce que l'index glycémique et la charge glycémique ?

La glycémie est le taux de glucose dans notre sang. Après chaque repas ou collation, la glycémie augmente et l'organisme sécrète de l'insuline, qui permet de revenir à une glycémie normale en incitant les cellules de notre corps à absorber le glucose du sang. Il peut y avoir une hypoglycémie réactionnelle, quand suite à une élévation rapide de la glycémie, une quantité élevée d'insuline est sécrétée et aboutit à une trop grande diminution du glucose sanguin. Le corps nous pousse alors à manger pour remonter la glycémie...

Les variations de la glycémie ont un effet à court terme sur l'envie de manger, sur l'humeur (on est souvent grognon quand on est en hypoglycémie) et, à long terme, sur le risque d'être en surpoids, de devenir diabétique et d'avoir des problèmes cardiaques.

On sait maintenant que la classification des glucides en sucres rapides et sucres lents n'a aucune réalité physiologique. Ce concept dépassé est désormais remplacé par la notion d'index glycémique (IG). L'IG quantifie l'augmentation de la glycémie quand on consomme un aliment, plus précisément quand on consomme la quantité d'un aliment qui contient 50 g de glucides. Plus l'index glycémique est élevé, plus la glycémie varie fortement quand on consomme cette quantité d'aliment. Un IG est considéré comme élevé à partir de 70, tandis qu'un IG bas est inférieur ou égal à 55.

Cependant, l'index glycémique ne tient pas compte de la quantité de glucides présents dans l'aliment. Par exemple, la pastèque a un index glycémique de 72 : ceci signifie que les glucides de la pastèque augmentent fortement la glycémie. Mais la pastèque contient seulement 7,5 % de glucides, donc on ingère en fait très peu de glucides quand on consomme une tranche de pastèque. C'est pourquoi, même si l'index glycémique est la mesure la plus connue et pour laquelle on dispose des plus grands tableaux listant les aliments courants, ce n'est pas le concept le plus fiable.

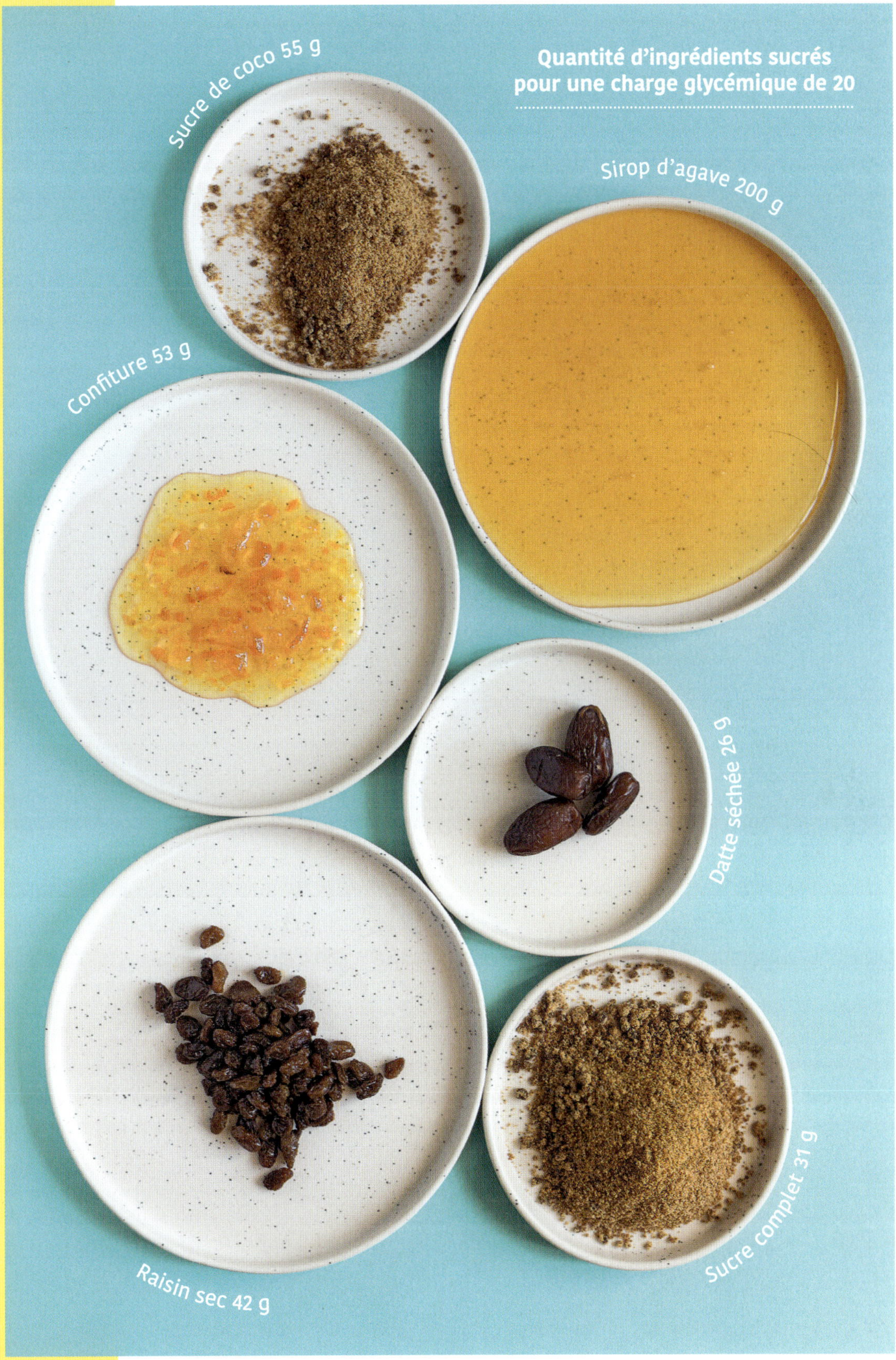
Quantité d'ingrédients sucrés pour une charge glycémique de 20
Sucre de coco 55 g
Sirop d'agave 200 g
Confiture 53 g
Datte séchée 26 g
Raisin sec 42 g
Sucre complet 31 g

La charge glycémique (CG) permet de mieux rendre compte de ce qui se passe quand on consomme 100 g de l'aliment. On calcule la charge glycémique en multipliant l'index glycémique par la teneur en glucides de l'aliment. Pour le pain blanc, composé à 57,4 % de glucides dont l'IG est de 95, la charge glycémique est de 57,4 % x 95 = 54,5. On considère qu'une charge glycémique est élevée à partir de 20, et basse en dessous de 10. Le pain blanc a donc une charge glycémique très élevée ! Pour la pastèque, qui contient 7,5 % de glucides dont l'IG est de 72, la charge glycémique est de 7,5 % x 72 = 5,4 soit une charge glycémique faible. Les aliments qui ne contiennent pas de glucides ont une charge glycémique de 0.

Certains aliments à index ou charge glycémique faible entraînent malgré tout une sécrétion notable d'insuline. Le lait, en particulier, a une charge glycémique faible mais sa consommation entraîne une sécrétion notable d'insuline.[42] On devrait donc idéalement utiliser l'index insulinémique pour comparer les aliments. Cependant, de manière générale, la charge glycémique reste un assez bon moyen de prédire l'index insulinémique de l'aliment[43]. Suivre une alimentation à faible charge glycémique est le meilleur moyen de prévenir puis de contrôler le diabète.

Quels sont les aliments à fort index ou charge glycémique ?

Le raffinage des céréales augmente leur index glycémique. Ainsi, aux USA, la référence pour mesurer l'index glycémique n'est pas le glucose pur mais la baguette blanche ! On comprend avec le tableau suivant pourquoi le petit déjeuner « occidental » ne permet pas d'être rassasié jusqu'au déjeuner : sa charge glycémique est élevée ! Pour la diminuer, on peut choisir du pain complet et ajouter des accompagnements à faible CG, comme des fruits ou des oléagineux... ou petit déjeuner salé, comme dans la plupart des pays du monde.

[42] « Validation of the food insulin index in lean, young, healthy individuals, and type 2 diabetes in the context of mixed meals: an acute randomized crossover trial. » Bell KJ1, Bao J1, Petocz P2, Colagiuri S1, Brand-Miller JC3.

Index et charge glycémiques de produits céréaliers :

Aliment	Index glycémique	Charge glycémique
Baguette blanche	95	54,5
Baguette tradition	57	33,3
Baguette tradition avec beurre et confiture	62	37,1
Baguette tradition avec pâte à tartiner au chocolat	72	38,6
Biscuit sec	77	52,3
Céréales soufflées non sucrées (Rice Krispies, Corn flakes...)	80	68,0
Céréales soufflées sucrées	84	75,6
Galette de riz soufflé	78	63,6
Muesli naturel	55	39,1
Pain complet	55	27,2
Pain de mie, blanc ou complet	71	36,7
Polenta cuite	68	6,0
Riz blanc	64	18,3
Riz complet	55	12,9
Tartine craquante au sarrasin (Pain des fleurs)	65	49,3

Le mode de préparation influe aussi sur l'index glycémique d'un aliment. Par exemple, la présence de matière grasse diminue l'index glycémique. Ceci est indiqué dans le tableau suivant avec l'exemple des pommes de terre. Elles ont un IG très élevé quand elles sont bouillies, un peu moins mais toujours élevé quand elles sont rissolées, tandis que les chips, encore plus grasses, ont un IG modéré.
Pour avoir un index glycémique encore plus raisonnable, l'idéal est de choisir la patate douce plutôt que la pomme de terre. Les autres légumes et fruits frais, ont tous une CG basse car ils contiennent peu de glucides.

[43] « Algorithms to Improve the Prediction of Postprandial Insulinaemia in Response to Common Foods » Kirstine J. Bell, 1 Peter Petocz, 2 Stephen Colagiuri,1 and Jennie C. Brand-Miller1 (2016) Nutriments.

Index et charge glycémiques de légumes et fruits :

Aliment	Index glycémique	Charge glycémique
Carotte crue	16	1,5
Carotte cuite	47	3,9
Courge	15	2,1
Oignon cuit	15	1,5
Orange	42	5,3
Pastèque	72	5,4
Patate douce, bouillie	61	10,8
Pomme, crue (sans peau)	38	4,9
Pomme, cuite	38	7,6
Pomme de terre, bouillie	101	20,2
Pomme de terre, rissolée	75	26,3
Pomme de terre, chips	54	29,0

Les aliments pauvres en glucides ont une charge glycémique faible, tout comme les aliments riches en fibres, en protéines ou en matières grasses comme le montre le tableau suivant.

Aliment	Index glycémique	Charge glycémique
Amande mondée	15	3,0
Huile (toute sorte)	1	0
Lentilles cuites	30	6,0
Noix	15	2,0
Orge	25	7,1
Pois chiche cuit	28	7,7
Tofu	44	2,3

Le moyen le plus simple de diminuer la charge glycémique (CG) de son alimentation est de remplacer les aliments à CG élevée par des aliments à CG basse. Pour cela, il suffit d'augmenter sa consommation d'oléagineux, de légumineuses, de légumes et de fruits frais. Ces aliments prennent alors naturellement la place d'aliments à CG plus élevée.

Les faux amis de la charge glycémique

La mode actuelle est aux sucrants alternatifs au sucre en poudre. Sirop d'érable, dattes, banane bien mûre sont vantés comme naturels, non raffinés, et ils seraient donc plus sains. Cette vision ne repose sur aucun argument solide. On peut le comprendre en comparant leur charge glycémique grâce au tableau suivant. On y voit que tous sont à CG élevée à part le xylitol (qui est peu répandu), le sirop d'agave (qui a cependant d'autres effets sur la santé quand il est consommé en forte quantité), les bananes et les abricots secs (qui sucrent moins, à quantité égale, que du sucre classique). On y observe en particulier que les dattes séchées ont une charge glycémique plus élevée que le sucre blanc !

Index et charge glycémiques des principaux aliments sucrants :

Aliment	Index glycémique	Charge glycémique
Abricot sec	31	19,4
Banane mûre	60	13,7
Datte séchée	103	77,3
Confiture	55	37,9
Figue sèche	61	39,0
Pruneau	29	25,8
Raisin sec	64	47,4
Sirop d'agave	11	10,0
Sirop d'érable	54	36,1
Sucre blanc	68	68,0
Sucre complet	68	64,6
Sucre de coco	54	36,0
Xylitol	7	10,0

D'ailleurs le sucre blanc, composé de 100 % de saccharose et diabolisé de nos jours, n'est pas si différent du sucre complet, composé à 95 % de saccharose et à 5 % d'autres nutriments. Comme l'explique Le Pharmachien dans l'une de ses bandes dessinées percutantes[44], le sucre d'aliments réputés sains reste du sucre. Ainsi, la consommation de jus de fruits fraîchement pressés ou de « laits » végétaux à la saveur « naturellement » sucrée n'est pas anodine, que ce soit pour les risques de surpoids, de diabète ou de carie dentaire. De plus, comme ces boissons ne contiennent généralement quasiment pas de fibres, de protéines ou de matières grasses, ce sucre est très rapidement digéré et a donc un IG élevé, comme le montre le tableau suivant.

Index et charge glycémique de boissons végétales :

Aliment	Index glycémique	Charge glycémique
Eau	1	0,0
Jus d'orange	52	5,4
Jus de carotte	43	2,0
Jus de pomme	40	4,5
Lait d'amande peu sucré (2,8 g de sucres pour 100 ml, la plupart des laits du commerce en ont deux fois plus)	25	1,0
Lait d'avoine	69	16,0
Lait de riz	86	7,7
Lait de soja nature	43	7,0
Lait de soja chocolat	40	11,0
Limonade	58	5,9
Soda au cola	58	5,5
Vin doux (attention, boisson alcoolisée)	28	3,0
Vin rouge (attention, boisson alcoolisée)	0	0

À part s'ils sont riches en protéines (lait de soja) ou enrichis, par exemple en calcium, les laits végétaux à saveur douce n'ont en fait absolument aucun intérêt nutritionnel : ce sont juste des liquides sucrés et aromatisés, des boissons plaisir. D'autant plus qu'actuellement, certains produits contiennent une mention piégeuse : « sans sucres ajoutés ». Cette mention peut être utile pour choisir une compote de pomme, mais elle est trompeuse pour les aliments dans lesquels les sucres apparaissent au cours du procédé de fabrication. Par exemple, les boissons de céréales (lait de riz, lait d'avoine...) affichent souvent la mention « sans sucres ajoutés » tout en présentant un goût sucré. Est-ce magique ? Pour en avoir le cœur net, il suffit de regarder la catégorie « sucres » de la déclaration nutritionnelle, obligatoire sur l'étiquette de tout aliment et toute boisson. Dans le cas des laits végétaux « sans sucres ajoutés », il y a bien des sucres, produits par fermentation lors de la fabrication de ces boissons.

À noter, les sodas ont un index glycémique inférieur à certains laits végétaux, car ils sont acides. Ce ne sont cependant pas des aliments bons pour la santé, justement à cause de leur acidité élevée, qui a un effet délétère sur la santé des dents.

[44] « 5 mauvais conseils sur le sucre » (2016) Le Pharmachien http://lepharmachien.com/sucre-libre/

Quantité d'aliments céréaliers pour une charge glycémique de 20

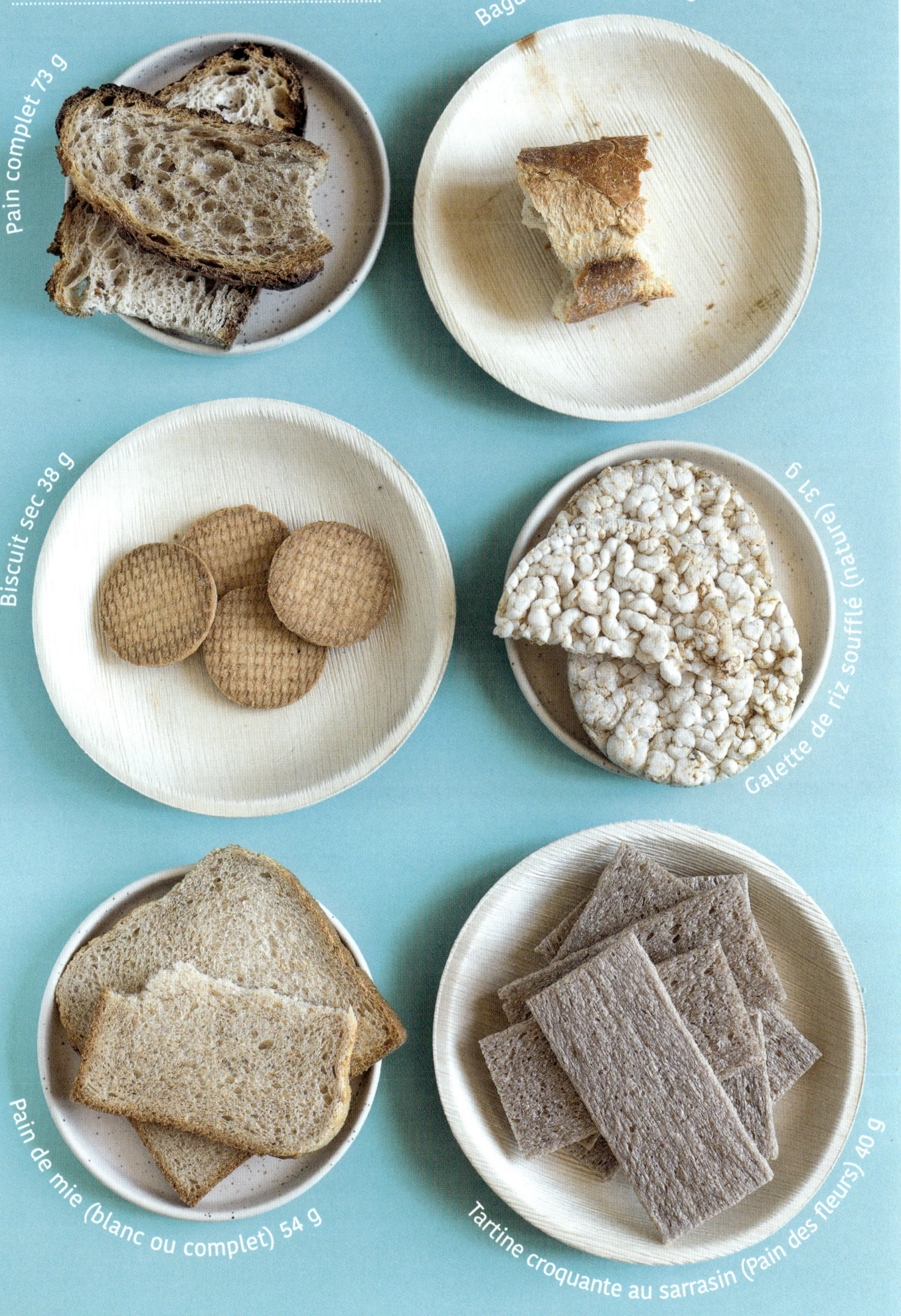
Baguette blanche 37 g
Pain complet 73 g
Biscuit sec 38 g
Galette de riz soufflé (nature) 31 g
Pain de mie (blanc ou complet) 54 g
Tartine croquante au sarrasin (Pain des fleurs) 40 g

En fait, le sucre et les édulcorants, quels qu'ils soient, ne posent généralement pas de problème en petite quantité. Le problème, c'est qu'actuellement ils sont partout et entraînent une dépendance de la plupart des gens au goût sucré. Et selon l'OMS, il faudrait idéalement consommer moins de 25 g par jour en quantité totale de sucres[45], ce qui est largement moins que la consommation moyenne actuelle qui est en France de 50 g par jour pour un adulte et 60 g par jour pour un enfant[46]. L'important, ce n'est donc pas de bannir le sucre en poudre (saccharose) ou les sucres dits raffinés, c'est de limiter dans notre alimentation toutes les sortes de sucres ainsi que les autres aliments à fort index glycémique.

Comment diminuer la charge glycémique de son alimentation ?

Voici des exemples de substitutions pour diminuer la charge glycémique des repas :

Aliment	Repas à charge glycémique élevée	Repas à faible charge glycémique
Repas du matin	Céréales soufflées pour déjeuner	Flocons d'avoine et fruits secs (muesli non sucré), ou petit-porridge
	« Lait » de riz	« Lait » de soja ou d'amande non allégé
	Jus de pomme	Verre d'eau et morceaux de fruit frais, smoothie
Repas du midi	Sandwich au pain blanc	Sandwich au pain complet
	Pas de légumes	Bâtonnets de carotte, radis, tranches de champignon…
	Soda	Eau, éventuellement aromatisée avec des feuilles de menthe, des tranches de citron, un peu de jus de fruit ou un tout petit peu de sirop
	Crème dessert, yaourt fruité	Fruit frais, éventuellement roulé dans de la noix de coco séchée ou tartiné de pâte au chocolat et à la noisette
Collation sucrée	Glace	Compote ou purée de fruit (compote sans sucre ajouté)
	Biscuits, gâteaux, bonbons	Fruits secs (raisins, figue, abricot…), amandes enrobées de chocolat noir, pain au levain ou baguette « tradition » avec deux carrés de chocolat noir, biscuits à base de flocons d'avoine et sirop d'agave
Collation salée	Bretzels, pain, galette de riz soufflé	Mélange d'oléagineux, pois chiches rôtis ou tartine de pain
Repas du soir	Riz blanc, pâtes ou semoule blanches	Riz complet ou semi-complet, pâtes ou semoule complètes ou semi-complètes, pâtes de légumineuses, polenta, orge mondée ou quinoa

Pour connaître l'index et la charge glycémiques d'un aliment, la base de données la plus complète de l'IG des aliments se trouve en anglais sur la page « GI food advanced search » du site « Glycemic index » de l'université de Sydney (en anglais). On trouve aussi une base de données assez large sur la page « Glycemic index & glycemic load of foods » du site DietGrail (en anglais).

Pour connaître la charge glycémique d'un aliment sans lire l'anglais, on peut consulter :

- le moteur de recherche « Aliments à la loupe » du site « La nutrition » qui indique notamment l'index et la charge glycémiques d'aliments courants,
- la page « Index et charge glycémiques de 75 aliments » du site Thierry Souccar Éditions, qui présente un tableau avec de nombreux aliments de supermarché.

Pour des recettes gourmandes à faible charge glycémique (mais pas toutes végétales), on peut consulter le blog de Marie Chioca, « Saines gourmandises ».

L'index glycémique, en bref

L'alimentation moyenne comprend trop de sucres. Il faut comparer la teneur en sucres des aliments du commerce pour choisir les moins sucrés, et diminuer sa consommation de boissons sucrées (sodas, sirops, jus de fruits) à un verre par jour ou moins. L'index glycémique d'un repas dépend de la quantité de sucres des aliments, mais aussi plus largement de la quantité de glucides et de leur index glycémique. On peut connaître l'index glycémique de chaque type d'aliment grâce à des tableaux. De plus, accompagner son repas d'aliments riches en protéines, en matières grasses ou en fibres atténue l'augmentation de la glycémie.

Les aliments ultratransformés

Il existe depuis quelques années une classification des aliments qui ne tient pas compte des valeurs nutritionnelles mais de leur degré de transformation. Voici comment distinguer les aliments peu transformés des aliments ultratransformés (AUT), dont la consommation excessive augmente le risque de maladies chroniques. Car, contrairement aux *a priori*, les AUT ne se résument pas aux aliments traditionnels de la malbouffe comme les sodas et les confiseries : ils représentent la très grande majorité de l'offre actuelle en supermarché, y compris dans les rayons diététiques. Et les Français en consomment de plus en plus[47].

Groupe 1 : les aliments bruts ou peu transformés

Les aliments bruts sont les parties comestibles des végétaux (graines, fruits, feuilles, tiges, racines) ou des animaux (muscles, abats, œufs, lait), les champignons, les algues, l'eau.

[45] Communiqué de presse : « L'OMS appelle les pays à réduire l'apport en sucres chez l'adulte et l'enfant » (2015).

[46] « Étude Nationale Nutrition Santé ENNS, 2006 : situation nutritionnelle en France en 2006 selon les indicateurs d'objectif et les repères du Programme national nutrition santé » (2007).

[47] « Étude individuelle nationale des consommations alimentaires 3 (INCA 3) » ANSES (2017).

Les aliments peu transformés sont des aliments bruts qui ont seulement subi un traitement visant à les rendre comestibles ou à les conserver. Il s'agit d'un traitement sans aucun ajout de substances et qui ne modifie pas beaucoup les propriétés nutritionnelles et le mode de consommation de l'aliment : concassage, fermentation, séchage, pasteurisation, congélation...

Exemples végétaux : légumes, tubercules, racines et fruits nature, qu'ils soient frais, réfrigérés ou surgelés ; céréales séchées, polies, ou concassées (riz, boulgour...) ; légumineuses sèches (lentilles, pois cassés, pois chiches...) ; plantes aromatiques, épices, champignons frais ou secs ; eau du robinet, eau de source et eau minérale.

Le groupe 1 inclut aussi les associations d'aliments peu transformés tels que les mélanges de fruits secs et de fruits à coques sans ajout d'assaisonnement, ainsi que les aliments complémentés avec des vitamines et des minéraux généralement ajoutés pour remplacer les nutriments perdus durant la transformation et les aliments lavés.

Groupe 2 : les ingrédients culinaires transformés

Les aliments du groupe 2 sont des aliments du groupe 1 qui ont subi des transformations physiques et chimiques destinées à les transformer en ingrédients culinaires, qui entrent dans la composition de plats faits maison. Ils ont des propriétés très différentes des aliments originaux.

Exemples végétaux : purée d'oléagineux sans aucun ajout, huiles végétales, farines, sel, sirop d'érable, mélasse, sucres, vinaigre, vin naturel, lait de coco uniquement composé de noix de coco, d'eau et un peu de gomme de guar, « lait » de soja uniquement composé de graines de soja et d'eau, jus de fruits 100 % pur jus, café, thé nature ou aromatisé mais sans arôme.

Le groupe 2 inclut aussi les associations comme le beurre de cacahuète uniquement salé (sans ajout d'émulsifiant) et les éléments du groupe 2 enrichis en minéraux ou vitamines (sel iodé).

Groupe 3 : les aliments transformés

Les aliments transformés sont des produits alimentaires et des boissons relativement simples dont la fabrication nécessite uniquement des aliments du groupe 1 et 2. Leur transformation a pour but d'augmenter la conservation des aliments ou d'améliorer leurs qualités sensorielles et on trouve des procédés comme la cuisson et la fermentation.

Exemples végétaux : légumes et légumineuses en conserve au naturel, coulis de tomate, nectar de fruit (« jus » d'abricot, poire, fraise...), confiture, compote, « yaourt » de soja uniquement composé de « lait » de soja et de ferments, pâtes alimentaires, fruits au sirop, tofu, bière, cidre, la plupart des vins, pain, fromage.

Le groupe 3 comprend également les aliments transformés contenant un ou plusieurs conservateurs (vin avec sulfites par exemple), mais le nombre d'ingrédients reste inférieur à 5.

Groupe 4 : les aliments ultratransformés

Les aliments ultratransformés (AUT) sont des aliments prêts à être consommés (directement ou juste après réchauffage) et réalisés avec des ingrédients ou des procédés industriels. Il peut s'agir de :

- Substances non communément utilisées en cuisine à la maison : graisses hydrogénées, protéines hydrolysées, maltodextrines, sirop de glucose-fructose, dioxyde de titane, fructo-oligo saccharides, phosphate de calcium...
- Additifs dont le but est d'imiter les qualités sensorielles des aliments du groupe 1 ou de masquer les qualités sensorielles indésirables des produits finaux : colorants, arômes, exhausteurs de goût (glutamate), épaississants (carraghénanes, pectine, méthylcellulose, gomme xanthane), émulsifiants (lécithine, mono et diglycérides d'acides gras), acidifiants (acide citrique, acide malique), stabilisants (glycérol, carboxyméthylcellulose sodique, gomme gellane), conservateurs (acide ascorbique, sorbate de potassium, propionate de calcium, benzoate de sodium, sulfites)...
- Traitements industriels sans aucun équivalent comme l'extrusion (céréales soufflées et mises en forme, protéines de soja texturées).

Tous les exemples cités ci-dessus peuvent se trouver dans des aliments 100 % végétaux et certains dans des aliments bios.

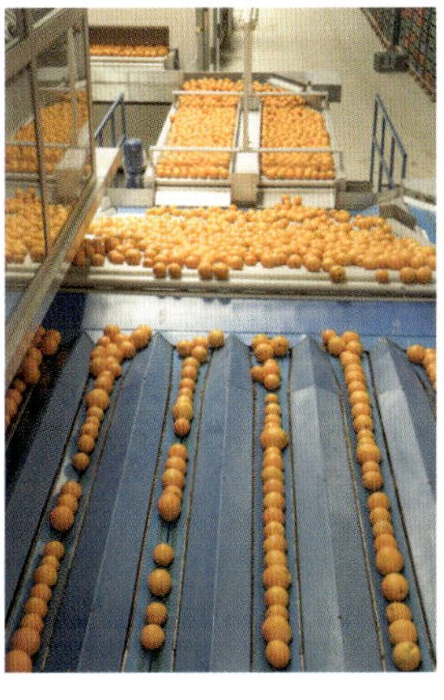

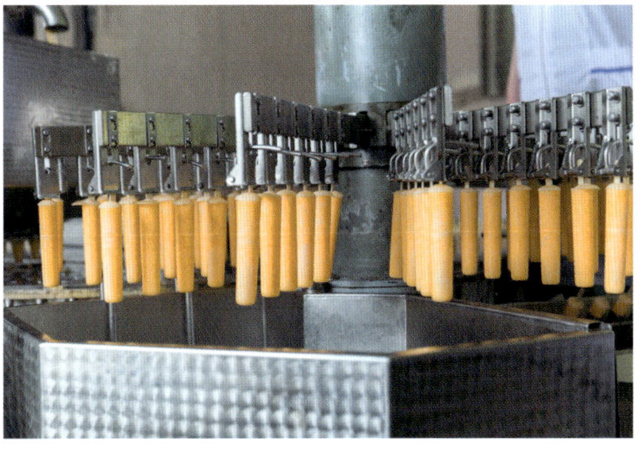

Fabrication de glace à l'orange

Les AUT peuvent ressembler extérieurement à des aliments des groupes précédents ou à des plats faits maison, mais ils ont en réalité une composition très différente. Cependant, beaucoup d'entre eux sont plébiscités par les consommateurs car :

- ils ont un emballage attractif,

- ils font souvent l'objet de campagnes publicitaires intenses, permises par le faible coût de production de ces produits,

- ils ont parfois des allégations santé (margarine « oméga 3 », steak végétal riche en protéines, dessert enrichi en calcium, crème de coco « allégée »...),

- ils sont addictifs.

Exemples végétaux : la plupart des plats surgelés prêts à manger, les céréales soufflées pour le petit-déjeuner, les galettes de riz ou de maïs, les tartines craquantes type « pain des fleurs », les protéines de soja texturées, les margarines, la plupart des crèmes dessert, la plupart des crèmes végétales à cuisiner, la plupart des yaourts végétaux, la plupart des biscuits, la plupart des crèmes glacées, la plupart des sodas, les confiseries, les nuggets, les nouilles en soupe déshydratées, la plupart des sauces et vinaigrettes prêtes à l'emploi, certains pains et produits de boulangerie, les biscuits apéritifs, certains laits végétaux, certains steaks végétaux, la plupart des barres de céréales.

LES ALIMENTS ULTRATRANSFORMÉS SE TROUVENT DÉSORMAIS DANS TOUS LES TYPES D'ALIMENTS. VOICI LEUR RÉPARTITION DANS L'ALIMENTATION DES VOLONTAIRES DE L'ETUDE NUTRINET-SANTÉ[48] :

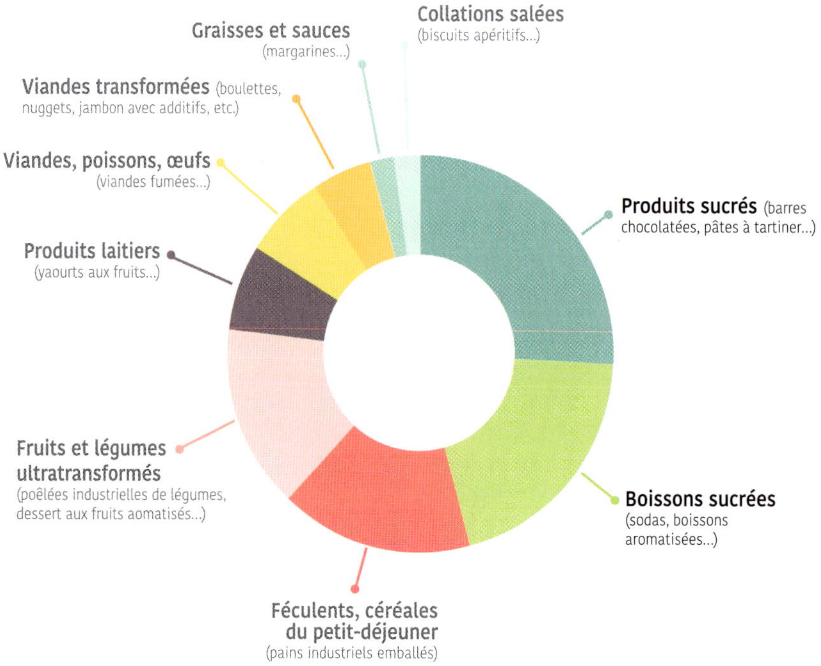

Effet des aliments ultratransformés sur la santé

Les AUT sont conçus pour être addictifs donc ils incitent à la surconsommation et rendent les choix sains plus difficiles une fois que le palais s'est habitué à leurs saveurs intenses. Ceci est renforcé par les allégations santé portées par ces produits et le marketing omniprésent pour les valoriser. De plus, de nombreux AUT ont un index glycémique élevé et donc perturbent les sensations de satiété et favorisent le diabète.

Les AUT ont de manière générale de graves conséquences sur la santé. Ils contribuent à augmenter le risque de troubles cardio-métaboliques, d'obésité, d'hypertension et de dyslipidémie (taux de lipides anormaux dans le sang) mais aussi de cancer, notamment de cancer du sein[48].

Même une alimentation riche en végétaux ne compense pas l'effet des AUT. Ainsi, le risque de troubles cardio-vasculaires, normalement plus faible avec une alimentation végétale, devient plus élevé si cette alimentation est riche en AUT[49].

Les AUT posent également problème sur le plan environnemental. Leurs ingrédients sont cultivés de manière intensive (monoculture, élevage concentrationnaire), souvent lourdement transformés (arômes et autres additifs) et ils peuvent venir de partout dans le monde sans que cela ne puisse être mentionné sur l'étiquette à cause du trop grand nombre d'ingrédients. Et de nombreux AUT sont emballés dans des matières plastiques non recyclables.

Il est donc recommandé de diminuer autant que possible sa consommation d'AUT et de baser son alimentation quotidienne sur des aliments variés mais peu transformés. Pour ceux qui calculent leurs apports alimentaires, certains auteurs recommandent de ne pas dépasser 15 % d'AUT dans ses apports caloriques. En fait, l'important est d'appliquer la règle des proportions (voir page 80) : les AUT ne sont pas sains, donc ils ne méritent pas une place importante dans nos menus, il faut les consommer peu souvent et en petite quantité.

[48] « Consumption of ultra-procesed foods and cancer risk : results from Nutrinet-Santé prospective cohort » T Fioler et col. (2018) BMJ.

[49] « Healthful and unhealthful plant-based diets and the risk of coronary heart disease in U.S. adults » A Satija et col. (2017) J Am Coll Cardiol.

Comment faire quand on est habitué à leurs saveurs ébouriffantes et à leur praticité ? Le mieux est d'y aller par étapes, pour habituer en douceur ses papilles et son organisation en cuisine.

Aliment du groupe 4	Aliment intermédiaire	Aliment du groupe 1, 2 ou 3
Crème dessert végétale	Flan maison préparé avec une préparation du commerce et du lait végétal	Flan ou crème végétale entièrement maison
Plat tout prêt à base de céréales, légumineuses et légumes	Plat préparé à la maison à base de céréales rapides à cuire (pâtes, riz, polenta instantanée...), légumineuses en bocal, poêlée de légumes surgelée	Céréales cuites à la maison, légumineuses en bocal ou cuites à la maison puis égouttées et congelées dans des moules à muffin en silicone, poêlée de légumes préparée avec des légumes frais (ou surgelés nature)
Steak végétal	Tofu assaisonné du commerce	Steak végétal maison
Petit déjeuner ou goûter avec des céréales ou biscuits du commerce	Alterner entre les aliments habituels et de nouveaux aliments moins transformés	Pain et chocolat pâtissier ou tartinade, biscuits maison
Boisson aromatisée aux fruits	Sirop aromatisé dilué dans de l'eau	Jus de fruit 100 % pur jus

Au niveau financier, diminuer les AUT est également un bon plan. En effet, dès que la composition d'un aliment mentionne des épaississants, cela signifie que l'aliment ne doit pas son épaisseur à sa richesse en ingrédients nutritifs, mais parce qu'il contient cet épaississant. Ceci est particulièrement vrai pour les crèmes végétales à cuisiner : on paye donc cher un aliment qui n'est qu'un lait végétal (donc plus de 90 % d'eau) additionné d'un peu d'huile, de sucre et d'épaississant.

Il faut enfin noter que les préparations pour nourrisson (PPN), plus connues sous le nom de laits artificiels, sont des AUT. Cependant, il est heureux qu'ils existent pour les rares situations où l'allaitement maternel est impossible.

Les aliments ultratransformés (AUT), en bref

Les AUT ont un effet très négatif sur la santé et ils se trouvent de plus en plus fréquemment dans l'alimentation française. Pour les reconnaître et les éviter, on peut regarder la liste des ingrédients et voir si elle contient beaucoup d'ingrédients ou certains ingrédients qui ne se trouvent pas dans une cuisine normale. Il ne faut cependant pas s'inquiéter d'une consommation occasionnelle d'AUT.

Les aliments riches en résidus de pesticides

L'agriculture conventionnelle utilise des pesticides synthétiques qui non seulement ont un grave impact sur la biodiversité, mais se retrouvent également dans les aliments sous forme de résidus. La consommation d'aliments riches en résidus de pesticides est associée à des problèmes de santé dans la population française, comme le montre l'étude Nutrinet-santé.

L'agriculture bio présente de nombreux avantages, dont celui de fournir des aliments pauvres en résidus de pesticides. Bien sûr, si on achète ses légumes et fruits auprès de producteurs locaux, on peut connaître leurs pratiques agricoles sans avoir besoin de certification bio. La confiance avec le producteur remplace alors le label.

Participez à Nutrinet-Santé !

Nutrinet-Santé est une étude française à laquelle chaque personne majeure peut participer. Il suffit de s'inscrire sur le site Internet et de remplir les questionnaires qui s'y trouvent et sont régulièrement renouvelés. L'objectif est de comparer de nombreux paramètres de l'alimentation pour savoir s'ils ont un effet sur la santé. Une partie de l'étude a montré un lien entre cancer et consommation d'AUT. Une autre partie s'attache aux effets d'une alimentation bio sur la santé et sur la durabilité de l'alimentation. Et une partie de l'étude Nutrinet-Santé étudie les conséquences sur la santé d'une alimentation végétale. Les résultats de Nutrinet-Santé seront utilisés pour l'élaboration des futures recommandations de santé, en particulier à destination des personnes véganes. Plus on sera nombreux à participer, plus les résultats seront fiables. N'hésitez pas à vous inscrire et à convaincre les personnes de votre entourage de le faire aussi !

www.etude-nutrinet-sante.fr

Les aliments peu éthiques

À chaque fois que l'on achète un produit, on vote pour un modèle de production. Si ce produit est fabriqué dans des conditions déplorables pour l'humain et l'environnement, quand on l'achète, on renforce ce modèle. Sauf que tout le monde n'a pas forcément le budget ou le temps pour se procurer les meilleurs produits. Alors que faire ? Une solution très efficace est d'améliorer sa consommation un pas après l'autre. L'avantage dans le domaine alimentaire, c'est que l'on fait ces choix plusieurs fois par jour.

Parmi les aliments à limiter en raison de leur impact écologique, on trouve les aliments lointains, en particulier ceux transportés par avion, car leur trajet du lieu de production jusqu'à nos assiettes dépense beaucoup d'énergie et produit une grande quantité de gaz à effet de serre. Pour les éviter, on vérifie sur l'étiquette la zone de production : le pays de production est noté sur les ardoises du maraîcher, et la zone de production apparaît parfois en petit sur l'étiquette des produits emballés quand ce sont des produits bruts ou peu transformés.

Les aliments hors saison sont également à limiter, car ils sont cultivés sous serres chauffées, qui nécessitent beaucoup d'énergie, ou alors ils sont produits de l'autre côté de la planète : avocat du Pérou, haricots verts du Kenya, etc. Si l'on veut consommer des aliments hors saison, on peut les choisir en conserve ou surgelés. Les aliments surgelés ont également un impact écologique, mais il est moins lourd que celui des aliments lointains ou hors saison. Et les légumes en conserve contiennent moins de vitamine C que les aliments frais ou surgelés, mais c'est bien mieux que de ne pas en consommer du tout !

Parmi les choix éthiques, il y a celui d'éviter l'exploitation animale (et humaine, puisque les humains sont des animaux). Cette démarche se nomme véganisme et a pour objectif de diminuer la souffrance des êtres vivants. Le véganisme peut avoir des effets positifs sur la santé (parce qu'il pousse à réfléchir à ses apports nutritionnels) et il a généralement des conséquences positives pour l'environnement car une alimentation végétale réduit fortement la surface nécessaire pour produire les aliments et diminue la consommation de ressources et la production de gaz à effet de serre. En plus, consommer moins de viande et de fromage diminue le coût des courses, ce qui permet de dépenser plus pour des produits bios par exemple. Et il n'est pas nécessaire d'être végane pour décider de limiter sa consommation de produits animaux, que ce soit par considération éthique, écologique ou financière.

Attention : consommer un peu de produits d'origine animale, comme un œuf par jour, ne suffit pas à combler les apports en vitamine B12. Une carence apparaîtra tôt ou tard si on ne se supplémente pas. Se supplémenter en vitamine B12 ou autres nutriments vous freine car cela n'apparaît pas comme naturel ? C'est vrai que ce n'est pas naturel, et c'est justement une chance que nous vivions à une époque qui permet de vivre selon ces convictions en prenant simplement un comprimé. D'ailleurs, parmi nous, qui serait prêt à avoir un mode de vie 100 % naturel. Sans véhicules, sans électricité, sans livres, sans hôpital? En effet, si un élément non naturel nous offre une meilleure santé, plus de bonheur et un moindre impact sur l'environnement, pourquoi s'en priver ?

FOIRE AUX QUESTIONS

Faut-il bannir le four micro-ondes ?

Un four micro-ondes pose trois problèmes, en plus de prendre de la place dans la cuisine et de ne pas être un produit fabriqué localement :

- Il chauffe les aliments de manière hétérogène, donc certaines zones de l'aliment sont brûlantes alors que d'autres sont encore très froides. On risque de se brûler si on consomme les aliments réchauffés au micro-ondes sans les remuer soigneusement après les avoir fait chauffer.
- Il encourage l'utilisation de contenants plastiques, puisque le métal n'est pas compatible et que le verre comme la céramique sont moins légers et présentent un risque de casse. Le problème, c'est qu'un certain nombre de plastiques contiennent des substances indésirables qui peuvent migrer dans l'aliment, en particulier lors du chauffage.
- Il est parfaitement adapté à l'achat d'aliments tout prêts et par conséquent rend moins évidente la consommation d'aliments faits maison.

Il faut mettre ces inconvénients en balance avec ses avantages ; il permet de réchauffer les aliments très rapidement et sans aucune vaisselle supplémentaire. Il est donc inutile de se débarrasser de son four micro-ondes quand on se préoccupe de cuisine saine, en particulier quand on est de jeunes parents surmenés. Ceci dit, rien n'empêche de s'en débarrasser dès qu'on a un peu plus de temps au quotidien !

Faut-il éviter le soja ?

D'après les études sur l'animal, sur l'humain adulte et sur le nourrisson, il n'y a aucune preuve convaincante que les isoflavones présentes dans les aliments à base de soja aient un effet négatif sur le développement, la reproduction ou les fonctions endocriniennes des humains.[50] Il n'y a donc aucune raison d'exclure le soja chez les humains, quel que soit l'âge de la vie, à part en cas d'allergies au soja bien sûr.

Comment modifier son alimentation ?

Pour retirer un aliment de son alimentation, il y a une question clé à se poser : « quel aliment consommer à la place ? » En général, il est utile de procéder par paliers. Par exemple, si l'aliment visé est un soda bourré de caféine et à la saveur intensément sucrée, qu'on a l'habitude d'en prendre avec les repas et qu'on n'aime pas le goût de l'eau, on peut peut-être commencer par le remplacer par un jus de fruit, qui sera certes aussi sucré mais moins acide et non caféiné. Puis, on peut progressivement diluer le jus de fruit, ou alors remplacer certains verres de jus par des verres d'eau parfumée avec un peu de jus de citron ou des plantes aromatiques (menthe, verveine...). Changer lentement mais sûrement permet de laisser à nos papilles et à notre mental le temps d'évoluer.

[50] « Use of Soy Protein-Based Formulas in Infant Feeding » Bhatia J et col. (2008) Pediatrics.

LES 4 RÈGLES D'OR POUR ORGANISER UNE ALIMENTATION SAINE

Comment organiser une alimentation à la fois saine et heureuse ? Dina Rose[51], sociologue et experte en comportement alimentaire, a compilé dans un livre extrêmement utile les résultats de nombreuses études et propose de suivre 3 grandes règles : proportion, variété et modération[52]. J'en ajoute une quatrième : supplémentation selon ses besoins. Grâce à ces 4 règles simples, non seulement on ne s'embête pas à mesurer chaque nutriment, mais en plus, on garde une place correcte pour les aliments qui ne sont pas idéaux mais dont la consommation apporte du plaisir !

La règle des proportions

On pioche dans les différents groupes alimentaires en proportion de leur importance pour la santé.

Pour les enfants, on peut dire : « Les aliments qu'on mange le plus souvent sont les aliments qui nous font bien grandir, on mange moins souvent les autres. »

Mes astuces pour appliquer la règle des proportions :

• S'habituer à consommer des plats et des desserts simples, qui peuvent donc facilement être préparés à la maison. Par exemple, au lieu des crèmes dessert et autres entremets, on peut consommer des fruits ou un yaourt de soja nature parsemé de sucre vanillé, de pralin ou de confiture.
• Avoir une liste de plats faciles à préparer avec des ingrédients bruts ou peu transformés.
• Proposer à chaque repas des aliments d'au moins 3 groupes alimentaires différents (par exemple, légumes, céréales, légumineuses), et au moins 2 groupes différents par collation (par exemple, fruits et oléagineux), afin d'éviter de trop piocher dans le même groupe alimentaire.
• Les aliments ultratransformés (voir page 71) sont consommés de manière peu fréquente et associés à d'autres aliments afin de faciliter leur consommation en petites portions. Par exemple, des céréales soufflées associées à des morceaux de fruits frais ou une compote.
• Avoir des éléments nutritifs facilement accessibles à ajouter en petite quantité quasiment partout, au même titre que le fromage l'est sur des pâtes ou un gratin, du lait dans un gâteau, un œuf dur dans une salade... Par exemple, de la levure diététique, des algues en paillettes, des purées ou des poudres d'oléagineux, du germe de blé en poudre...

[51] www.itsnotaboutnutrition.com

[52] Dina Rose, *Mettez fin à la querelle des brocolis*, 2015, Éditions de l'Homme.

La règle de la variété

On ne mange pas les mêmes aliments tous les jours.

Cette règle a deux intérêts :

• Permettre un meilleur apport nutritionnel car changer d'ingrédient, ou simplement de mode de préparation d'un ingrédient, modifie les nutriments contenus dans le repas.

• Éviter d'encourager la fixation des enfants et des adultes sur certains types de repas et donc les habituer naturellement à être ouverts à la nouveauté en cuisine.

Mes astuces pour appliquer la règle de la variété :

• Éviter de manger exactement la même chose (même aliment préparé de la même manière) à deux repas de même type qui se suivent. Cette astuce simple, directement tirée du livre de Dina Rose, a vraiment changé ma manière de faire les menus. Avant, j'avais tendance à mettre sur la table un plat (houmous par exemple) à chaque repas jusqu'à ce qu'il soit terminé, maintenant je n'hésite pas à le congeler même s'il en reste peu, pour le ressortir un jour où je n'ai pas grand-chose dans le réfrigérateur.

• Éviter de consommer trop souvent le même aliment de base. Ainsi, le blé se trouve dans le pain, les biscottes, les pâtes, la semoule, la chapelure, le seitan, la béchamel, les biscuits et gâteaux... On peut alors avoir l'impression de manger varié alors que non, pas tant que ça. De même, le lait de soja est la base des yaourts de soja, du tofu, de certaines tartinades salées et de certaines crèmes desserts.

• Si l'on ne change pas l'ingrédient, changer son mode de préparation voire simplement sa présentation. On peut par exemple changer la sauce des pâtes, couper les carottes en bâtonnets plutôt que les râper, rouler des dés de pomme dans de la noix de coco râpée ou de la cannelle...

• Essayer de temps en temps (une fois par quinzaine par exemple) un aliment courant que l'on n'apprécie pas vraiment, en changeant à chaque fois la manière de le préparer. Le reste du temps, on varie parmi les aliments et préparations déjà appréciées.

La règle de la satiété

Il faut être capable de s'écouter pour adapter les quantités à nos besoins du moment.

Cette règle, que Dina Rose nomme « modération », a pour but d'apprendre (ou plutôt réapprendre) à écouter notre corps, notamment pour manger uniquement quand on a faim.

Mes astuces pour appliquer la règle de la satiété :

• Apprendre à reconnaître/ressentir la faim et les différents niveaux de satiété. Cet apprentissage est valable à tout âge !

• Quand on a besoin de réconfort, au lieu de se jeter sur la nourriture, sortir dehors, appeler un-e ami-e, lire un texte inspirant, se prendre dans les bras, écouter de la musique...

• Éviter de consommer trop fréquemment des aliments ultratransformés (voir page 71) car ils brouillent les sensations de satiété.

• Quand on a encore faim après avoir fini un repas ou une collation, au lieu de choisir sans réfléchir l'aliment qu'on trouve en premier dans les placards, penser aux différents groupes d'aliments possibles pour essayer de sentir celui qui nous conviendra le mieux.

• Si l'on décide de manger beaucoup sans tenir compte de nos signaux de satiété, le faire à des occasions rares et spéciales, et essayer de s'arrêter avant d'être malade.

La règle de la supplémentation

On se supplémente en fonction de sa situation.

De la vitamine D en hiver, de la vitamine B12 quand on mange moins de produits d'origine animale que la moyenne française, de l'iode si on consomme peu de produits laitiers et de produits de la mer... Voir page 26 pour les nutriments à surveiller.

Quelques références pour aller plus loin

Vive la B12 ! : Site internet et groupe Facebook apportant des réponses précises et fiables sur l'équilibre nutritionnel quand on consomme peu ou pas de produits animaux.

Vegan health : Site internet en anglais contenant des dossiers très complets sur toutes les questions nutritionnelles liées au végétalisme.

TÉMOIGNAGE D'UNE FAMILLE FRANÇAISE

VÉGÉBON

C'est en 2008, une fois mes études terminées, que j'ai commencé à réfléchir au mode de vie que je souhaitais suivre. Le premier sujet à explorer était évident pour moi : la nourriture, un de mes grands plaisirs et un acte que j'effectue quasiment toutes les 3 heures. Avec mon mari, nous avons alors décidé de consommer bio, pour le respect de l'environnement et notre santé. Le prix de la viande bio a immédiatement été un problème, et j'ai commencé à me renseigner pour diminuer notre consommation de viande. Nous sommes devenus flexitariens, et notre alimentation s'est végétalisée de plus en plus, par envie de découverte et pour des raisons éthiques et écologiques. Dès 2010, nous étions sereins avec une alimentation végétalienne (sauf très occasionnellement quand nous étions chez nos proches). En termes d'étiquette, je me considère comme végane depuis cette période et, pour moi, ce mode de vie est en cohérence avec mon souhait d'avoir une empreinte minimale sur mon environnement.

Notre premier enfant, le Béluga, est né en 2012. Il a été allaité longtemps (j'ai tiré mon lait au travail et il recevait occasionnellement un biberon de préparation végétale pour nourrisson quand je n'avais pas tiré assez) et diversifié selon une DME souple (avec en particulier des bouillies de céréales). Il a été végane pendant un peu plus d'un an, jusqu'à ce que ses grands-parents lui donnent de toutes petites quantités de produits d'origine animale. Ils avaient mon accord, car à l'époque, je pensais utile de vérifier que son système digestif était capable de les tolérer. Chez sa nounou, les produits d'origine animale ont ensuite été présents en faible quantité au menu. À son entrée à l'école maternelle, il nous était difficile de mettre en place une alternative à la cantine, et nous l'avons alors inscrit en choisissant le menu alternatif, sans porc. L'année suivante, quand nous avons déménagé tout près de nos parents, l'école proposait un menu alternatif sans viande, que nous avons choisi. Cependant, la viande était supprimée de l'assiette mais n'était pas remplacée, et cette situation frustrait le Béluga. À sa demande, nous l'avons donc réinscrit pour le menu alternatif sans porc.

Le Béluga se montre souvent difficile sur le plan alimentaire. Ceci est sans doute en partie dû au fait que quand il était tout petit, son papa rentrait tard tous les soirs et moi, je rentrais relativement tôt pour le récupérer chez sa nounou, mais pas assez tôt pour avoir terminé mon travail. Donc le Béluga avait un dîner très simple et équilibré mais, je m'en suis rendu compte ensuite, assez peu varié, et en plus il dînait devant un écran. Bref, c'était nul mais, à l'époque, son papa et moi étions incapables de faire mieux.

Le Béluga se définit pour le moment comme non végétarien et nous respectons évidemment son choix. À la maison, il mange de toute façon végétalien, sauf exceptions qui le concernent uniquement et sont clairement discutées entre nous : une pizza au fromage au maximum une fois par semaine, un œuf de loin en loin, un menu Happy Meal avec nuggets (tout le reste du menu est végétalien) quand on sort de chez le dentiste. Chez ses grands-parents, dont nous sommes très proches, le Béluga mange avec plaisir des produits d'origine animale : viande, poisson, œuf. Les grands-parents savent que nous ne souhaitons pas que ceux-ci soient systématiques, et que nous ne voulons pas que lui soient proposés des produits laitiers – pour des raisons éthiques (ils occasionnent plus de souffrance que la production de viande), écologiques (l'élevage bovin produit beaucoup de gaz à effet de serre et consomme beaucoup de ressources) et parce qu'il est notoirement difficile de se déshabituer des produits laitiers.

Notre second enfant, le Pinto, est né en 2016. Il est toujours allaité et, comme son grand frère il a été diversifié suivant une DME souple – comprenant du yaourt de soja nature et de la compote de pomme sans sucre ajouté. Actuellement végétalien, il est trop tôt pour savoir quel sera son futur choix alimentaire mais il est clair qu'il se régale avec une palette beaucoup plus large d'aliments végétaux que le Béluga au même âge. Contrairement à son frère, il apprécie houmous, yaourt de soja, graines de courge, polenta et paillettes de levure de bière par exemple. Il est désormais gardé en journée par une nounou, à qui nous avons demandé d'éviter les produits laitiers pour les repas qu'elle prépare et qui ne cherche pas à lui faire manger de la viande ou du poisson s'il n'en désire pas.

Sandrine est l'autrice du blog « Végébon » http://vegebon.wordpress.com/ et de l'ouvrage que vous tenez dans les mains.

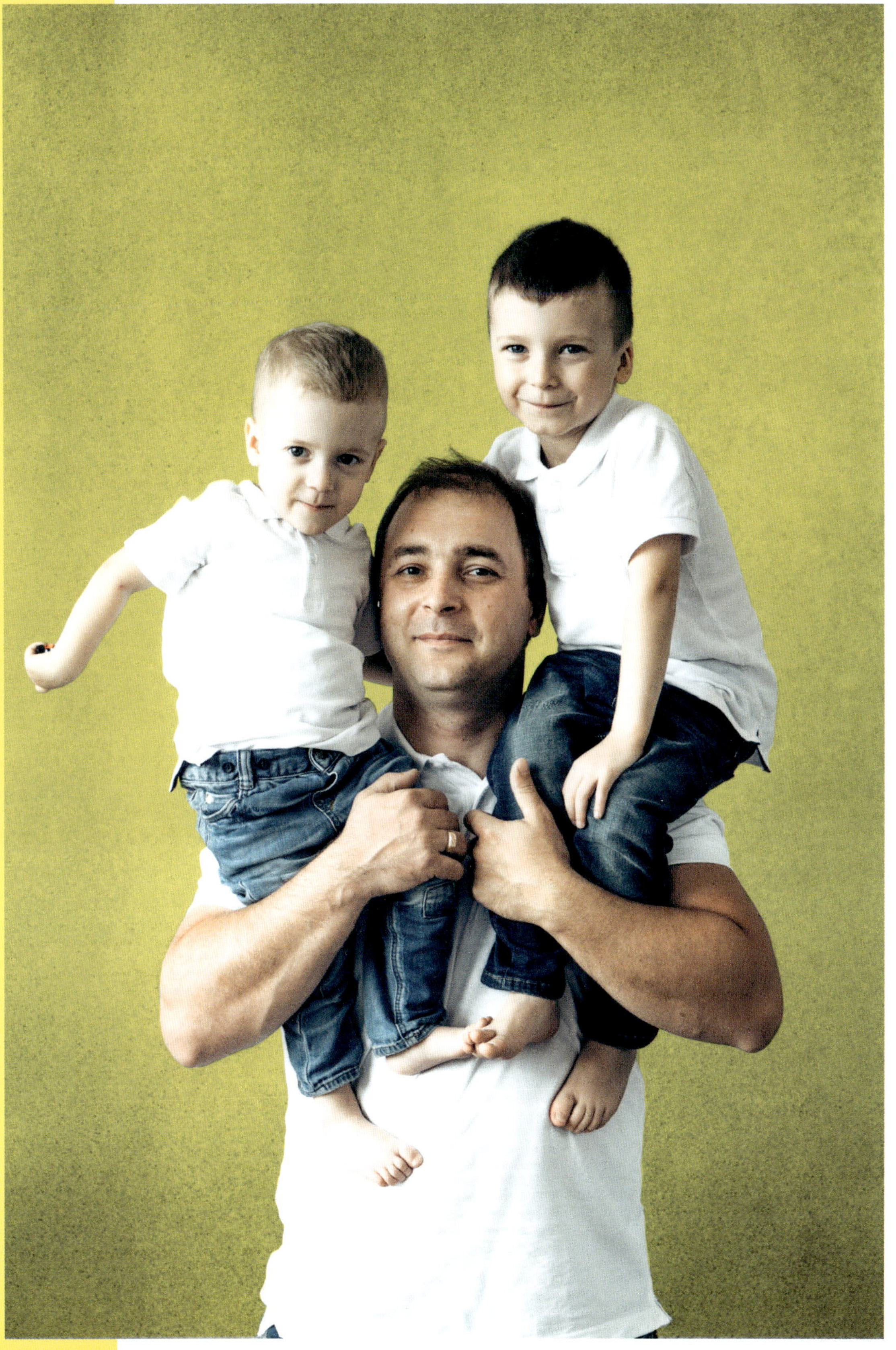

PARTIE 2

AUTREMENT AVEC LES AUTRES

IDÉES POUR GÉRER UN ENVIRONNEMENT QUI NE PARTAGE PAS NOS VALEURS

Avoir un mode de vie alternatif est une excellente école de la tolérance. Je vais parler ici du véganisme pour donner des exemples précis, mais on peut appliquer ces réflexions à d'autres habitudes de vie minoritaires.

Quand on vit dans un environnement qui ne fonctionne pas comme nous, on est en situation d'apprendre la tolérance de la façon la plus efficace possible : en l'appliquant soi-même. Tolérance vis-à-vis des autres, quand on observe et qu'on explique à son enfant qu'on peut manger des animaux tout en étant gentil par ailleurs, puisque des proches le font. Même si ça nous rend triste ou en colère, c'est leur parcours de vie, chacun a le sien et fait du mieux qu'il peut avec les contraintes qu'il a. Et tolérance vis-à-vis de nous-mêmes, quand on s'autorise à faire des exceptions à nos valeurs si c'est utile pour le long terme, par exemple pour notre santé mentale. C'est l'occasion d'expliquer que dans la réalité, rien n'est tout noir ou tout blanc.

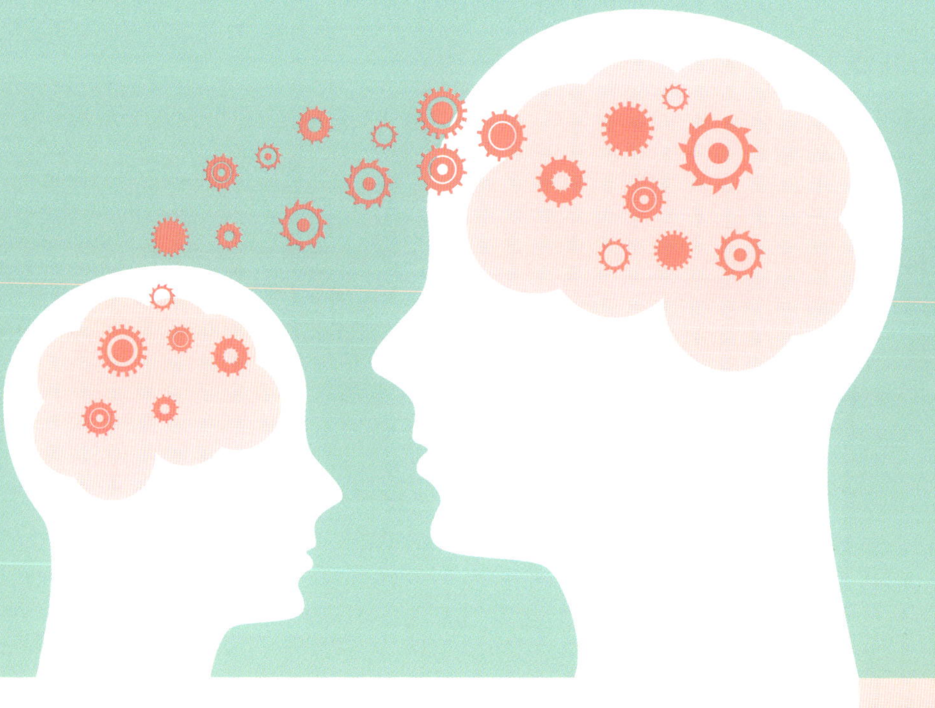

Vis-à-vis de soi : la méthode du sapin

Quand on veut modifier quelque chose dans sa vie, il est important d'oser le changement et en même temps d'y aller dans le respect de son propre rythme, afin que les changements puissent s'installer durablement.

L'idée du sapin est de garder l'objectif en tête tout en s'adaptant à la réalité. L'axe vertical du sapin représente notre objectif. Il part du sol, le long du tronc, et s'élance vers le haut. Notre trajet de vie dessine les branches : on part du tronc et il arrive de s'écarter de l'axe, mais ensuite, on s'en rapproche à nouveau. Le principe est de persévérer tout en s'adaptant aux nombreuses contraintes de la vie, et chaque personne a un sapin unique.

Être végane dans un monde non végane signifie faire son possible pour éviter l'exploitation des animaux – et pour rappel, les humains sont des animaux. Les exceptions au véganisme sont des réalités, surtout quand on a des enfants. Il est possible de s'organiser pour faire le moins d'exceptions possible, par exemple en ayant toujours une collation dans son sac quand on sort de la maison (un sachet de gressins italiens, une poignée d'amandes ou une pomme par exemple). Mais quand l'exception arrive, il est souvent très utile de la tolérer. C'est évidemment extrêmement frustrant sur le moment, même quand on s'est préparé à cette éventualité ! Je sais que ces mots peuvent choquer. Mais la tolérance d'une exception montre à notre entourage que les véganes ne sont pas des extrémistes et ça les motivera en général pour, à leur tour, faire des compromis et accepter notre différence.

Ceci dit, quand l'exception devient régulière, il faut se poser des questions et changer notre organisation : trouver un autre restaurant, faire les courses sans les enfants, voir la famille pour le goûter plutôt que pour le déjeuner... Et si aucun changement n'est possible actuellement, il faut trouver un moyen pour accepter l'exception sans se ronger le foie en attendant d'avoir les ressources pour faire mieux – on recule alors pour mieux sauter. Le sapin se construit sur la durée et il est généralement plus efficace pour tout le monde de progresser lentement mais sûrement plutôt que vouloir faire parfaitement dès le début et ensuite abandonner.

Pour gérer ma culpabilité face à un échec, et m'en servir pour que le futur soit meilleur, j'utilise une méthode citée dans le livre « *J'ai plus peur !* [53] ». Il s'agit de répondre à trois questions : « Qu'ai-je fait ? Que s'est-il passé ensuite ? Qu'est-ce que je souhaite essayer de faire la prochaine fois que la situation se produit ? ». Ce questionnement est aussi utile pour aider un enfant mécontent d'une situation sur laquelle le parent n'a pas de prise.

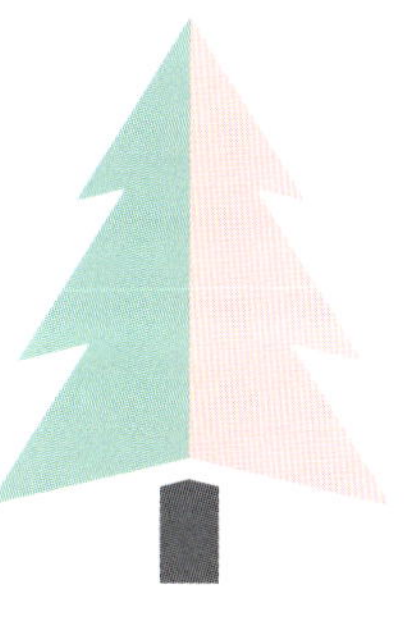

[53] « *J'ai plus peur !* » de Lawrence Cohen (2016) Éditions JC Lattès, un bon livre pour aider un enfant à surmonter ses craintes.

On change tout au long de notre vie, et la société évolue aussi, petit à petit. Il y a quelques centaines d'années, l'esclavage de certains humains était une pratique acceptable, il y a quelques dizaines d'années, on pensait que les bébés ne ressentaient pas de douleur, et il y a quelques années encore, on pouvait encore douter de la catastrophe climatique causée par les modes de vie des pays industrialisés. On ne peut pas prévoir le futur, on peut seulement faire de son mieux chaque jour. Un bon moyen de faire sa part pour améliorer les choses est de mettre de l'amour dans ses actions, vis-à-vis de soi autant que vis-à-vis du monde. Pour moi, l'amour vis-à-vis du monde, c'est se rappeler que tout être humain a une vision du monde façonnée par ce qu'il a vécu, et que ce qui le fait réagir violemment correspond à un événement douloureux pour lui. Mettre de l'amour vis-à-vis de soi, c'est penser à s'accorder des choses qui nous font nous sentir bien, et c'est un moyen efficace pour remplir son réservoir affectif[54] et éviter de tomber dans l'aigreur quand les choses sur lesquelles on n'a pas de prise n'avancent pas aussi vite qu'on le souhaite.

Vis-à-vis de son enfant : les antennes du parent

Si on a la chance de vivre dans un environnement où les amis et la famille proche acceptent de cuisiner végétalien et où les enfants déjeunent à la maison le midi ou mangent les menus inclusifs proposés par la cantine, il est logique pour l'enfant de suivre le mouvement et d'adopter les valeurs véganes à 100 %. Si ce n'est pas le cas, on n'est pas obligé de jeter le véganisme aux oubliettes !

Tous les enfants savent que chaque foyer vit selon ses propres règles : que ce soit pour l'heure du coucher, la possibilité de regarder la télévision ou la composition du goûter. Ainsi, « à la maison, on est végane » est une règle parmi d'autres. En parallèle, les enfants ressentent généralement le besoin de faire comme leurs copains et heureusement c'est souvent possible de manière végane. Le cinéma, la piscine ainsi que de nombreux spectacles et parcs de loisirs pour enfants n'impliquent pas d'animaux. De plus, plusieurs confiseries classiques, la plupart des frites et le ketchup aussi sont végétaux !

On peut présenter facilement le concept de véganisme à un enfant par des phrases simples ou utiliser des livres. Voici des idées de livres pour jeunes enfants qui évoquent le véganisme sans mettre en scène de personnes non véganes, et qui peuvent donc aussi être lus par des proches non véganes sans qu'ils se sentent personnellement accusés.

- « *Libérez-nous* » de Patrick George, paru en 2016 aux Éditions L'École des loisirs : ce livre ludique est parfait pour les tout-petits (1-3 ans). Chaque double page présente à gauche un dessin évoquant une situation et, par la magie d'une page calque, à droite se forme une situation alternative. Le tout de manière

[54] « Les tomes 1 et 2 de la bande-dessinée « Émotions, enquête et mode d'emploi » d'Art-Mella sont un moyen ludique d'en apprendre plus sur notre réservoir affectif, nos émotions et les astuces pour communiquer plus facilement avec notre entourage.

schématique, colorée et sans aucun texte, ce qui fait que chacun peut y mettre ses mots. Pour ma part, je lis : « pourquoi... manger de la soupe aux ailerons de requin (ou autre situation sur la page de gauche) alors qu'on peut... laisser les requins nager tranquillement (ou autre situation sur la page de droite) ? ».

• « *Comme toi* » de Jean-Baptiste Del Amo, paru en 2017 aux Éditions Gallimard Jeunesse : cet album est bien adapté aux enfants de 2 à 4 ans environ. Il décrit et illustre de manière simple et douce les similarités entre les humains et les animaux non humains.

• « *Vegan is love* » de Ruby Roth, paru en 2014 aux Éditions L'Âge d'homme : cet album aux dessins et aux textes plus longs et complexes ne s'adresse pas aux enfants avant 4 ans. Certaines images peuvent être perçues comme inquiétantes, mais cet ouvrage est vraiment une explication complète des différents aspects du véganisme et il se termine sur le message très positif que chacun peut agir simplement dans sa propre vie pour éviter l'exploitation des animaux.

Un enfant vivant avec des parents véganes dans un monde non végane aura une double culture : végane à la maison et non végane à l'extérieur. Il est possible qu'il décide de prendre un peu de chaque univers pour construire sa propre vie. En tant que parent, notre responsabilité est d'éclairer la situation, de faire les choix pour lui pendant ses premières années, puis de le laisser faire ses choix quand il en sera capable. Et s'il décide de ne pas être végane ? C'est possible, et peut-être que ce sera temporaire, ou pas. Comme nous, nos enfants ont besoin de faire des expériences, de se tromper parfois, pour apprendre à se connaître et à faire leurs propres choix de vie.

De manière générale, quand l'enfant est tout petit, le parent décide pour lui, accueille et nomme son émotion puis fait diversion pour lui permettre de passer à autre chose. Quand il est plus grand, il convient de l'accompagner vers l'autonomie. On peut lui expliquer les enjeux, proposer une alternative végane et décider avec l'enfant de la conduite à tenir. Dans tous les cas, la clé est de permettre une discussion : donner les informations, accepter le ressenti de chacun, puis prendre une décision en s'efforçant d'allier au mieux les besoins de tous.

Pour proposer une diversion ou une alternative efficace, il est utile de chercher quelle est la demande profonde de l'enfant. Par exemple, s'il demande à aller voir un spectacle de cirque avec animaux :

- S'il vient de voir une affiche publicitaire : faire diversion pour changer de sujet, ou au contraire s'intéresser à l'afficheen nommant les animaux et ce qu'ils sont en train de faire, etc.

- S'il veut assister à un spectacle étonnant et impressionnant pour en parler avec fierté à ses copains ou copines : trouver un spectacle d'acrobates, de magie ou autre sortie inhabituelle.

- S'il veut voir des animaux : feuilleter des magazines comme *La petite salamandre*, emprunter des albums à la bibliothèque, regarder des vidéos sur Internet ou en DVD, visiter un refuge pour animaux.

Si l'enfant veut un aliment non végane, on peut lui rappeler les enjeux et lui demandant s'il sait pourquoi on est réticent à le lui acheter, et s'il ne le sait pas encore, lui expliquer la raison avec des mots simples et factuels. Par exemple, pour faire des produits laitiers, il faut mettre enceinte une vache puis la séparer de son veau dès la naissance, et il est alors généralement tout seul dans un enclos jusqu'au moment où on l'emporte dans un camion pour l'abattoir où il sera tué. Et on recommence avec la maman vache jusqu'à la fin de sa vie. Il faut mettre en balance la souffrance que l'on cause avec le plaisir qu'on ressent en consommant ces aliments, pour savoir si ça en vaut la peine.

Il revient à chaque parent d'arbitrer dans ce domaine, comme dans les autres domaines de la vie de parent. Personne ne peut savoir à votre place ce qui convient le mieux à votre situation. D'autant qu'on a souvent plusieurs objectifs à réaliser simultanément : manger dans la bonne humeur, assez proprement, de la nourriture saine, pas trop chère, sans que le repas ne dure trop longtemps, etc. Faites confiance à votre ressenti, et si vous n'arrivez pas à sentir vers où aller, parlez de votre situation à des personnes bienveillantes. Même si elles ne sont pas parents ou pas véganes, le simple fait qu'elles nous écoutent nous permet souvent de prendre du recul et de trouver des pistes. Si vous ne connaissez personne de ce type, il existe des espaces de partage bienveillants sur Internet, comme le groupe Parents conscients créé par Catherine Dumonteil-Kremer.

Le véganisme vis-à-vis de son enfant, en bref

Aimer son enfant pour ce qu'il est l'un des plus gros (et difficiles) cadeaux qu'on peut lui faire. Ceci ne signifie absolument pas céder à la facilité en le laissant agir n'importe comment en restant les bras croisés. En effet, on peut concilier ses valeurs et le respect des décisions de ses enfants grâce à plusieurs pistes :

- leur expliquer pourquoi on vit un peu différemment des autres,
- adapter certains de nos repas pour qu'ils ressemblent à ceux souhaités par l'enfant,
- si l'enfant en a un désir profond, éventuellement décider d'exceptions, qui sont alors discutées en tant que telles.

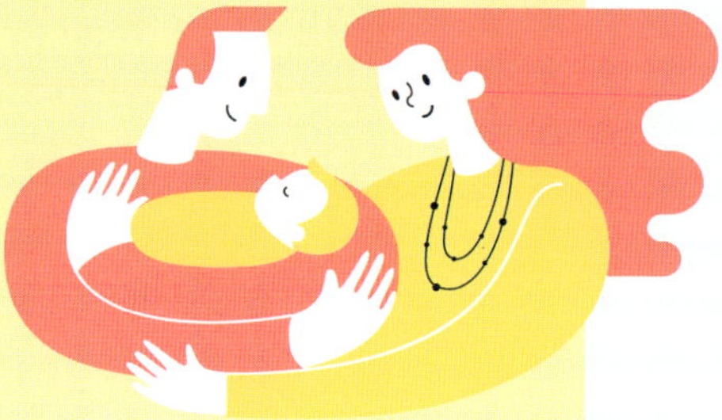

Ce que gardera l'enfant sur le long terme, ce sont, d'une part, les habitudes qui ont formé son quotidien, et d'autre part, s'il s'est senti écouté ou non.

Vis-à-vis des autres : la coexistence active

Le terme « coexistence active » a été créé par l'association Coexister. Selon eux, la coexistence active désigne l'attitude qui permet de « ne faire l'économie ni de son identité, ni de son ouverture aux autres » en termes de religion. Je me permets de penser que cette attitude est positive pour les choix de vie en général. Comme résumé dans la vidéo éponyme[55], la coexistence active est une méthode pour que les personnes qui ont des identités différentes puissent réellement vivre ensemble. Elle se différencie nettement de la cohabitation passive. Avec la cohabitation passive chacun garde ses convictions dans sa maison afin de n'évoquer avec les autres que des sujets consensuels, ce qui a pour inconvénient de laisser le champ libre aux fantasmes et aux préjugés.

D'après ce que j'en comprends, la coexistence active suppose en premier lieu de parler de ses choix de vie avec ceux qui ne les partagent pas, non pas pour les convaincre de changer mais pour le simple plaisir de partager ce qui nous enthousiasme et pour pouvoir mieux se connaître et se respecter. Comment appliquer cette idée quand on est végane dans une société qui ne l'est pas du tout ? Même si on a l'impression de très (trop) bien connaître la société actuelle, on a toujours des choses à en apprendre. D'autre part, quand la discussion s'y prête, évoquer notre véganisme informe notre interlocuteur que ce mode de vie est possible, puisqu'il a un végane sous les yeux, et lui permettra de se tourner vers nous pour avoir des conseils sur ce mode de vie s'il souhaite s'y intéresser.

La coexistence active implique également de faire ensemble. Toute activité partagée est une occasion de mieux se connaître et de se rendre compte concrètement que l'autre n'est pas si extrême, naïf, conservateur, paresseux ou autre défaut que nos préjugés nous faisaient l'imaginer. Cette activité commune peut être totalement conforme aux différentes valeurs des participants, et c'est évidemment le plus confortable. Par exemple, un après-midi passé dans un parc avec un ballon pour jouer et une grappe de raisin pour le goûter permet d'éviter les différences entre participants d'un groupe mélangeant véganes et non véganes. Mais l'activité choisie peut aussi être un compromis où toutes les identités coexistent. Dans ma famille, pour les repas de fête, il y a généralement un gros plat d'accompagnements, un plat de viande qui circule relativement discrètement et un beau plat alternatif à la viande (que certains non végé goûtent). Les invités qui ne se sentent pas capables de survivre à un repas sans viande peuvent ainsi observer que l'alternative est possible, et s'habituer à cette idée. Bien sûr, en tant que végane, il est bien plus confortable de rester chez soi, attablé à un délicieux menu 100 % végétal, et d'oublier qu'à l'extérieur la plupart des gens ont dans leur assiette un morceau d'animal mort ou des produits

[55] « La coexistence active » par Association Coexister France https://www.youtube.com/watch?v=VC5TgaQ3IqQ

issus de leur souffrance (séparation et mort de leur bébé pour les produits laitiers, mort des poussins mâles pour les œufs...). Rester chez soi permet en outre de ne pas avoir l'impression de cautionner par sa présence un repas qui inclut des aliments contraires à ses valeurs. C'est à chacun de tester pour trouver l'équilibre qui lui conviendra entre ces possibilités.

Dans tous les cas, il faut apprendre à ne pas juger les autres : on ne sait pas quelles tempêtes ils vivent.

Avec l'autre parent

Si on vit avec une personne qui ne partage pas toutes nos convictions, on se retrouve généralement à prendre des habitudes pour respecter ce avec quoi chacun se sent à l'aise. Ces règles émergent souvent avec l'expérience. Il est donc difficile de les établir à l'avance, comme pour beaucoup de choses dans le domaine de la parentalité.

En tout cas, une chose est certaine : il faut faire des compromis pour établir certaines règles communes. Pour le reste, on peut être en désaccord tout en respectant l'autre. Une règle possible quand un parent est végane et l'autre non, est d'accepter que l'enfant goûte les aliments non véganes présents à table s'il en fait la demande, mais ne pas les mettre par défaut dans son assiette.

Pour les parents que la supplémentation alimentaire d'un enfant inquiète, il faut rappeler que c'est une règle habituelle, quelle que soit l'alimentation de l'enfant. Ainsi, en France à l'heure actuelle, la quasi totalité des bébés et jeunes enfants consomment chaque jour des biberons de préparation infantile lourdement supplémentée pour remplacer les nutriments du lait maternel, tous les bébés et jeunes enfants sont supplémentés en vitamine D et il est recommandé de leur fournir du fluor dès que leurs dents poussent. De la même manière, pour tous les enfants consommant moins de viande et de produits laitiers que l'habitude française, il est important de fournir un supplément en vitamine B12 et une source fiable d'iode (voir page 26 et 29).

Pour être capable de discuter sereinement de choses importantes, il est bon d'avoir son réservoir affectif rempli[56]. Comment faire quand on vit avec des enfants, adorables parasites qui se développent grâce au temps, à l'énergie et aux réserves émotionnelles des adultes qui s'en occupent ? Pour ne pas s'épuiser, il est important que chaque parent puisse régulièrement remplir ses réservoirs, en particulier le réservoir de sommeil (mis à mal par les mauvaises nuits normales des bébés) et le réservoir affectif (dans lequel on puise largement pour garder sa patience face aux demandes incessantes et aux comportements non désirés, mais là aussi normaux, des enfants). Le réservoir affectif se remplit quand on passe un moment de bien-être. Il est utile que chaque parent fasse la liste de ce qui lui fait du bien et encore mieux, la partager avec l'autre parent pour que chacun puisse lui proposer du réconfort. Voici quelques exemples personnels : prendre une longue douche chaude sans être dérangé, écouter de la musique, faire un câlin en silence, faire du sport, regarder un film, manger un bon repas...

Avec les amis

En général, les bons amis nous acceptent tel que l'on est. Pour les nouveaux amis, le plus facile est de commencer par les inviter ou partager un repas hors domicile. Ils découvriront ainsi naturellement qu'on mange végane, que c'est donc possible et même que c'est bon. En général, ils demanderont la raison du véganisme, souvent plus par politesse que par curiosité, on peut répondre très brièvement et passer à autre chose. Petite astuce si les amis souhaitent participer au repas en apportant quelque chose et qu'on n'a pas eu l'occasion d'aborder le sujet, on peut leur proposer de venir avec des jus de fruits et des pistaches ou autres fruits secs pour l'apéro, ou une salade de fruits pour le dessert.

Quand les amis nous invitent, on peut proposer d'apporter quelque chose pour faciliter la préparation du repas. Souvent, cuisiner une entrée et un plat végane est un défi que les amis se sentent capables de relever, surtout si on leur souffle des idées de plats simples à préparer, comme des pâtes aux légumes sautés ou un plat indien de type dhal. Les amis sont généralement plus frileux pour le dessert, donc ils seront souvent ravis qu'on se charge d'apporter un gâteau. On peut aussi apporter un complément salé, comme une tartinade pour l'apéro ou un substitut de certaines parties du repas (parmesan végétal à parsemer sur un risotto végétalien, galette végétale à la place d'une tranche de viande...).

Quand on reçoit des amis anxieux à l'idée de manger végétalien, on peut éventuellement leur proposer d'apporter des produits d'origine animale pour leur propre consommation, si c'est nécessaire pour qu'ils passent un bon moment. En général, ils apprécieront cette offre et relèveront le défi de consommer un repas sans leurs aliments favoris. D'autant que de nombreux plats largement appréciés peuvent être végétaliens : les pâtes avec une simple sauce tomate, les lasagnes, les woks de légumes au tofu, les fajitas ou les burritos...

Avec les professionnels de santé

L'idéal est d'être suivi par un médecin compétent en alimentation végétalienne. Ils sont peu nombreux. Pour être sûr d'avoir une alimentation équilibrée, il est donc recommandé de se tourner vers les diététicien-ne-s ayant une spécialisation en alimentation végétale, dont certain-e-s consultent à distance.

Quand il s'agit de choisir un médecin pour suivre un bébé ou un enfant, on peut choisir un-e pédiatre ou un-e généraliste. Dans tous les cas, ce médecin a pour mission de s'assurer de sa bonne santé. Ceci inclut le suivi

[56] « Émotions, enquête et mode d'emploi » d'Art-Mella (2016 pour le tome 1, 2017 pour le tome 2) Éditions Pour penser à l'endroit.

du poids, de la taille, du développement psychomoteur, de la résistance aux infections... Pour ces soins, il n'est pas nécessaire d'évoquer la question de l'alimentation. Il revient donc aux parents de choisir d'afficher ou non son alimentation végétale, et d'éluder ou non quand le médecin demande si « l'enfant mange de tout ».

Bien sûr, il est préférable de faire connaître son végétalisme à son médecin traitant et au médecin qui suit son enfant. Si on n'en a pas actuellement, par exemple suite à un déménagement, une astuce pour le choisir peut être de prendre rendez-vous pour une visite de premier contact, hors maladie et hors rendez-vous de suivi obligatoire, par exemple pour obtenir un certificat médical pour l'enfant ou un bilan sanguin de contrôle pour le parent, et au cours de la discussion, si le courant passe bien, informer le médecin du végétalisme. En fonction de sa réaction, on le choisit comme médecin traitant ou on essaye un autre médecin à l'avenir.

La plupart des médecins ont des *a priori* sur le végétalisme mais nous voir dans leur cabinet, en bonne santé physique et avec l'attitude responsable d'un adulte qui se fait suivre normalement, peut faire tomber leurs préjugés. On peut profiter de la visite pour leur transmettre des documents institutionnels destinés à étendre leurs connaissances sur le végétalisme, comme la « Position de l'Académie de nutrition et de diététique au sujet de l'alimentation végétarienne[57] » ou la « Compilation des meilleures pratiques des recommandations nationales pour les alimentations véganes[58] ».

Avec la famille proche

Les grands-parents, ex-conjoints, oncles et tantes sont souvent très inquiets pour la santé de leurs petits-enfants, enfants, nièces ou neveux. Il faut donc être particulièrement patient pour les rassurer, à la fois sur la théorie (le calcium sans produits laitiers, les sentiments face au monde non végane...) et sur la pratique (que vont-ils pouvoir offrir aux enfants quand ils viendront chez eux ?).

Si l'on a des proches gentils, les enfants auront beaucoup de plaisir à passer du temps avec eux – et les parents pourront souffler pendant ce temps, le rêve ! Alors que faire si nos gentils proches ne sont vraiment pas à l'aise avec l'idée de cuisiner végétalien pour leurs petits-enfants ? On peut proposer de fournir un stock de collations et de repas prêts à manger à conserver dans leurs placards ou leur congélateur. On peut aussi décider de faire des exceptions au véganisme de l'enfant quand il mange à l'extérieur et en l'absence de ses parents.

Personnellement, je ferme les yeux sur la viande, le poisson et les œufs qu'ils proposent occasionnellement à mes enfants, mais je refuse que ces éléments soient systématiquement au menu et, surtout, j'ai interdit tout

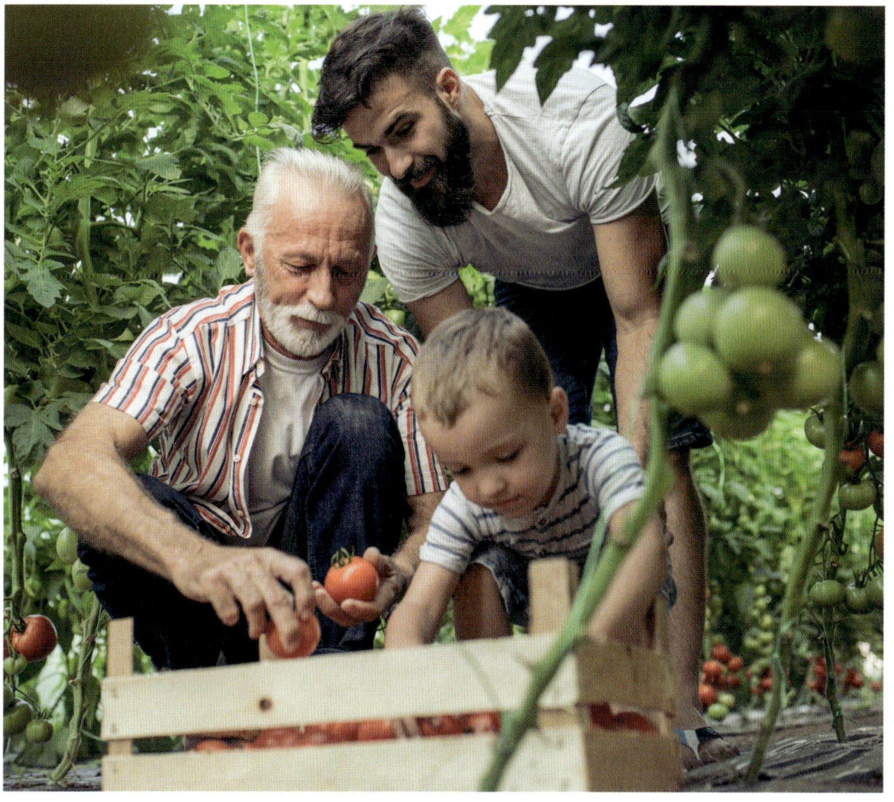

produit laitier. Je peux vous donner plusieurs raisons objectives : ça devenait systématique, c'est sucré, ça génère au moins autant de souffrance animale que la viande, les alternatives végétales sont faciles à trouver et il est souvent plus difficile de s'en passer une fois qu'on est habitué aux produits laitiers notamment le fromage. Mais la vraie raison est que je sentais au fond de moi que ça me mettait plus en colère qu'ils donnent des produits laitiers que de la viande.

Les deux conseils que je donnerais sont : 1) écoutez-vous, 2) maintenez le dialogue afin que chacun puisse faire progressivement évoluer ses positions. C'est une certitude : même ce qui paraît inenvisageable au début sera acceptable une fois que de l'eau aura passé sous les ponts. Souvent, il ne sert à rien d'argumenter pour convaincre les gens, parce que les blocages sont profonds et se lèveront peut-être après des années à simplement observer l'exemple de personnes ayant un mode de vie alternatif tout en étant bien dans leur peau. Pour patienter d'ici là, il est important de se rappeler qu'on est avant tout une famille. Si l'amour est là, ça nous lie plus que nos modes de vie peuvent nous séparer.

[57] www.vegetarisme.fr/wp-content/uploads/2017/02/Vegetarisme-Position-2016-AND-version-francaise-1.pdf

[58] www.federationvegane.fr/wp-content/uploads/2017/05/Compilation_booklet_FR_A5.pdf

Avec l'école

Dans les écoles publiques françaises, il est actuellement impossible de déroger au menu quand on est dans une école publique, à moins d'avoir un Plan d'accueil individualisé (PAI). Un PAI n'est pas conçu pour les végétariens ou végétaliens. Il est destiné aux enfants allergiques ou souffrant d'une maladie chronique comme le diabète. Il est établi par le médecin scolaire à partir d'un courrier du médecin traitant de l'enfant. En général, les parents fournissent alors chaque jour un panier-repas et l'enfant allergique le consomme seul à une table séparée des autres pour éviter toute contamination de ses aliments.

Pour que l'enfant non allergique mange végétarien ou végétalien le midi, une solution est de l'inscrire dans une école privée qui permet cette alimentation. Selon l'établissement, soit il est demandé aux parents d'apporter chaque jour un panier-repas soit le service de restauration se contente de supprimer la viande du menu – cette méthode diminue l'intérêt nutritionnel du repas et peut frustrer l'enfant qui a dans son assiette un élément de moins que les autres. Une autre solution est d'embaucher une nounou pour récupérer l'enfant, le faire déjeuner et le ramener à l'école (on peut en chercher une grâce au groupe Facebook « les végé nounous »), ou encore de s'organiser pour le faire soi-même, si possible en trouvant d'autres parents pour le faire à tour de rôle pour plusieurs enfants à la fois.

Si ce n'est pas faisable, on peut en parler avec l'enfant et éventuellement décider avec lui de faire une exception au véganisme en ce qui concerne la cantine. Il convient alors de s'assurer que l'enfant ne soit pas forcé de goûter tout ce qui lui est servi. Pour cela, il faut essayer de discuter avec la personne qui encadre les enfants pendant le déjeuner. Attention, ce n'est pas forcément l'enseignant de l'enfant, car les enseignants ne sont généralement pas présents lors des repas.

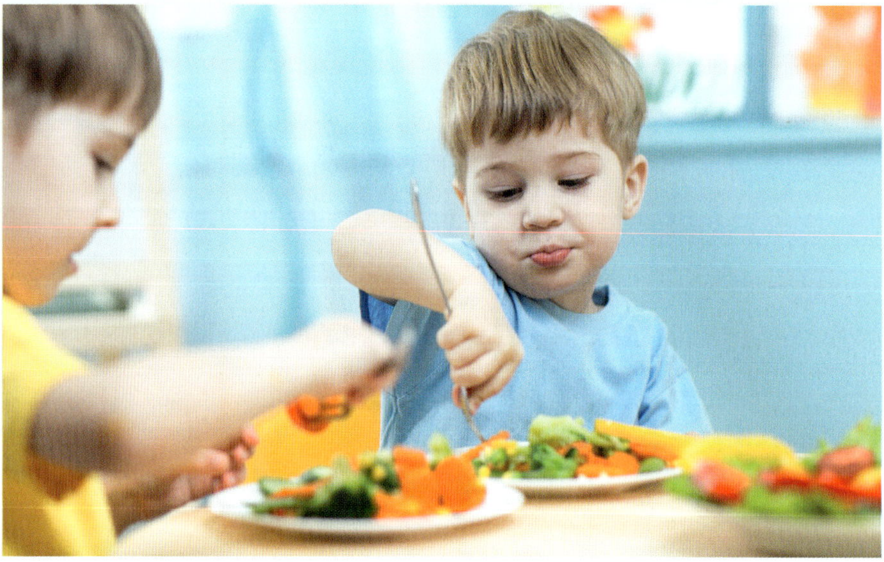

Les anniversaires à l'école sont une autre situation non végane répétée et difficile à éviter. En général, les parents de l'enfant qui fête son anniversaire sont invités à apporter une bouteille de jus de fruits, un gâteau, des bougies et un sachet de bonbons, afin que tous les enfants de la classe fêtent l'anniversaire lors d'un goûter commun. S'il est facile de trouver une boisson et des bonbons sans produits d'origine animale, c'est nettement plus difficile quand l'école impose d'apporter un gâteau du commerce pour des raisons de traçabilité alimentaire. Et bien sûr, à moins d'avoir le soutien de l'enseignant, on ne maîtrise pas le contenu du goûter apporté à tous les autres anniversaires de l'année.

Au restaurant

Plusieurs sites Internet, comme Vegoresto ou Happycow, répertorient les restaurants proposant des plats végétariens ou végétaliens. Cependant, il n'est pas gênant de consommer occasionnellement un repas déséquilibré et n'importe quel restaurant, même le plus classique des fast-food, propose des légumes et des féculents, même si ce ne sont qu'un bol de salade et une assiette de frites.

Dans un restaurant traditionnel, s'il n'y a pas de plat végétal à la carte, le plus simple est de demander dès l'arrivée avec un grand sourire s'il est possible d'avoir une assiette avec les accompagnements de la carte (en évitant ceux contenant à coup sûr des produits d'origine animale comme les gratins de pomme de terre). L'idéal reste de prévenir en réservant à l'avance une table au restaurant et en profitant pour informer que certains convives sont végétaliens et de demander s'il sera possible de leur servir un repas végétal, avec des légumes, des céréales et éventuellement des légumineuses, mais sans viande, poisson, œuf et produits laitiers.

Quelques références pour aller plus loin

Élever son enfant autrement de Catherine Dumonteil-Kremer, paru en 2016 aux Éditions la Plage : ce gros ouvrage richement illustré offre un large panorama de méthodes de parentalité alternatives, de la grossesse au choix de l'école. Les nombreux témoignages expliquent bien comment chaque famille met en œuvre à sa manière les méthodes évoquées.
Veggie kids de Sophie Cottarel, Marie Laforêt et Ophélie Véron, paru en 2017 aux Éditions Alternatives : ce très bel ouvrage abondamment illustré, propose des réflexions sur le véganisme en famille, des témoignages de familles véganes et des recettes alléchantes.
Planète végane d'Ophélie Véron, paru en 2017 aux Éditions Marabout : cet épais ouvrage explique le pourquoi et le comment du véganisme. De quoi répondre à toutes les questions sur ce mode de vie.

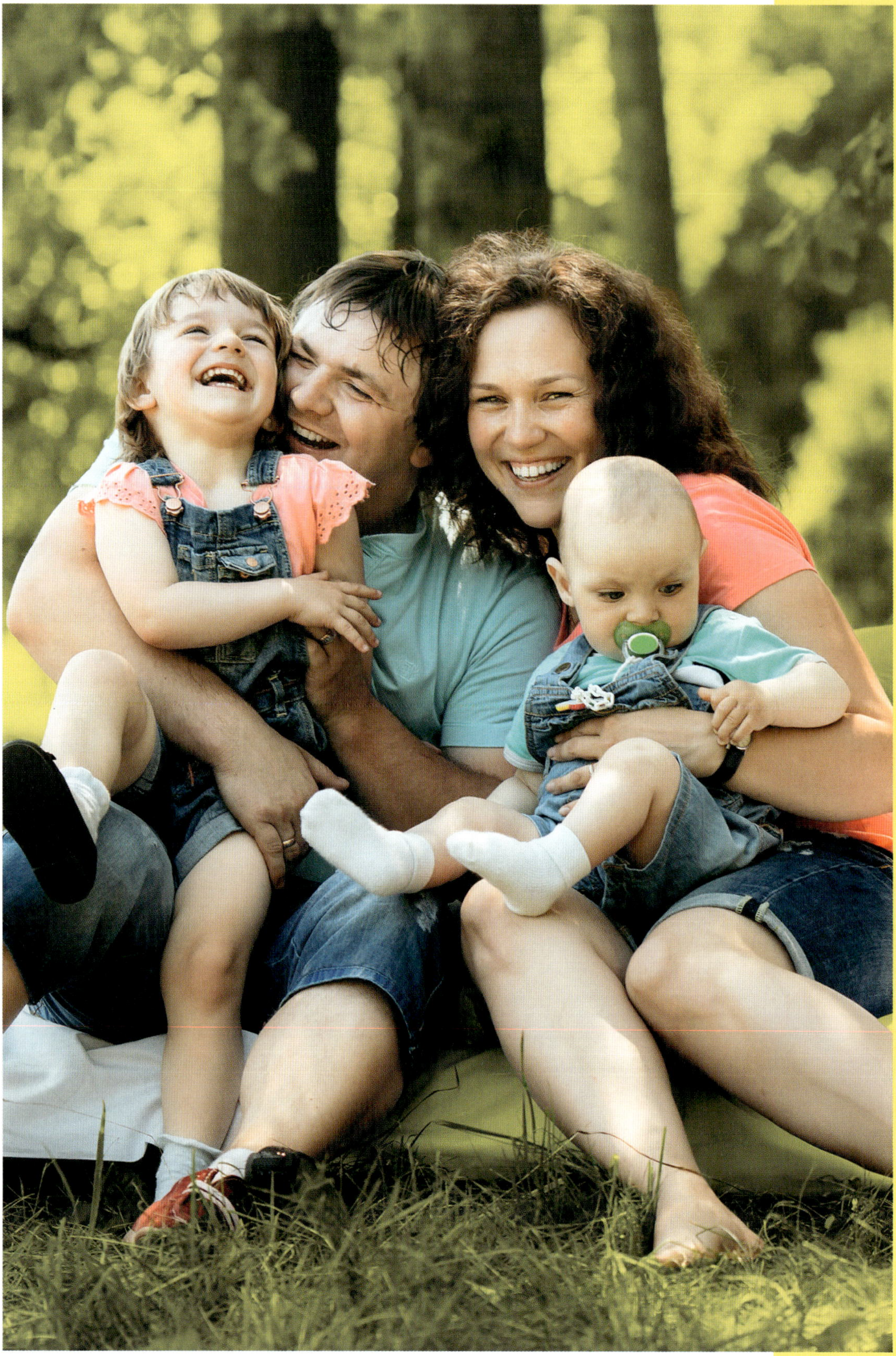

TÉMOIGNAGE D'UNE FAMILLE FRANÇAISE

LE CUL DE POULE

Quelle est ta position vis-à-vis du véganisme, de l'éthique en général et/ou du développement durable ? Comment l'appliques-tu en famille ?

Je pense que c'est un cheminement très personnel mais absolument indispensable. On ne peut plus vivre aujourd'hui de la façon nombriliste et autocentrée qu'est la nôtre. Enfin, celle du monde occidental. Le développement durable n'est pas un mot à la mode ou abstrait pour moi, il s'inscrit dans chacune de nos actions quotidiennes pour tenter de conserver notre planète et d'arrêter de la ruiner, et surtout pour apprendre à tous se respecter. Je veux que mes enfants ne grandissent pas dans l'angoisse de jours sombres ni dans l'ignorance de l'autre.

Quels sont les compromis qui te permettent de fonctionner avec le monde actuel ? Ceci inclut les grands-parents, école, ami-e-s, les journées qui ne font que 24 h…

Il m'a clairement fallu ajuster mes ardeurs avec la réalité de la vie : je vis en campagne, dans un milieu assez agricole et marin, le véganisme y est très abstrait et réservé « aux intellectuels de la ville ». J'ai fini par accepter sans me rendre malade que mes enfants ne mangent pas végétalien à la cantine car parfois, je ne peux pas faire autrement que de les y mettre. Soyons honnêtes, je ne vais pas me décarcasser pour trouver une personne, exceptionnellement, qui va aller les chercher pour une heure comme j'ai pu le lire dans un livre de parent végane. J'ai la chance que ma belle-mère, qui les garde très régulièrement, se soit mise au végétarisme et ne leur cuisine que de cette façon. Tout n'est donc pas végétalien mais savoir que tu es soutenue et surtout respectée dans tes valeurs, c'est déjà énorme. Donc, j'accepte qu'elle aussi avance à son rythme et leur cuisine parfois des plats végétariens avec, parfois, des œufs. Mon père aussi, qui a été éleveur, me demande toujours mon avis et j'ai fini par céder de peur d'entraver la relation qu'il créait avec ses petits-enfants : il leur donne donc des œufs de ses poules et parfois du fromage. Je n'ai pas l'impression de remettre en cause mes valeurs, mais au contraire de permettre à ma famille de s'ajuster, avec leurs moyens, leurs connaissances. Ils font d'énormes efforts par rapport à leur mode de vie. À la maison, c'est zone 100% végane, et à l'extérieur, les enfants s'adaptent seuls à leur environnement, sans ordres de notre part à respecter, c'est aussi un moyen pour eux de forger leur réflexion sans se sentir emprisonnés et sans envier à outrance ceux qui mangent autrement.

Comment expliques-tu tes valeurs (et tes compromis) à tes enfants ? As-tu des livres ou dessins animés à recommander à ce sujet ?

Je leur explique le plus simplement du monde qu'aujourd'hui, nous n'avons aucune raison de tuer ou d'exploiter pour manger, et pour bien manger. S'ils comprennent le principe sur le papier, la notion de « faire comme les copains » est très présente et ils sont assez demandeurs d'autres aliments. Qu'ils n'ont pas chez nous. Mais, même si cela porte à critique, je ne les empêche pas à l'extérieur de manger ce qu'ils veulent (cantine, sortie scolaire, goûter d'anniversaire ou animation médiathèque...). Ils ont le choix. Et pour le moment ils choisissent la facilité de manger comme tout le monde. Je n'ai qu'un livre à ce sujet, « *Ne nous mangez pas* » paru aux Éditions l'Âge d'Homme.

Comment assures-tu l'équilibre nutritionnel des repas de tes enfants ? Et en particulier, qu'est-ce qui te rassure concernant les peurs classiques, par exemple l'apport en protéines, calcium, fer, vitamine B12, oméga 3 ? En as-tu parlé avec un-e professionnel-le de santé (médecin, diététicien-ne) ?

J'ai de bonnes connaissances en alimentation car c'est un sujet qui m'a toujours très intéressée. Comme je cuisine beaucoup, je tâche de varier les menus et je n'ai aucune peur concernant des carences éventuelles car je me suis beaucoup documentée sur le sujet, et je le fais encore. J'ai des supports pense-bête dans ma cuisine concernant les principaux nutriments et leurs sources végétales. J'en ai parlé avec notre médecin de famille qui constate que la croissance est parfaite et la santé bien présente. Elle reconnaît d'elle-même n'avoir que peu de connaissances dans ce domaine.

Nous nous supplémentons en vitamine B12 et en vitamine D. Aucune carence en fer ni calcium pour le moment car je veille bien aux sources de ces nutriments. Concernant les oméga 3, je fais aussi attention, mais j'ai plus de réserves : je lis de plus en plus que certains ne seraient pas très présents dans l'alimentation et que, peut-être, une supplémentation serait intéressante.

Je crois qu'il est compliqué de proposer des repas parfaits, 3 fois par jour. Je fais au mieux la plupart du temps, et on adapte le reste !

Quelles sont vos recettes familiales préférées ? Pour le petit-déjeuner, pour le goûter, pour les dîners de semaine, pour un pique-nique...

Notre plat préféré à tous est sans conteste le dhal de lentilles corail au lait de coco avec des tortillas !

Pour un pique-nique, le traditionnel club houmous / carottes râpées a toujours du succès. Et plein de fruits prédécoupés avec des cure-dents en dessert. Et des cookies, bien sûr !

Au petit-déjeuner, le porridge rivalise avec le pain à la purée d'amande ou cacahuète. Au goûter, soit du pain, des fruits ou parfois un gâteau.

Les soirs de semaine, c'est plutôt simple mais les enfants ont un penchant pour les repas sur le pouce (mais à table !) : gaufres salées, croque-monsieur, soirées houmous et pain, wraps... du ludique !

Expression libre : n'hésite pas à partager des tranches de vie, phrases de tes enfants, conseils pour les autres parents, etc.

Faire confiance à ses enfants. Ce que j'ai appris depuis le début de mon végétalisme, c'est qu'on n'impose pas un mode de vie, ou une alimentation (dans un sens ou dans l'autre). Les enfants mangent par obligation ce qu'on prépare et autant le faire dans la discussion, en leur expliquant (rabâchant) pourquoi c'est bon pour eux et aussi essayer d'inculquer cette notion d'altruisme étendue aux animaux.

Ils aiment autant le tofu que le jambon de la cantine, mes gâteaux maison que les cracottes chocolat du commerce mangées chez mamie, mon dhal que le gratin de pâtes au gruyère chez papi, et je trouve que c'est un très bon début : ils ne seront pas fermés, ne vont pas se braquer et auront de bonnes bases. Après, ils en feront ce qu'ils voudront, ce ne sera plus de mon ressort ! Je vis selon mes convictions chez moi et en dehors, j'essaie de leur inculquer ce que je pense être bien. Après, ils ont des personnalités propres et font leur propre apprentissage.

Mélanie est l'autrice du blog « Le cul de poule » http://leculdepoule.co/

PARTIE 3

CONSEILS ALIMENTAIRES POUR CHAQUE ÂGE

PRÉCONCEPTION : CONSTRUIRE L'ALIMENTATION FAMILIALE

Pourquoi améliorer son alimentation ?

Tout d'abord, avoir une alimentation saine augmente ses chances de concevoir. Actuellement, 1 couple sur 6 est en difficulté pour avoir un enfant sans assistance médicale. Si l'alimentation ne fait pas tout dans le domaine de la fertilité, comme pour la santé en général, il serait dommage de se priver de ce moyen d'action.

D'autre part, il est extrêmement utile pour la suite de bâtir un répertoire de plats faciles à faire, sains et qu'on mange avec plaisir. Ces recettes pourront servir pendant les premiers mois après la naissance, quand prendre dix minutes pour cuisiner un repas est un réel défi (tout comme prendre une douche, faire la vaisselle ou le ménage).

Enfin, ce répertoire sera indispensable après la diversification, quand il s'agira de bien manger en famille, pour un coût modéré, en veillant à l'équilibre alimentaire et au plaisir gustatif. N'espérez pas pouvoir manger déséquilibré tout en élevant des enfants qui mangent équilibré. Nos enfants mangent comme nous, une fois passées les obsessions enfantines pour tel ou tel aliment. Et la bonne nouvelle, c'est qu'il est possible de manger à la fois gourmand, sain, éthique et écologique, au quotidien comme pour les repas de fête !

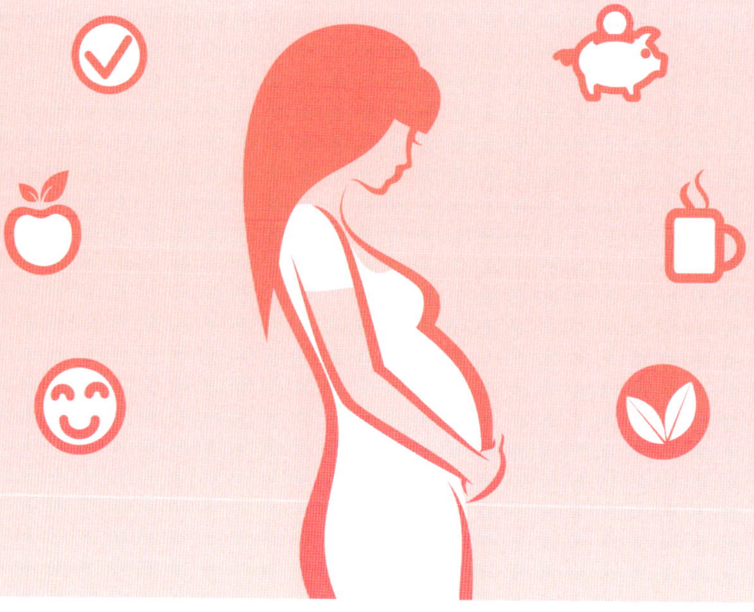

Des astuces qui marchent

Si c'est dans votre caractère, vous pouvez décider de tout changer d'un coup. Une autre possibilité, particulièrement efficace si l'objectif est ambitieux, est de changer un paramètre à chaque fois pour que le changement soit réalisable sans stress trop élevé. Par exemple, on peut passer par les objectifs suivants :

- faire en sorte qu'il y ait toujours des légumes au dîner,

- remplacer la barre chocolatée du goûter par une collation saine,

- diminuer ses achats de boissons énergisantes, sucrées ou édulcorées.

Pour identifier les changements à apporter, on peut noter les quantités de tous les aliments qu'on consomme pendant un jour ou deux. Puis on compare les quantités d'aliments consommés au cours d'une journée type avec le nombre recommandé de portions de chacun des groupes alimentaires (voir page 18).

Voici une liste d'astuces efficaces pour faire aimer de nouveaux aliments : à soi-même, à son conjoint, à ses enfants… Et vous avez d'autres conseils page 168… dans le chapitre 2-6 ans ! Parce que oui, sur ce coup, c'est exactement la même chose pour les adultes et les enfants : on mange volontiers ce qu'on connaît et qu'on associe à du plaisir.

Voici 4 pistes pour cuisiner un nouvel aliment :

- Associer avec un aliment au goût doux : pomme de terre, riz, pâtes, en sandwich…
- Associer à du gras et du croustillant : friture, croquettes, gratin…
- Associer à un goût déjà aimé : curry, épices à tajine, ketchup, moutarde…
- Ajouter un goût attractif : huile de sésame grillé, ail ou oignon frit, sucre…

Voici 3 idées pour proposer un nouvel aliment :

- En petite quantité d'abord : en petite proportion dans le plat ou en petite proportion dans le menu, pour habituer à l'aliment.
- Dans une ambiance positive : ce n'est pas grave si le plat ne remporte pas le succès espéré, certaines saveurs ou textures ont besoin que nos papilles s'y habituent.
- De manière ludique : les adultes aussi aiment s'amuser !

Un exemple qui allie ces trois dernières idées est de proposer l'aliment à l'apéritif, parmi d'autres propositions. Par exemple, un pot de houmous servi avec du pain ou des chips et des bâtonnets du légume à faire découvrir.

Faut-il prendre un complément alimentaire ?

Un complément alimentaire est utile pour maximiser sa fertilité car il peut combler d'éventuelles déficiences, que l'on soit végane ou non.

Pour la fertilité masculine, il est pertinent de veiller à ses apports en zinc, en acide folique, en sélénium et en oméga 3[59], en plus de cesser de fumer et de manger équilibré.

Du côté de la future mère, il est fortement recommandé de se supplémenter en acide folique dès la conception, afin d'éviter certains dommages neurologiques au bébé. Si on le souhaite, on peut en profiter pour prendre, dès le désir de concevoir, un complément multivitaminé qui apportera la dose nécessaire d'acide folique ainsi que d'autres nutriments qui peuvent si besoin remonter des stocks trop bas avant d'entamer la grossesse.

GROSSESSE

La prise de poids, les nausées et les fringales

La prise de poids pendant une grossesse végétalienne est similaire à celle d'une grossesse omnivore. Pendant la grossesse, elle est en moyenne de 12 kg, mais cette valeur dépend fortement de l'indice de masse corporelle avant la grossesse. La prise de poids n'est pas régulière au cours de la grossesse. En général, au premier trimestre, il n'y a pas de prise de poids nette. Au contraire, les nausées peuvent perturber la prise alimentaire.

Les nausées touchent la majorité des femmes enceintes et sont accentuées par le stress, la fatigue et l'hypoglycémie. Voici quelques conseils pour atténuer les nausées :

- Manger dès le réveil. On peut par exemple garder sur la table de chevet des biscottes, une pomme, voire un thermos contenant une infusion sucrée, et en manger/boire avant de se lever du lit.
- Éviter d'avoir l'estomac vide. Prévoir de petites collations prêtes à manger, idéalement peu sucrées pour éviter d'avoir une hypoglycémie par la suite.
- Privilégier les plats qu'on supporte bien, éviter temporairement les plats qui donnent la nausée.
- Consommer du gingembre : en infusion (râpé dans de l'eau chaude), en boisson fraîche (râpé avec du jus d'orange et du jus de carotte) ou en sucette glacée (obtenue en congelant une infusion sucrée).
- Éviter les liquides pendant les repas.

• Si l'eau pure passe difficilement, essayer de boire des infusions, en particulier de fenouil, camomille, gingembre, citron, orange.

• Prendre l'air peut également atténuer les nausées.

• Se reposer autant que possible. La fatigue de la grossesse est l'occasion de prendre du recul sur la recherche de perfection qui pèse souvent sur les femmes : les femmes, de même que les hommes, n'ont pas besoin d'être parfaites pour être respectables. Il faut également savoir qu'après la naissance, à la fatigue s'ajouteront les très nombreuses tâches domestiques des jeunes parents, donc autant amorcer dès la grossesse une nouvelle organisation de vie.

Pour gérer les fringales, une astuce est de réfléchir à ce qui nous fait réellement envie et voir si on peut le trouver de manière plus saine. Voici des idées d'alternatives, mais évidemment, on n'est pas obligé de manger sain 100 % du temps - en ce qui me concerne, les frites ont été un aliment régulier pour mes deux grossesses !

Si on désire...	Est-ce que ça serait...	Est-ce que ça pourrait être satisfait par...
Du pain	Une texture moelleuse et un goût neutre pour atténuer les nausées ?	Une boisson chaude ou fraîche ?
Des frites	Un besoin de matières grasses ?	Une salade avec une vinaigrette riche en bonnes matières grasses ?
Du chocolat	Un besoin de magnésium ?	Des amandes ou autres oléagineux ?
Des fraises	Un besoin de vitamine C ?	Des fruits frais de saison, des crudités, de la choucroute crue, du jus d'orange fraîchement pressé ?
Une collation sucrée	Un besoin de réconfort émotionnel ?	Une activité qui nous fait du bien ?

Aux deuxième et troisième trimestres, les besoins nutritionnels augmentent particulièrement. Et les besoins de la plupart des micronutriments (vitamines et minéraux) augmentent dans des proportions plus grandes que les besoins en calories, de sorte qu'il est particulièrement important de choisir des aliments ayant une bonne densité nutritionnelle.

[59] « Male infertility: lifestyle factors and holistic, complementary, and alternative therapies » Yaon DF, Mills JN (2016) Asian J Androl.

Prévenir les carences

Une grossesse bien suivie chez une femme végétalienne ne pose pas de risque particulier pour la mère et pour l'enfant, comme le montre une étude systématique des quelques publications scientifiques existant sur le sujet[60]. Les femmes suivant une alimentation fortement végétalisée bénéficient même généralement d'apports plus élevés en acide folique et en magnésium, et ce dernier permet d'avoir moins de crampes musculaires lors du troisième trimestre de la grossesse[61].

Il importe simplement d'être attentif aux déficits nutritionnels caractéristiques de la grossesse (acide folique, fer), à ceux des personnes consommant peu de produits d'origine animale (vitamine B12, iode, calcium, oméga 3) et à ceux de toute personne (vitamine D).

L'acide folique

Un apport insuffisant en acide folique, aussi appelé vitamine B9, peut entraîner un défaut de fermeture du tube neural du bébé, ce qui entraîne des malformations congénitales. L'acide folique est particulièrement important de 1 mois avant la conception jusqu'à 2 mois après, c'est pourquoi on prescrit aux femmes enceintes 400 µg d'acide folique par jour, si possible dès l'arrêt de la contraception. Vu les risques d'un manque d'acide folique, cette recommandation concerne toutes les femmes, même les végétaliennes dont l'alimentation est généralement plus riche en acide folique que la moyenne.

Le fer et les protéines

L'Autorité européenne de sécurité des aliments (EFSA) considère que les besoins alimentaires en fer n'augmentent pas pendant la grossesse si la mère avait des réserves suffisantes en début de grossesse. Il est cependant prudent de consommer chaque jour au moins 5 portions de légumineuses ou d'oléagineux. À noter, ces aliments ont un faible index glycémique, donc cette augmentation ne pose pas de problème, même en cas de diabète gestationnel. Dans tous les cas, en général, au sixième mois de grossesse, les femmes enceintes ont généralement une prise de sang avec numération des globules rouges et dosage de l'hémoglobine afin d'évaluer s'il est utile de prendre un complément en fer et à quelle dose. Cet examen peut prévoir un dosage de la ferritine, qui représente l'état des réserves en fer de l'organisme : en cas de ferritine basse, on peut alors prendre du fer pour faire remonter ses réserves avant d'être en carence. Il est conseillé d'évaluer avec la ou le professionnel-le qui suit la grossesse le moment de la grossesse pertinent pour prendre un supplément et la dose nécessaire. Comme pour toute grossesse normale, ce-tte professionnel-le peut être une sage-femme ou un médecin généraliste, tandis que pour une grossesse à risque c'est généralement un-e gynécologue-obstétricien-ne.

La vitamine B12

Il semblerait que le fœtus bénéficie surtout de la vitamine B12 ingérée au quotidien par la mère. C'est pourquoi il est préférable que la supplémentation soit quotidienne durant la grossesse. La dose recommandée n'est pas modifiée : 10 µg par jour. Il ne pose aucun problème d'en ingérer une plus grande quantité, car l'excès de vitamine B12 sera alors éliminé dans l'urine. Voir page 28 pour des exemples de compléments alimentaires.

L'iode

Les apports recommandés en iode augmentent nettement pendant la grossesse : ils sont de 250 µg par jour, contre 150 µg par jour hors grossesse. Voir page 31 pour des sources d'iode d'origine végétale.

Le calcium

Pendant la grossesse, un apport en calcium inférieur à 500 mg par jour est associé à une perte de masse osseuse chez la mère[62]. Il est donc important de s'assurer des apports nettement supérieurs. La recommandation est de viser 1 000 mg de calcium par jour pendant la grossesse. Voir page 44 pour des sources de calcium d'origine végétale – on peut par exemple tout simplement consommer de l'eau contenant au moins 400 mg de calcium par litre, comme l'eau Courmayer.

Les oméga 3 à longue chaîne

L'EFSA recommande d'augmenter les apports de 100 à 200 mg de DHA pendant la grossesse et l'allaitement[63], afin de fournir au bébé les quantités de DHA nécessaires au bon développement de son cerveau et de ses yeux. Or, un apport supplémentaire en acide alpha linolénique (ALA) ne semble pas suffisant pour augmenter le taux de DHA dans le sang des femmes enceintes[64]. Ainsi, il peut être utile de prendre un complément alimentaire en DHA à raison d'environ 200 mg par jour[65]. Cet apport modéré ne semble pas augmenter la fluidité du sang et donc le risque d'hémorragie lors de l'accouchement.

La vitamine D

À moins d'être certaine de produire suffisamment de vitamine D via l'exposition au soleil, un supplément est recommandé. Selon l'EFSA, l'apport nutritionnel conseillé pour les femmes enceintes et allaitantes est le même que celui des adultes : 800 UI (20 µg) par jour, qui vient soit d'une exposition de la peau au soleil soit par des aliments ou compléments alimentaires. Comme une exposition du visage au soleil risque de causer un masque de grossesse (taches brunes sur le haut du visage) sur les femmes prédisposées, il est recommandé d'assurer son apport en vitamine D grâce à un complément alimentaire. Voir page 41 pour plus de détails sur la vitamine D.

[60] « Vegan-vegetarian diets in pregnancy: danger or panacea? A systematic narrative review. » Piccoli GB1, Clari R, Vigotti FN, Leone F, Attini R, Cabiddu G, Mauro G, Castelluccia N, Colombi N, Capizzi I, Pani A, Todros T, Avagnina P. (2015) BJOG.

[61] « Long-term effect of plant-based diet on magnesium status during pregnancy » Koebnick C (2005) Eur J Clin Nutr.

[62] « Bone calcium turnover during pregnancy and lactation in women with low calcium diets is associated with calcium intake and circulating insulin-like growth factor 1 concentrations. » O'Brien KO (2006) Am J Clin Nutr.

[63] « Scientific Opinion on Dietary Reference Values for fats, including saturated fatty acids, polyunsaturated fatty acids, monounsaturated fatty acids, trans fatty acids, and cholesterol » 2010, EFSA Journal.

[64] « Effect of alpha-linolenic acid supplementation during pregnancy on maternal and neonatal polyunsaturated fatty acid status and pregnancy outcome. » de Groot RH (2004) Am J Clin Nutr.

[65] « Docosahexaenoic acid supplementation in lactating women increases breast milk and plasma docosahexaenoic acid concentrations and alters infant omega 6:3 fatty acid ratio » Sherry CL, Oliver JS, Marriage BJ (2015) Prostaglandins Leukot Essent Fatty Acids.

Conclusion

Voici les apports journaliers cruciaux pendant la grossesse, quelle que soit son alimentation :

Nutriment	Dose journalière recommandée pendant la grossesse
Acide folique (vitamine B9)	400 µg dès l'arrêt de la contraception
Fer	25 mg si les réserves en fer sont basses
Vitamine B12	10 µg (on peut sans problème en consommer plus)
Iode	250 µg (on peut sans problème en consommer plus)
Calcium	1 000 mg
DHA	200 mg (on peut sans problème y ajouter un peu d'EPA)
Vitamine D	600 UI ou 15 µg (on peut aller sans problème jusqu'à 2000 UI ou 50 µg)

Pour les végétaliennes et les personnes consommant peu de produits d'origine animale, il est prudent de couvrir ces apports en utilisant des compléments alimentaires. Un comprimé multivitaminé quotidien est pratique, et il est utile de prévoir de continuer à en prendre lors des suites de couche.

Voici ci-dessous des exemples de suppléments multivitaminés véganes. Attention, il faut toujours vérifier leur composition car, comme pour les aliments, le fabricant peut la modifier à tout moment.

- Veg1 : un comprimé par jour apporte 200 µg d'acide folique, 25 µg de vitamine B12, 20 µg de vitamine D et 150 µg d'iode. Ceci couvre les besoins des femmes enceintes en vitamine B12 et en vitamine D, mais ne suffit pas à couvrir tous les apports recommandés en iode et en acide folique pendant la grossesse. Si l'on n'a pas d'autres apports en iode et en acide folique, une solution peut être de prendre deux comprimés par jour, par exemple en croquant un comprimé le matin et un comprimé le soir. Veg1 apporte aussi un peu de vitamine B2 et B6, mais pas de calcium, ni de fer ni de DHA.

- Il existe des multivitamines prénatales véganes que l'on peut commander par Internet ou trouver dans certains magasins. Les marques les plus connues sont Deva, Country life, Solgar. Attention : elles contiennent de nombreux nutriments mais pas forcément en quantité suffisante pour atteindre les quantités recommandées pendant la grossesse. Par exemple, les comprimés Deva prénataux assurent les besoins en acide folique et vitamine B12 mais ils ne couvrent qu'une partie des apports recommandés en vitamine D, iode, fer, calcium et ne contiennent pas de DHA.

Pour des exemples de compléments alimentaires en DHA, voir page 52.

Il faut bien entendu toujours indiquer les suppléments que l'on prend aux professionnels de santé qui nous suivent.

Éviter les carences des femmes enceintes, en bref

En cas de grossesse, quelle que soit leur alimentation, toutes les femmes sont encouragées à se supplémenter en acide folique (dès le désir de concevoir) et en fer (au moins au troisième trimestre). Il faut bien sûr continuer à prendre les éventuels autres suppléments adaptés à son mode de vie.

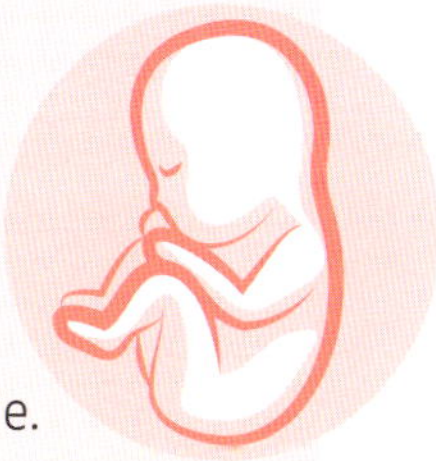

Les aliments à éviter pendant la grossesse

- **L'alcool** est délétère pour le système nerveux du fœtus, à n'importe quelle dose. Il faut cesser toute consommation d'alcool pendant la grossesse. Pendant l'allaitement par contre, la consommation d'alcool est possible si on s'organise pour ne pas donner le sein le temps que l'alcoolémie diminue.

- **L'aspartame et les autres édulcorants de synthèse** sont à éviter durant la grossesse car leur consommation quotidienne, notamment dans les boissons « light », augmente le risque de prématurité. Et si on peut profiter de la grossesse pour se sevrer des édulcorants, ce ne sera pas plus mal pour la santé de tout le monde car c'est de toute façon un aliment à limiter (voir page 67).

- **La caféine à doses importantes** peut augmenter le risque de fausse couche et de prématurité. Il faut se limiter à 200 mg de caféine par jour. Pour évaluer les apports, on considère qu'une tasse de café apporte environ 100 mg de caféine, une cannette de 33 cl de soda au cola 50 mg, une petite tasse de thé 50 mg de caféine et un mug de thé 100 mg.

- **Les aliments à risque de toxi-infection alimentaire** (salmonellose, listériose...) comme les graines germées (sauf si elles sont bien cuites), les jus de fruits non pasteurisés (sauf si on les prépare soi-même avec des aliments bien lavés et qu'on les consomme peu après préparation) et, pour les personnes qui en consomment, les œufs, la viande et le poisson s'ils ne sont pas bien cuits (ceci inclut la charcuterie, le poisson fumé, le tarama et les fromages à pâte molle). Il faut également bien nettoyer les fruits, légumes et aromates qui seront consommés crus ou peu cuits, et évidemment bien se laver les mains avant de cuisiner ou de passer à table.

- **Certaines plantes,** en particulier si on les consomme régulièrement. Il convient donc de vérifier les contre-indications de chaque type de plante si on souhaite les consommer régulièrement au cours de la grossesse, y compris sous forme d'infusion.

Le diabète gestationnel

Le diabète gestationnel est associé à une augmentation du risque de prééclampsie et d'enfant pesant plus de 4 kg à la naissance, ce qui est ensuite associé à un risque modéré de complications métaboliques chez l'enfant, en particulier s'il n'est pas allaité[66].

Le dépistage du diabète gestationnel est recommandé en présence d'au moins un des facteurs de risque suivants chez la future mère :

- âge de 35 ans ou plus,
- IMC (Indice de masse Corporelle) de 25 ou plus,
- antécédent de diabète gestationnel,
- antécédent d'enfant pesant plus de 4 kg à la naissance,
- antécédent de diabète chez l'un des parents de la future mère.

Si l'on n'a aucune de ces caractéristiques, le dépistage du diabète gestationnel n'est donc pas particulièrement recommandé.

On effectue ce dépistage avec un test de glycémie à jeun au premier semestre puis, entre 24 et 28 semaines d'aménorrhée, avec un test d'hyperglycémie provoquée par voie orale (HGPO) au cours duquel on consomme 75 g de glucose et on mesure la glycémie à 0, 1 et 2 heures.

Le diabète gestationnel est pris en charge en premier lieu avec des conseils diététiques (prise de 3 repas et 2 collations par jour, diminution de l'index glycémique des prises alimentaires et augmentation de la consommation de fibres) puis si besoin par des injections d'insuline.

Préparer l'après-grossesse

L'accouchement

Contrairement à ce qu'on a imposé pendant longtemps pour prévenir le syndrôme de Mendelson, boire et manger pendant l'accouchement ne pose aucun problème si l'accouchement se présente sans complication et que la future mère en exprime l'envie[67]. On peut donc prévoir d'emmener à boire quand on part à la maternité, et prévoir également quelques snacks, qui pourront servir soit à la mère soit à la personne qui l'accompagne.

On peut, par exemple, préparer une boisson d'hydratation isotonique, à base de jus d'orange pressée, d'une cuillerée de sucre et une pincée de sel, chaque jour en fin de grossesse. Et si l'on n'accouche pas ce jour-là, cela fait de toute façon une boisson agréable à boire et riche en vitamine C.

Pour s'informer sur les pratiques médicales lors de l'accouchement, il est utile de consulter les recommandations de l'Organisation mondiale de la Santé (OMS). L'OMS propose en particulier un rapport complet en anglais[67] dont le résumé est disponible en français et présenté de manière très facile à lire[68].

Le séjour en maternité

De plus en plus de maternités acceptent de fournir des plateaux-repas sans produits d'origine animale. En général, la viande est alors remplacée par une portion supplémentaire de légumes, et le produit laitier par une compote. Il manque donc au minimum des légumineuses, des oléagineux et une matière grasse riche en oméga 3 pour obtenir un repas végane équilibré. Une solution est de mettre dans sa valise de maternité un mélange d'oléagineux à grignoter, un pot de tartinade à base de légumineuses, et éventuellement de quoi assaisonner et enrichir les légumes (souvent cuits à la vapeur) comme un petit pot de gomasio ou une petite bouteille d'huile.

Il est aussi utile de glisser dans la valise de maternité de quoi se faire du bien lors des moments de stress ou de fatigue, comme un produit de soin qu'on aime particulièrement, une guirlande lumineuse si on aime ce type de lumière, une source de musique qu'on aime – ces deux derniers éléments pouvant être utiles aussi pour se détendre lors du travail. On peut les placer dans le sac qu'on emportera en salle de travail, tandis que la grosse valise contenant les rechanges et les affaires de toilette pour maman et bébé restera dans un premier temps à la maison ou dans le coffre de la voiture.

Un dernier conseil alimentaire pour la maternité est de prévoir, si on allaite, d'acheter un chou vert le jour de la naissance ou le lendemain. Non pas parce que les enfants naissent dans les choux... mais parce que glisser une feuille de chou dans son soutien-gorge est très utile pour assouplir le sein en cas de montée de lait brutale. Et si l'on n'en a finalement pas besoin, ça pourra être un ingrédient de bons petits plats nutritifs (voir recettes page 250).

Le retour à domicile

Avoir des enfants est l'occasion de se confronter à ses limites émotionnelles et physiques. Il est donc recommandé de préparer un soutien logistique pour garder son temps et son énergie pour les tâches liées au bébé pendant les premières semaines, voire les premiers mois.

[66] Recommandations de la Société Francophone du Diabète (SFD) et du Collège National des Gynécologues et Obstétriciens français (CNGOF) sur le diabète gestationnel (2010) Journal de gynécologie obstétrique et biologie de la reproduction www.sfendocrino.org/_images/mediatheque/articles/pdf/recommandations/diabete%20gesta%20cngof.pdf

[67] Recommandation 24 dans « WHO recommendations: intrapartum care for a positive childbirth experience » (2018) Organisation Mondiale de la Santé.

[68] « Recommandations de l'OMS sur les soins intrapartum pour une expérience positive de l'accouchement : résumé » (2018) Organisation Mondiale de la Santé.

Ainsi, si l'on a des proches à l'écoute, un merveilleux cadeau de naissance à demander est la livraison d'un repas tout prêt. Si ce n'est pas possible, on peut leur demander de nous apporter des paniers de courses, ou profiter de la grossesse pour congeler un maximum de repas, idéalement en portions individuelles. Ces portions ne sont pas forcément destinées au papa pendant que sa femme sera à la maternité ! Elles seront vraiment utiles pour la maman fatiguée et débordée pendant son congé maternité.

Et de fait, il est utile de profiter de la grossesse pour réfléchir à la répartition des tâches domestiques entre les futurs parents : que ce soit pendant le congé maternité et ensuite une fois de retour au travail, il n'est pas juste que les mères aient à cumuler un emploi de nourrice puis leur emploi salarié éventuel avec les emplois de garde d'enfant la nuit, cuisinière à domicile, lingère, femme de ménage, sans compter les courses alimentaires, les habits des enfants, les tâches administratives... À chaque couple d'évaluer comment répartir ces tâches de la manière la plus équitable possible.

Pour aller plus loin et trouver des réponses aux questions de toutes sortes qui se posent pendant la grossesse, une source d'information fiable est la partie « grossesse » du site Internet Naître et grandir[69]. Ce site développé par une société philanthropique québécoise, la Fondation Lucie et André Chagnon, propose de nombreux conseils et idées pour aider les parents, pendant la grossesse mais aussi dans les années qui suivent.

[69] https://naitreetgrandir.com/fr/grossesse/

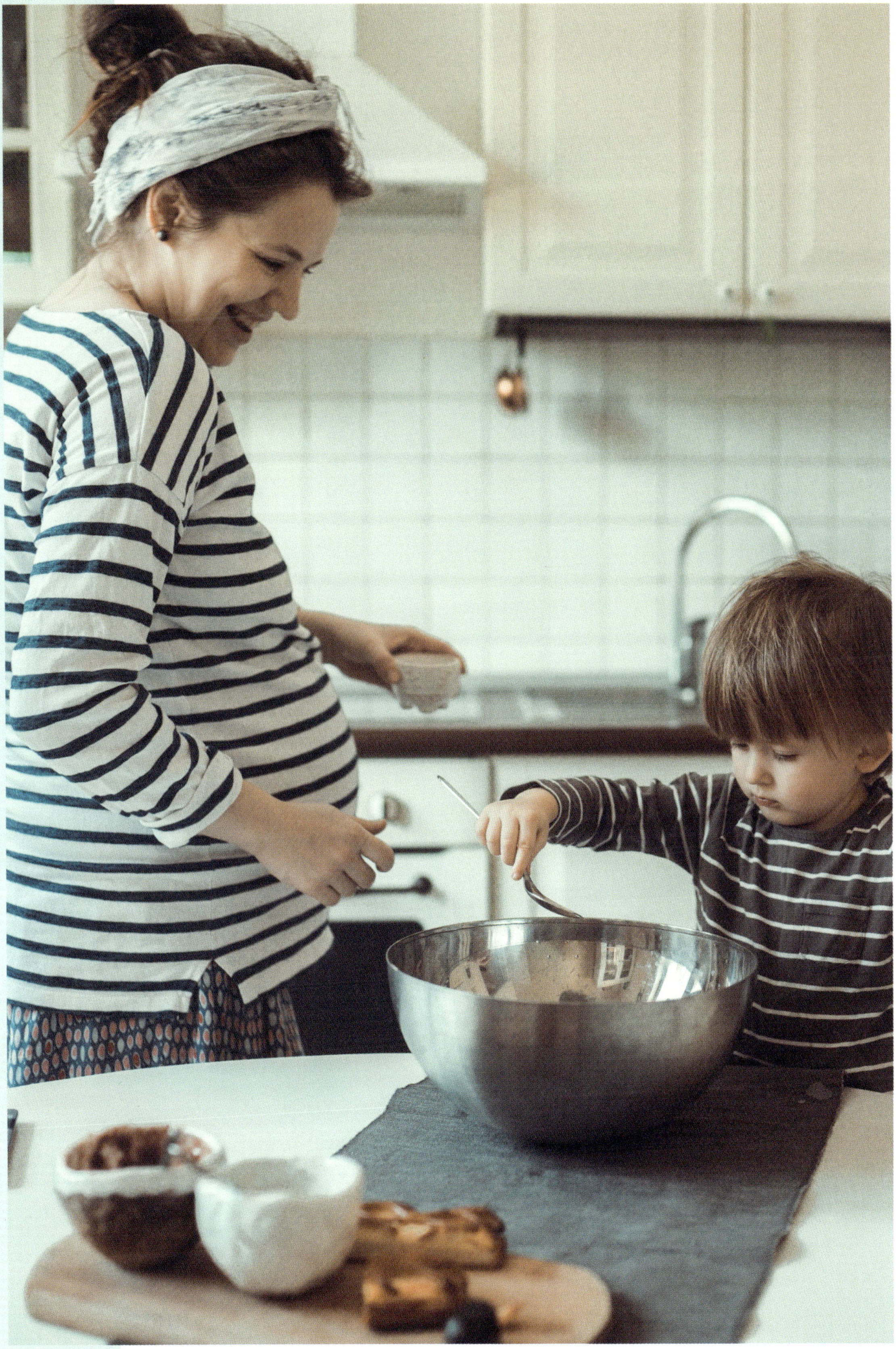

0-6 MOIS : L'ALLAITEMENT EXCLUSIF

Ce qui se passe généralement pour l'enfant de 0 à 6 mois

Du côté de la mère, il est recommandé de se préserver au maximum pendant les 4 premières semaines après l'accouchement pour que le corps se remette plus vite mais aussi éviter un burn-out plus tard.

En général, il faut compter 9 mois pour retrouver son corps d'avant la grossesse. Il n'est donc pas nécessaire de s'en préoccuper dès la sortie de la maternité, d'autant que même sans régime, la fatigue sera présente. À noter, un régime amaigrissant est carrément à proscrire pendant l'allaitement. De plus, il est utile de reconstituer les réserves maternelles, mises à profit pour permettre la croissance du fœtus, surtout quand on souhaite des grossesses rapprochées de 2 ans comme c'est souvent le cas en France. Il est donc utile, même sans carence avérée, de continuer à prendre la même supplémentation que pendant la grossesse, à part l'éventuel complément alimentaire en fer.

Pour l'équilibre mental, il est extrêmement bénéfique de voir d'autres tout jeunes parents. Ils font face aux mêmes problèmes, et rien que constater que l'on n'est pas seul dans une situation difficile à vivre est un soulagement. Par exemple, savoir qu'il est habituel qu'un bébé de plus de 3 mois se réveille la nuit ne règle pas le problème de fatigue des parents mais allège leur culpabilité de ne pas élever correctement leur enfant.

Même si organiser une sortie avec le bébé est un vrai défi au début, passer du temps dehors et se changer les idées en discutant avec d'autres personnes font un bien immense aux parents comme au bébé. On peut aller tout simplement au square, en particulier aux horaires de sortie d'école, pour côtoyer d'autres parents ou des nounous avec qui bavarder un peu. Il existe aussi des espaces dédiés comme les centres de Protection maternelle et infantile (PMI) et les lieux d'accueil parents-enfants où l'enfant peut profiter d'un espace de jeu sécurisé pendant que le parent souffle en papotant avec d'autres parents, nounous, ou les animateurs de la structure.

Du côté de l'enfant, pendant les 3 premiers mois, voire plus en cas de naissance avant le terme de la grossesse, un bébé ne ressemble pas à ce qu'on imagine en lisant la plupart des magazines. En particulier, il a besoin de beaucoup de contact, c'est-à-dire beaucoup de temps passé dans les bras, pour s'adapter à son environnement et nouer une relation avec ses parents ou autres figures d'attachement.

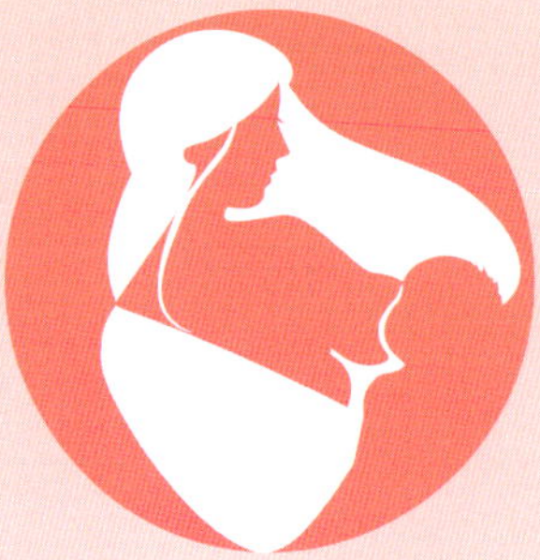

Sur le plan alimentaire, jusqu'à l'âge de 6 mois environ, les bébés n'ont pas besoin d'autre aliment que le lait : de préférence du lait maternel, surtout si le bébé est prématuré. Pour aider au choix de l'alimentation du nouveau-né, voici les avantages, les inconvénients et des conseils concernant les deux possibilités que sont l'allaitement maternel et l'alimentation avec une préparation pour nourrisson (PPN), plus connue sous le nom de lait artificiel. À noter, en cas de canicule, pour les bébés allaités, pendant les 6 premiers mois, il n'y a pas besoin de donner d'eau : il suffit de donner le sein à la demande, et le bébé demande généralement à téter plus souvent s'il fait chaud. Pour les bébés non allaités, en cas de chaleur, il est recommandé de donner de l'eau plutôt que dépasser les doses maximales de PPN par jour, car trop de PPN peut causer des dommages aux reins.

Allaitement maternel

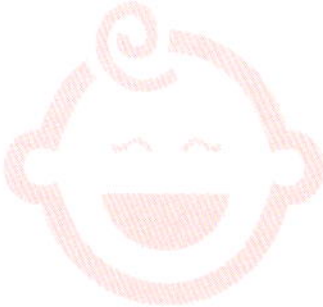

Avantages de l'allaitement maternel pour le bébé

- Diminue le risque d'allergies.
- Diminue le risque d'un certain nombre de maladies infantiles, en particulier les gastro-entérites et les otites.
- Diminue probablement le risque de diabète de type 1 et 2, d'obésité, de leucémie et de problèmes cardiaques.

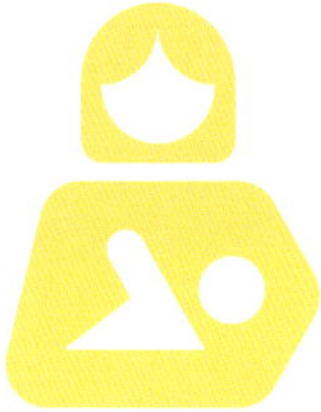

Avantages de l'allaitement maternel pour la mère

- Favorise la mise en place de la relation mère-enfant.
- Diminue le risque de cancer du sein, de cancer des ovaires, de dépression post-partum et de diabète de type 2.
- Facilite l'involution de l'utérus.
- Retarde le retour de couches.
- En général, facilite la perte des kilos de grossesse.

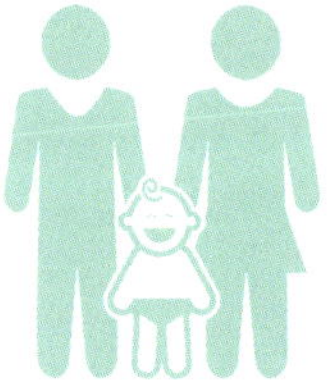

Avantages de l'allaitement maternel pour la famille

- Alimentation la plus économique.
- Alimentation la plus écologique.
- Lors des sorties, il n'y a pas besoin de transporter biberon, lait artificiel, eau pour biberon…

Inconvénients de l'allaitement maternel pour la famille

• Le père et la famille proche peuvent avoir l'impression d'avoir un rôle secondaire puisqu'ils ne peuvent pas nourrir directement le bébé, alors qu'ils ont un rôle crucial à jouer pour la réussite de l'allaitement, en soutenant la mère à la fois psychologiquement (aide à la confiance en soi) et matériellement (préparation des repas et gestion des autres tâches ménagères). Vis-à-vis du bébé, ils peuvent passer du temps à le porter dans les bras même sans biberon à donner, ils peuvent aussi le promener, lui donner le bain et lui changer la couche.

• En cas de naissance d'un bébé prématuré ou autre situation particulière, les parents doivent parfois faire preuve de volonté pour obtenir auprès du personnel soignant des conditions favorables au démarrage de l'allaitement.

• En cas de difficulté pour la mise en place de l'allaitement, l'entourage comme les professionnels de santé n'ont généralement pas les bonnes informations. Il est donc nécessaire de faire appel à une conseillère en lactation certifiée IBCLC[70] ou à une association de soutien à l'allaitement maternel.

• Le bébé a besoin de tétées plus fréquentes lors des pics de croissance, des maladies, mais aussi de manière générale en fin d'après-midi et le soir. Il faut alors prévoir un moyen de dîner avec le bébé au sein, par exemple en faisant un apéro dînatoire sur le canapé.

• En moyenne, l'allaitement maternel n'incite pas le bébé à faire de longues périodes sans réveil la nuit, bien que de nombreux bébés allaités passent leurs nuits sans téter et que de nombreux bébés non allaités se réveillent beaucoup la nuit. On peut compenser la fatigue maternelle des nuits à gérer en promenant le bébé à l'extérieur le week-end pour que la mère fasse la grasse matinée.

• Quand la mère ne peut pas assurer certaines tétées, il faut gérer la frustration du bébé.

Inconvénients de l'allaitement maternel pour la mère

• Le nombre et la fréquence des tétées suffisants pour stimuler la lactation dépendent fortement de chaque mère et ne sont pas connus avant le démarrage de l'allaitement. Il est donc important de ne pas a priori limiter le nombre ou la durée des tétées. On a donc l'impression de passer ses journées à donner le sein pendant les premières semaines, mais c'est normal, et il ne faut pas s'inquiéter tant que le bébé prend du poids normalement.

• L'utilisation d'un biberon, et même d'une simple tétine, est fortement déconseillée les premiers temps car elle empêche une mise en place efficace de l'allaitement. Les bébés allaités disposent de la plus luxueuse des tétines : une tétine en peau de maman. Si le bébé doit recevoir du lait autrement que par le sein de sa mère, une pipette (comme celle utilisée pour donner du Doliprane en sirop), un gobelet, un Dispositif d'aide à la lactation (DAL) sont alors des moyens efficaces.

- Certains médicaments et soins sont déconseillés par défaut pour la mère, et la plupart des médecins pensent alors que la plupart des médicaments sont incompatibles avec l'allaitement. En fait, les médicaments contre-indiquant l'allaitement sont très rares et listés sur le site Internet du Centre de référence sur les agents tératogènes (CRAT).

- La responsabilité de l'alimentation du bébé est portée par la mère, donc cela peut être vécu comme stressant, surtout si l'entourage n'est pas soutenant.

- La mère doit s'organiser pour pouvoir consommer de l'alcool, afin d'éviter qu'il ne soit transmis au bébé par le lait maternel.

- Si le bébé est allergique ou intolérant à certains aliments, la mère doit les supprimer de son alimentation.

- Les habits d'allaitement sont relativement rares. Pour ne pas avoir le ventre ou la poitrine à l'air, on peut porter un haut pouvant s'échancrer (chemisier à pressions, T-shirt à encolure tunisienne...) et soit ajouter un foulard, soit porter dessous un débardeur élastique. Une autre solution est de privilégier les achats de vêtements de grossesse compatibles avec l'allaitement, de plus en plus nombreux sur le marché.

Conseils en cas d'allaitement maternel

Il est très utile de se préparer en assistant à une réunion d'association soutenant l'allaitement maternel, comme La Leche League ou Solidarilait, ou en rencontrant une conseillère certifiée IBCLC[70]. Ceci permet d'abord de se faire une idée réaliste de l'allaitement, y compris sur la possibilité de continuer après la reprise du travail. De plus, avoir un contact préalable facilitera fortement les démarches pour oser se faire soutenir si l'allaitement commence par quelques difficultés comme une sensation de douleur aux mamelons et qu'on est démunie face à de mauvais conseils (comme l'utilisation de bouts de sein sans chercher à adapter la position d'allaitement), ce qui arrive relativement souvent. Plusieurs associations de soutien à l'allaitement proposent une ligne téléphonique gratuite et ouverte 24h/24 pour poser des questions ou partager une inquiétude vis-à-vis de l'allaitement.

En complément, les ouvrages donnant des conseils sur l'allaitement maternel sont nombreux mais ceux vraiment fiables sont rares. On peut par exemple citer *L'Art de l'allaitement maternel* de La Leche League (2012) publié aux Éditions Pocket ou *La prise de sein et autres clés de l'allaitement réussi* du Dr Jack Newman (2010) publié aux Éditions du Hêtre. On peut aussi consulter gratuitement la brochure « 10 conseils utiles pour réussir l'allaitement maternel » disponible sur le site Internet du gouvernement du Canada.

Malgré l'existence de réunions sur l'allaitement maternel dans les maternités, le personnel soignant ne connaît pas toujours les points clés pendant les premières

[70] IBCLC est une certification internationale des professionnel-le-s de la lactation humaine, qui doit être validée à nouveau tous les 5 ans afin d'assurer une mise à jour continue des connaissances. Le site Internet de l'Association française des consultants en lactation dispose d'un annuaire pour trouver les professionnel-le-s présent-e-s près de chez soi.

heures et les premiers jours d'allaitement. Il ne faut pas hésiter à demander des dispositions reconnues comme bénéfiques pour le démarrage de l'allaitement :

- L'absence d'aspiration et d'instillation de gouttes oculaires réalisées par défaut à la naissance.

- Un peau à peau avec la mère immédiatement après l'accouchement et pendant au moins 1 heure, si possible 2 heures. Le bébé est donc nu, la mère torse nu, et une couverture permet à l'un et l'autre de ne pas avoir froid. On laisse les choses se faire et le bébé va généralement profiter de ce moment pour ramper jusqu'au sein de la mère et prendre sa première tétée sans besoin d'aide.

- En cas de séparation mère-enfant à la naissance, le père peut faire du peau à peau, et la mère porter des coques recueille-lait pour stimuler sa lactation. Si la séparation continue, du peau à peau autant que possible et un bon tire-lait (par exemple de la marque Medela) sont des atouts efficaces.

- La pesée et l'habillage réalisés après les 1 à 2 heures de peau à peau.

- Une aide, si possible par une consultante en lactation certifiée IBCLC, pour la deuxième tétée si la première tétée ne s'est pas bien passée.

- La possibilité de faire du cododo de manière sécurisée, par exemple en utilisant des barrières de lit.

Pendant les premiers jours de vie du bébé, l'allaitement ne ressemble pas du tout à ce qui se passera ensuite. Il faut le savoir, car souvent même les professionnels de santé n'ont pas ces notions. En voici quelques exemples :

- Après une période d'éveil d'environ 2 heures juste après sa naissance, le nouveau né devient souvent somnolent pendant les 24 heures suivantes. Le deuxième jour, il demande généralement à téter de manière frénétique, juste avant la montée de lait. Un bébé âgé de 3 jours prend entre 8 et 12 tétées par 24 h[71].

- Un contact en peau à peau et la cohabitation permanente entre la mère et le bébé facilitent l'apprentissage par la mère des signaux de faim et de satiété du bébé.

- Il faut éviter tout ce qui perturbe l'apprentissage d'une tétée efficace pour le bébé : tétine, biberon, bouts de sein. Des alternatives existent en cas de nécessité médicale de donner du lait artificiel : pipette, Dispositif d'aide à l'allaitement (DAL)...

- 85 % des crevasses sont dues à une mauvaise position de tétée. Les bouts de sein sont à éviter car, non seulement ils ne résolvent pas la cause des crevasses et ne permettent pas un bon apprentissage de la tétée, mais en plus, ils imposent au bébé de fournir plus d'effort musculaire pour recevoir la même quantité de lait ce qui peut poser problème s'il a déjà du mal à prendre du poids.

- Pendant les 6 premières semaines, le bébé fait des tétées plutôt espacées le matin, et elles se rapprochent au fur et à mesure que la journée avance. Le soir, il est fréquent que le bébé pleure et demande le sein de manière très fréquente pendant 2 à 3 heures, en prenant à chaque fois peu de lait : ce sont les « tétées groupées », tout à fait normales pour les bébés allaités. Il est recommandé de répondre sans restriction à ces demandes de tétées, et il ne faut pas hésiter à alterner les seins plus souvent que d'habitude.

- Entre 1 et 6 mois, les deux tiers des bébés allaités conservent entre 1 et 3 tétées nocturnes. Chez la plupart des mères, elles sont importantes pour maintenir une lactation suffisante.

- Pour suivre la croissance des bébés allaités, les courbes du carnet de santé français ne conviennent pas. Il faut utiliser les courbes de santé de l'OMS : elles existent en version fille et en version garçon, de 0 à 6 mois et de 6 mois à 2 ans, et pour être plus proche des courbes du carnet de santé, il faut choisir les courbes « percentile[72] ».

Les besoins en protéines, en calcium, en vitamine B12, en iode, en zinc et en acides gras oméga 3 de la mère sont similaires pendant la grossesse et pendant la lactation. Il convient donc de continuer la même supplémentation que pendant la grossesse, sauf pour ce qui est du fer, qui n'est plus utile sauf en cas de carence. En revanche, il est important de boire plus. Pour cela, un moyen simple est de placer une bouteille d'eau à côté des endroits où l'on donne la tétée, et d'en emporter toujours une en promenade.

Les besoins en vitamine D du bébé ne peuvent habituellement pas être comblés par le lait maternel, il faut donc donner au bébé 400 UI (10 µg) par jour de vitamine D. De nombreux suppléments végétaux existent sur le marché (voir page 42). Cependant, si le seul auquel la mère a accès est le Stérogyl en gouttes et que le bébé est allaité exclusivement, il peut être difficile de le donner au bébé à cause du goût amer de la préparation. Une solution est alors que la mère enrichisse suffisamment son lait en vitamine D en consommant elle-même chaque jour 6400 UI de vitamine D. Cette méthode a été démontrée comme efficace pour à la fois supplémenter le bébé en vitamine D via le lait maternel et ne pas causer d'hypervitaminose D chez la mère[73]. Avec du Stérogyl dosé à 2000000 UI/100 ml, une goutte correspond à 400 UI, donc pour avoir 6400 UI, il faut prendre 16 gouttes. Attention ! Il faut moins de 16 gouttes si l'on a une autre source de vitamine D ! Par exemple, 1 comprimé de Veg1 apporte 400 UI par jour donc il suffit de prendre 15 gouttes de Stérogyl. Par mesure de précaution, la mère peut prendre le Stérogyl après une tétée pour être certaine que l'alcool qu'il contient ne passera pas du tout dans le lait. Ensuite, une fois la diversification entamée, la dose normale de Stérogyl pour le bébé pourra tout simplement être mélangée à sa nourriture.

Allaiter à la demande signifie apprendre à détecter les signaux de faim et de

[71] Pour des informations plus complètes, consulter « DA 45 : les premiers jours » sur le site Internet de La Leche League.

[72] http://www.who.int/childgrowth/standards/weight_for_age/fr/

[73] « Maternal Versus Infant Vitamin D Supplementation During Lactation: A Randomized Controlled Trial » Hollis B et col. (2015) Pediatrics.

satiété du bébé, et y répondre. Il convient d'augmenter la fréquence des tétées en cas de pic de croissance ou d'autres événements comme une maladie ou des douleurs dentaires. Il faudrait alimenter tous les nourrissons à la demande, et pour l'allaitement maternel, c'est absolument nécessaire car la production du lait maternel est un système d'offre et de demande. C'est pourquoi il est important d'éviter d'établir des horaires, de restreindre ou de retarder les tétées. Parmi les signes de la faim, on trouve l'agitation, des mouvements de recherche du sein et une succion de la main.

Actuellement, en France, les bébés bénéficiant d'un allaitement maternel exclusif sont très peu nombreux : 21 % des bébés à 3 mois et 10 % à 6 mois, alors qu'ils étaient 59 % à la naissance[74] et que les recommandations officielles sont un allaitement maternel exclusif pendant 6 mois. En fait, pour réussir l'allaitement, l'information de la mère est nécessaire, mais la confiance en soi l'est tout autant. Le père ainsi que la famille élargie ont un rôle important à jouer pour soutenir l'allaitement, surtout s'il se déroule dans des conditions difficiles comme un bébé prématuré ou des naissances multiples. Pour exercer ce rôle de soutien dans le contexte français actuel, il faut généralement fournir aux proches des réponses aux idées fausses couramment répandues sur l'allaitement et qui sont responsables de la plupart des sevrages précoces (par exemple la croyance qu'il faudrait imposer des horaires de tétées ou que l'allaitement est incompatible avec la reprise du travail).

Préparations pour nourrisson

Avantages des préparations pour nourrisson (PPN)

- L'utilisation de préparations pour nourrisson (PPN), plus connues sous le nom de « lait artificiel », correspond au modèle standard en France actuellement, donc les interactions sont généralement plus faciles avec la famille qui s'attend généralement à pouvoir donner le biberon au bébé, et avec la nounou ou le personnel de crèche qui s'attend souvent à garder un bébé habitué à des prises alimentaires régulièrement espacées.
- Le père et d'autres adultes peuvent donner le biberon la nuit pour soulager la mère.

Inconvénients des PPN

- Les préparations pour nourrisson n'ont pas les avantages de l'allaitement maternel pour la santé de la mère et de l'enfant.
- L'alimentation aux PPN est coûteuse. Il faut compter environ 25 boîtes de PPN 1er âge (0-6 mois), 25 boîtes de préparation 2e âge (6-12 mois) et 25 boîtes

de préparation 3e âge (à partir de 12 mois), avec un prix moyen de 18 euros par boîte pour une PPN standard. Pour une préparation bio, le prix est doublé : de 30 à 40 euros la boîte. Il faut de plus ajouter le prix des bouteilles d'eau et du matériel.

• Le matériel est encombrant, à la maison comme en sortie. Il faut prévoir les biberons, les boîtes de lait, le distributeur à poudre, l'égouttoir à biberon, le goupillon et les packs de bouteilles d'eau spéciale biberon.

• La préparation des biberons prend du temps. Outre le temps pour acheter le matériel nécessaire, il faut doser la poudre et l'eau de chaque biberon, parfois chauffer (nécessaire pour que certaines PPN ne forment pas de grumeaux), mélanger et tester l'absence de grumeaux qui bouchent la tétine, vérifier le délai de stockage du biberon entamé s'il n'est pas terminé, puis laver et sécher les éléments du biberon, les assembler et les ranger.

• Si l'on décide de ne pas allaiter, on subit la désapprobation de l'entourage, médical et non médical, pendant les premières semaines.

• Il ne faut pas démarrer un allaitement mixte avant plusieurs mois – sauf bien sûr en cas de grave perte de poids du nouveau-né. En effet, une fois qu'on a commencé à donner des biberons pendant les premières semaines, le bébé n'a pas la possibilité d'apprendre à bien téter et il y a donc un risque élevé de confusion sein/tétine, qui cause de vives douleurs aux seins. De plus, si une mère démarre un allaitement mixte pendant les 2 premiers mois, par exemple 1 ou 2 biberons par jour dès la naissance dans le cadre d'un allaitement à horaires réguliers et espacés, elle n'atteindra jamais la capacité maximale de sa lactation. On ne peut réussir à démarrer et à maintenir une lactation qu'à la condition de laisser le bébé téter autant qu'il le souhaite, en dehors du ou des biberons institués.

• Les bébés prématurés doivent recevoir du lait maternel, soit produit par leur mère soit fourni par un lactarium, ou à défaut une PPN spécialement conçue pour les prématurés. Les PPN 1er âge ne sont pas adaptées à leurs besoins et il n'existe pas, à ce jour, de PPN végétale conçue pour les bébés prématurés.

Conseils en cas d'utilisation de PPN

Si les préparations pour nourrisson (PPN) n'apportent pas autant de bénéfices que le lait maternel, actuellement, elles permettent une croissance satisfaisante des bébés. Et un bébé a surtout besoin de parents bien dans leur peau, pour lui donner de l'attention et de l'amour. Donc, même si le lait maternel est largement préférable aux PPN sur le plan sanitaire, social, écologique et économique, et que j'en parle comme la situation par défaut,

[74] « Durée de l'allaitement maternel en France (Epifane 2012-2013) » Salanave B et col. (2014) Bull Epidemiol Hebd.

mieux vaut donner sereinement du lait artificiel plutôt que d'allaiter à contrecœur. Une fois qu'ils ont reçu des informations justes, ce sont les parents du bébé qui sont les personnes les mieux placées pour savoir ce qui convient le mieux à leur situation, et donc à leur bébé.

Il est recommandé que les bébés nourris au biberon reçoivent une alimentation à la demande, c'est-à-dire en fonction de leur appétit et en respectant leurs signes de satiété. Il ne faut jamais encourager un bébé à terminer son biberon.

Un contact étroit de type peau à peau avec le nourrisson, comme celui permis par l'allaitement maternel est recommandé pour tous les bébés, y compris ceux nourris au biberon. Ainsi, il est toujours souhaitable de prendre le bébé dans les bras pour le nourrir, même lorsqu'il est plus âgé et qu'il peut tenir lui-même son biberon. En tout cas, il faut toujours surveiller un bébé qui boit : d'une part, parce qu'il n'est généralement pas capable de stopper seul le flux de lait quand il n'a plus faim (à part avec certains biberons spécifiques), d'autre part, parce que même avec un biberon adapté à son âge, il y a un risque d'étouffement si le lait s'écoule trop rapidement dans sa bouche.

En cas d'alimentation au biberon, il ne faut donner que des PPN. Les laits des animaux non humains comme les « laits » végétaux sont inadaptés aux besoins des nourrissons. La fabrication d'une PPN consiste à modifier un aliment (lait de vache, soja, riz...) pour que sa composition respecte des critères très stricts qui permettent une croissance correcte des bébés. Les PPN végétales conviennent donc aussi bien que les PPN fabriquées à partir de lait animal. En France, on peut trouver de nombreuses PPN végétales, certaines étant vendues en pharmacie et parapharmacie comme Modilac Expert Riz et Gallia Soja, et d'autres en magasins bios comme Prémiriz et Bébé Mandorle.

Quand on souhaite passer du sein maternel au biberon, on entend souvent le conseil de remplacer une tétée par un biberon. Ceci provoque généralement pendant quelques temps un refus violent du bébé. Il est plus efficace de procéder comme pour toute situation nouvelle, c'est-à-dire de l'introduire à un moment où l'enfant est détendu. On peut ainsi lui proposer le biberon entre deux tétées, par exemple une fois par jour, jusqu'à ce qu'il accepte d'en boire un petit peu. Il sera ensuite capable d'en boire de plus grandes quantités quand ce sera nécessaire, par exemple quand il sera gardé.

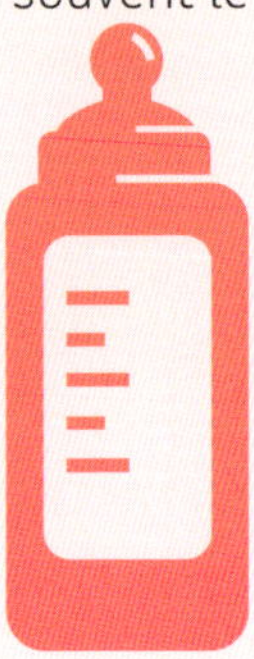

Extraits du « Code international de commercialisation des substituts du lait maternel » OMS (1981)

Article 4.2 Les matériels à but d'information et d'éducation, qu'il s'agisse de documentation écrite ou de matériel audio visuel, établis à l'intention des femmes enceintes et des mères de nourrissons et de jeunes enfants et portant sur l'alimentation des nourrissons, devraient comporter des renseignements clairs sur tout ce qui suit :

a) les avantages et la supériorité de l'allaitement au sein ;

b) la nutrition maternelle et la façon de se préparer à l'allaitement au sein et de le poursuivre ;

c) l'effet négatif d'une alimentation partielle au biberon sur l'allaitement au sein ;

d) la difficulté de revenir sur la décision de ne pas nourrir son enfant au sein ;

e) en cas de besoin, l'utilisation correcte des préparations pour nourrissons, qu'elles soient industrielles ou confectionnées à la maison. Lorsqu'ils contiennent des renseignements sur l'utilisation des préparations pour nourrissons, ces matériels devraient faire état des incidences sociales et financières de cette utilisation et signaler les dangers pour la santé de l'utilisation d'aliments ou de méthodes d'alimentation inadéquats et, en particulier, de l'utilisation non nécessaire ou incorrecte des préparations pour nourrissons et autres substituts du lait maternel. Ces matériels ne devraient employer aucune image ou texte de nature à idéaliser l'utilisation de substituts du lait maternel.

Article 5.4 Les fabricants et distributeurs ne devraient pas distribuer en cadeau aux femmes enceintes ni aux mères de nourrissons et de jeunes enfants des articles ou ustensiles de nature à promouvoir l'utilisation de substituts du lait maternel ou l'alimentation au biberon.

Article 7.1 Les agents de santé devraient encourager et protéger l'allaitement au sein ; et ceux qui s'occupent spécialement de la nutrition des mères et des nourrissons devraient se familiariser avec les responsabilités qui leur incombent en vertu du présent Code, y compris en ce qui concerne les renseignements énumérés au paragraphe 4.2.

Article 9.2 Les fabricants et distributeurs de préparations pour nourrissons devraient veiller à ce que soit imprimée sur chaque emballage, ou sur une étiquette qui ne puisse pas en être détachée facilement, une inscription claire, bien visible et facile à lire et à comprendre, en une langue appropriée, comprenant tout ce qui suit :

a) les mots « Avis important » ou leur équivalent ;

b) une mention de la supériorité de l'allaitement au sein ;

c) la mention du fait que le produit ne doit être utilisé que sur l'avis d'un agent de santé qui en aura indiqué la nécessité et expliqué le mode d'emploi correct ;

d) des instructions concernant la préparation appropriée du produit, avec mise en garde contre les risques, pour la santé résultant d'une préparation inadéquate.

Ni l'emballage ni l'étiquette ne devraient comporter de représentation de nourrissons ni d'autres représentations graphiques de nature à idéaliser l'utilisation des préparations pour nourrissons.

La vitamine K1

La supplémentation des nouveau-nés en vitamine K permet d'éviter une maladie hémorragique rare mais mortelle. Il existe différentes solutions pour garantir son apport au bébé :

- Injecter 1 mg de vitamine K au bébé le jour de sa naissance, avec une injection intramusculaire ou intraveineuse. Ce n'est pas la solution habituelle en France.
- Si l'enfant est nourri au lait maternel, introduire dans sa bouche 2 mg de vitamine K le jour de sa naissance puis à nouveau 2 mg le 7ᵉ jour et enfin 2 mg le 28ᵉ jour.
- Si l'enfant est nourri exclusivement au lait artificiel, donner dans sa bouche 2 mg de vitamine K le jour de sa naissance puis à nouveau 2 mg le 7ᵉ jour.

Les solutions de vitamine K destinées aux nouveau-nés ne sont pas véganes : elles contiennent de l'acide glycocholique, issu de la bile de bœuf. Cependant, le bénéfice de cet apport pour la protection face à une maladie mortelle justifie pleinement une exception.

À noter, le conditionnement actuel de la vitamine K en France est par boîte de 5 doses de 2 mg emballées individuellement, ce qui est bien supérieur aux besoins pour un seul bébé. Il est donc pertinent de partager la boîte avec une autre famille pour limiter le gaspillage.

La vitamine D

La vitamine D est particulièrement importante chez les bébés et les enfants pour éviter le rachitisme. Il existe de nombreux produits sur le marché français pour supplémenter les bébés en vitamine D[75]. On peut choisir une spécialité végétale en spray ou en gouttes (voir page 42).

Et le fluor ?

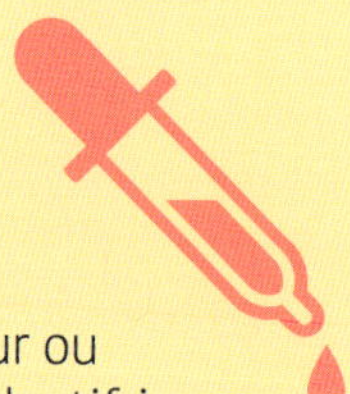

L'administration systématique de fluor à avaler (en gouttes ou comprimé) n'est plus recommandée. Par contre, il est recommandé de brosser les dents du bébé dès qu'elles apparaissent, d'abord une fois par jour puis deux fois par jour ou plus, et d'utiliser un dentifrice fluoré. La teneur en fluor du dentifrice et la quantité de dentifrice déposé sur la brosse doivent être adaptées à l'âge : on commence par la taille d'un grain de riz d'un dentifrice avec une teneur inférieure ou égale à 500 ppm de fluor. Le brossage des dents permet d'éliminer la plaque dentaire mais aussi d'assurer le temps de contact entre le fluor et les dents[76].

L'alimentation du bébé et son mode de garde

Le mode de garde du bébé est à choisir en fonction de plusieurs critères. L'alimentation du bébé en fait partie car l'adaptabilité à une alimentation particulière n'est pas la même si l'enfant est gardé par un de ses parents, une nounou ou le personnel d'une crèche. Voici un petit tour d'horizon des avantages et des inconvénients de chaque mode de garde.

Le congé parental

Avantages du congé parental

• On nourrit l'enfant exactement comme on le souhaite.

• On s'occupe soi-même de son bébé et on le voit grandir.

• On ne paye pas de nounou, ce qui représente une économie si le parent en congé parental avait de faibles revenus.

Inconvénients du congé parental

• Le parent en congé parental se retrouve à travailler 24 heures sur 24 et à assurer bien plus de tâches que le ferait un salarié à temps plein : garde d'enfant, ménage, cuisine, tâches administratives... Pourtant, la plupart des gens considère qu'il est en vacances ! Il faut donc que les deux parents soient bien conscients qu'un partage des tâches reste nécessaire, par équité et pour éviter un burn-out du parent en « congé » parental.

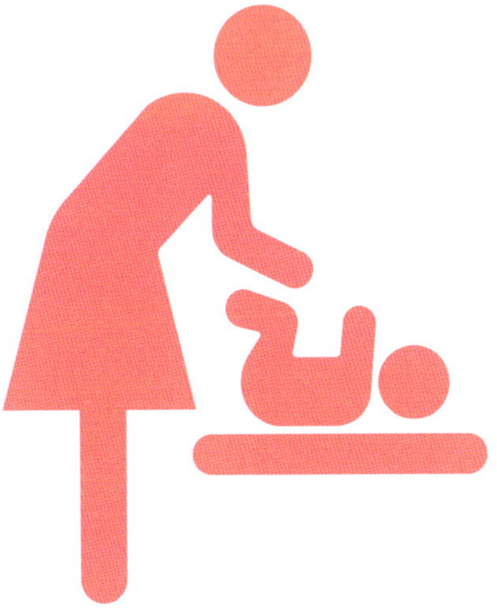

• Il faut souvent reconstruire un tissu social, car, par défaut, le parent en congé parental a tendance à s'isoler, ce qui est un problème pour le parent comme pour l'enfant.

• En fonction des revenus préalables du ménage, même si des aides de l'État sont versées pendant le congé parental, une diminution du train de vie peut être nécessaire pour équilibrer le budget.

[56] Liste éditée en 2010 visible à la page 7 du « Compte rendu de la réunion du 23 novembre 2010 de la Commission nationale de pharmacovigilance », consultable sur le site de l'ANSM.

[76] « Utilisation du fluor dans la prévention de la carie dentaire avant l'âge de 18 ans » AFSAPPS (octobre 2008).

La nounou

Avantages d'une nounou

• On peut convenir avec la nounou des aliments qu'elle donnera ou pas au bébé.

• On peut signer un engagement avec la nounou pour avoir la certitude d'un mode de garde réservé longtemps à l'avance.

• Elle s'occupe de moins d'enfants qu'une auxiliaire de crèche, donc le bébé est plus au calme et peut être plus chouchouté si la nounou le souhaite. C'est donc idéal pour un petit bébé.

• Elle peut garder l'enfant s'il est malade, sauf certaines maladies contagieuses à définir au préalable.

• Si l'on se met d'accord avec elle, elle est généralement prête à garder occasionnellement le bébé plus tard que l'horaire prévu.

• Les bébés sont généralement bien sociabilisés car les nounous les emmènent au parc et parfois dans des structures comme les Relais assistantes maternelles (RAM) et les ludothèques. C'est bien sûr à discuter avec la nounou.

Inconvénients d'une nounou

• Le coût de la nounou, que ce soit une assistante maternelle ou une garde à domicile, peut être un peu plus élevé que la crèche. Ceci dit, tout dépend du tarif de la nounou et du salaire des parents. De plus, des allocations prennent en charge une partie du coût de garde et on peut avoir un crédit d'impôt l'année suivante, ce qui limite généralement fortement l'écart de prix final avec la crèche, voire dans certains cas, rend la nounou plus économique que la crèche[77].

• Le bébé est sous la responsabilité d'une seule personne, donc il faut avoir confiance en elle. Pour trouver une nounou qui convient, on peut chercher à partager la garde avec une famille qui a une manière similaire d'élever son bébé et qui dispose déjà d'une nounou de confiance. Sinon, un excellent test est d'observer le comportement des nounous au parc le plus proche. Il est utile de le faire dès le début de la grossesse si on le peut car les bonnes nounous sont souvent rapidement engagées.

La crèche

Avantages de la crèche

• Le coût de la crèche est calculé en fonction des revenus des parents, donc favorable quand on a un petit salaire.

• L'éveil du bébé est généralement stimulé par le personnel de crèche et le contact avec de nombreux autres bébés. C'est donc idéal pour les bébés plus âgés.

Inconvénients de la crèche

- Dans les crèches coexiste un grand nombre d'interlocuteurs : auxiliaires de puériculture, direction, médecin... Le personnel de la crèche doit lui-même jongler avec ces personnes mais aussi les autres parents, la réglementation et bien sûr tous les enfants : il a donc des protocoles stricts pour régir l'ensemble du fonctionnement de la crèche.
- Malgré l'affichage de bonnes intentions vis-à-vis de l'allaitement maternel, en pratique dans la majorité des crèches, il est découragé par des protocoles très rigides sur la gestion des biberons de lait maternel.
- Dans la plupart des crèches, il est impossible de déroger à l'ajout de beurre dans les purées et à l'inclusion d'un yaourt au goûter.
- Aucun retard n'est toléré pour récupérer l'enfant : les horaires ne sont pas négociables.
- Quand les bébés ont de la fièvre ou une maladie, la crèche ne peut pas les garder. Un parent doit donc se débrouiller pour garder l'enfant, au pied levé.
- Les bébés sont très souvent malades, bien que la crèche n'accepte habituellement pas de garder les bébés montrant des signes de maladie. C'est stressant pour le bébé et, en tant que parent, on n'aime pas voir son bébé malade et avoir à lui administrer médicaments et mouche-bébé. Et bien sûr, les bébés partagent leurs microbes avec leurs parents et leurs frères et sœurs éventuels, ce qui implique généralement de nombreux passages chez le médecin pour tout le monde.
- Avoir une place en crèche est difficile et on est souvent fixé assez tard.

Nourrir le bébé le soir pour qu'il fasse ses nuits ?

Pendant leurs deux premières années de vie, le sommeil des bébés et des jeunes enfants est souvent émaillé de réveils nocturnes qui épuisent les parents. Face à cela et à l'insistance de l'entourage qui considère qu'un bébé doit faire quasiment d'aussi longues nuits qu'un adulte une fois qu'il a 3 mois, on devient prêt à tester absolument tout ce qui pourrait apporter une amélioration. Un des conseils souvent donnés est alimentaire : « caler » les enfants le soir, soit en leur donnant un biberon de préparation pour nourrisson, soit en ajoutant dans le biberon, à partir de 4 mois, des céréales infantiles.

Passer de l'allaitement maternel aux biberons de préparation pour nourrisson peut aider à diminuer la fréquence des réveils nocturnes car le lait artificiel est plus long à digérer et parce que le biberon ne favorise pas la fusion

[77] Tableau 8 de la note du 10 avril 2014 du Haut Conseil de la Famille « L'opportunité et les contours d'un éventuel reprofilage des aides à l'accueil des jeunes enfants ».

émotionnelle avec le bébé. Cependant, outre le fait qu'un allaitement mixte dès les premiers mois est le meilleur moyen de ne pas pouvoir installer un allaitement efficace, ce n'est en aucun cas la garantie de nuits complètes. En effet, les tétées peuvent alors être remplacées par de nombreux réveils pour remettre la tétine dans la bouche du bébé, ce qui est tout aussi épuisant.

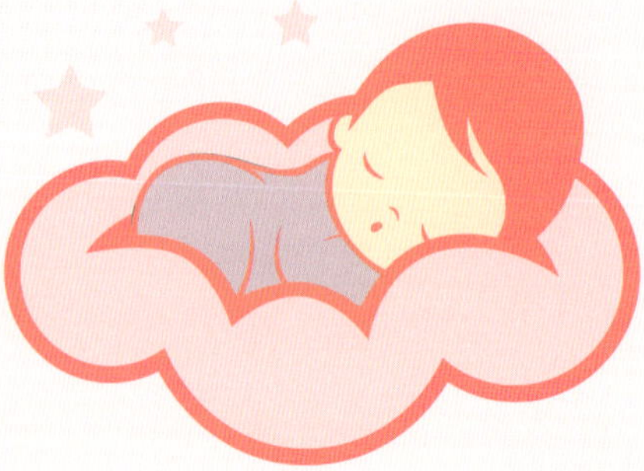

Pendant la période néonatale, il est recommandé de faire tout aménagement pouvant améliorer le sommeil des parents, car la fatigue due au manque de sommeil chronique est un facteur de risque de dépression postnatale – et il est admis que faire des aménagements comme le cododo pendant les tout premiers mois ne fait aucune différence pour le futur sommeil de l'enfant. Dans cet article[78] , on lit que le sommeil nocturne peut être amélioré (moins de réveils nocturnes et des réveils moins longs) par :

- une proximité entre le nouveau-né et la mère : dormir dans la même chambre permet d'être réveillé moins violemment quand le bébé se réveille,
- l'utilisation d'un bruit blanc, pour masquer les petits bruits pouvant réveiller le bébé ou les parents,
- une lumière tamisée, pour apaiser le bébé et gérer les changes et les tétées sans trop se réveiller.

Les auteurs notent que, pour les trois arrangements étudiés (proximité, bruit blanc, lumière), ces résultats sont l'effet d'une moyenne, mais que d'une famille à l'autre, les résultats pouvaient varier fortement : tel arrangement avait merveilleusement convenu à certaines alors que pour d'autres, c'est l'arrangement inverse qui avait fonctionné. On en revient donc à cette recommandation universelle : chaque noyau familial est unique, c'est vous qui êtes spécialiste de votre bébé et qui êtes le mieux placé pour savoir ce qui fonctionnera pour votre famille. D'autant qu'un fonctionnement familial épanoui (sans stress important) est corrélé à un meilleur sommeil des enfants[79].

Ensuite, parmi les méthodes douces pour améliorer le sommeil des bébés, on trouve la méthode d'Elizabeth Pantley. Son livre, *Un sommeil paisible et sans pleurs*, donne de nombreuses astuces à essayer même si on n'applique pas la méthode Pantley. Personnellement, j'ai attendu que mes enfants aient plus d'un an et que nous soyons en vacances (pour récupérer en journée des mauvaises nuits) pour appliquer le sevrage nocturne du Dr Jay Gordon, expliqué en français sur le blog « Bruxelles les oies »[80]. La consultante en lactation Véronique Darmangeat, dans son excellent blog « À tire d'ailes », propose le même type de méthode de sevrage[81] nocturne et les commentaires de son article contiennent de nombreux témoignages.

En attendant que le bébé fasse des nuits d'enfant, le cododo est souvent utile pour préserver le sommeil des parents, parce qu'il permet de rendormir le bébé sans avoir à se lever. Il doit bien sûr être effectué en sécurité. Pour cela, il est notamment utile d'utiliser un berceau de cododo – on trouve aussi bien des modèles en bois fabriqués en Europe (marques Babybay ou Pinolino par exemple) que des modèles de marques de puériculture classique (Chicco par exemple). Et quand le bébé grandit, si les parents sont d'accord, il reste tout à fait possible de faire chambre commune : cela ne gène aucunement le développement de l'enfant.

6-12 MOIS : LA DIVERSIFICATION

Ce qui se passe généralement pour l'enfant de 6 à 12 mois

Le lait maternel ou la PPN assure la totalité (100 %) des apports énergétiques du bébé jusqu'à 6 mois. Il assure encore la majorité des apports énergétiques jusqu'à 1 an : environ 80 % entre 6 et 8 mois, puis 50 % à 12 mois[82]. On peut d'ailleurs continuer l'allaitement si on le souhaite car le lait maternel est au moins aussi riche en nutriments et en anticorps après les 6 premiers mois. De plus, les effets positifs de l'allaitement sur la santé (moins d'allergie pour l'enfant, moins de cancer du sein, de l'ovaire, de diabète de type 2 chez la mère...) sont d'autant plus significatifs que l'allaitement dure (et un allaitement long ne gène pas la sociabilisation de l'enfant)[83].

À partir de 6 mois, le lait maternel ne suffit cependant plus à couvrir les besoins en fer et en zinc du bébé. C'est le moment de commencer la diversification alimentaire. Les objectifs de la diversification alimentaire sont de couvrir les besoins nutritionnels de l'enfant et de l'initier à de nouveaux goûts et de nouvelles textures pour découvrir l'alimentation qu'il va partager avec les adultes.

[78] « Can modifications to the bedroom environment improve the sleep of new parents ? Two randomized controlled trials. » Lee KA, Gay CL (2011) Res Nurs Health.

[79] « Sleep in the family » Meltzer LJ, Montgomery-Downs HE. (2011) Pediatr Clin North Am.

[80] http://bruxelles-les-oies.blogspot.com/2012/11/une-methode-ultra-douce-pour-le-sevrage.html

[81] http://www.lactissima.com/a-tire-d-ailes/sevrage-de-nuit/

[82] « La nutrition du nourrisson né à terme et en santé : recommandations pour l'enfant âgé de 6 à 24 mois » (2014) Santé Canada.

[83] « AA70 : l'allaitement quand il dure » (2007) La Leche League.

De 0 à environ 6 mois, les capacités orales du bébé se limitent à téter, sucer et avaler. Puis, entre 5 et 12 mois, un bébé a tendance à tout mettre à la bouche, aliments ou non. C'est une manie utile qui lui permet de désensibiliser sa bouche et devenir capable de ne plus recracher automatiquement dès qu'elle contient quelque chose de solide. Vers 6 mois, le bébé est alors capable de mettre un aliment dans sa bouche et de le « mâcher » en écrasant les aliments contre son palais avec sa langue, un peu comme s'il tétait l'aliment (une croûte de pain ou un morceau de biscotte par exemple). Puis, entre 8 et 12 mois, il devient capable de bouger sa langue de droite à gauche pour déplacer les aliments vers ses dents et peut ainsi mastiquer une plus grande variété d'aliments.

Quand et par quoi commencer la diversification alimentaire ?

Concernant la diversification alimentaire, en France, de nombreuses règles qui ont une origine historique sont conservées depuis, par habitude, alors que le contexte et les connaissances ont beaucoup évolué. On essayait notamment de diversifier le plus tôt possible car les substituts de lait maternel disponibles à l'époque ne permettaient pas de combler les besoins nutritionnels des bébés. Il est maintenant recommandé d'attendre le milieu de la première année du bébé pour que son système digestif soit prêt.

L'idéal est de commencer à introduire d'autres aliments que le lait maternel à 6 mois révolus. Si nécessaire, on peut éventuellement commencer plus tôt, mais jamais avant 4 mois révolus, à cause des risques d'allergie et d'obsésité ultérieure. Pour les bébés prématurés, on peut calculer ces dates en âge corrigé de la prématurité. Pour son propre enfant, c'est à chaque parent d'utiliser ses observations et son bon sens pour savoir si son bébé est physiologiquement prêt à manger des aliments complémentaires. Voici des signes que le bébé, vers 6 mois, est prêt à découvrir de nouveaux aliments :

- Il peut tenir assis, en tenant sa tête et son dos droits. Il peut être assis dans une chaise haute ou sur les genoux d'un adulte.
- Il saisit des objets et les met dans sa bouche. On peut tester cette compétence à table en lui mettant à disposition des petites cuillères, un anneau de dentition...
- Il a perdu le réflexe de protrusion : il est capable de ne pas recracher immédiatement un objet qu'il a mis dans sa bouche.

Concernant les premiers aliments à proposer en complément du lait maternel ou artificiel, en France les guides à l'attention des parents sont souvent très directifs. Certains poussent la précision jusqu'à recommander d'introduire les fruits « 15 jours après avoir introduit les légumes[84] ». Ces règles si précises peuvent rassurer certains parents pendant cette période souvent angoissante. Mais il faut savoir que les conseils concernant la diversification alimentaire varient très fortement en fonction des habitudes culturelles ou historiques. Par exemple, en France :

- On donnait aux bébés du jus d'orange ou de citron au début du 20e siècle, car on pensait que les laits artificiels manquaient de vitamine C.
- On donnait uniquement des bouillies et purées lisses quand on commençait la diversification alimentaire à 3 ou 4 mois, car l'enfant n'avait pas encore les capacités motrices d'écraser les aliments avec la langue.
- On évitait les aliments riches en protéines le plus longtemps possible, car on espérait ainsi diminuer les risques d'allergie alimentaire.

Voici ce qui est maintenant recommandé par les experts internationaux pour la diversification alimentaire[85] :

- C'est le lait maternel ou artificiel (préparation pour nourrisson ou « lait de suite ») qui assure la majorité des apports caloriques et nutritionnels jusqu'à 1 an. Il est nécessaire de continuer à le donner plusieurs fois par jour, de préférence à la demande.
- L'eau est l'autre boisson de référence. Même si une petite quantité de temps en temps n'est pas formellement interdite, il faut éviter de donner d'autres types de liquides (jus de fruit, lait végétal), en particulier quand ils ont un goût sucré.
- On n'a pas besoin de retarder l'introduction du gluten, des légumineuses (y compris le soja) et des oléagineux. Pour les bébés à fort risque allergique, l'introduction des allergènes ne doit pas nécessairement être retardée, mais elle doit se faire sous la supervision d'un-e professionnel-le.
- On peut donner toutes sortes d'aliments dès le début de la diversification, pourvu que leur texture soit sécuritaire, c'est-à-dire adaptée aux capacités masticatoires du bébé.
- Il faut veiller à donner au bébé des aliments riches en fer et en zinc.
- Il faut éviter d'ajouter aux aliments du bébé du sel ou du sucre (ou autre agent sucrant).
- Il faut donner des aliments au goût varié, y compris des légumes verts au goût fort, et veiller à ce que les enfants soient exposés, avant l'âge d'un an, à toute la variété des aliments que consomme la famille.

[84] http://www.mangerbouger.fr/pour-qui-242/enfants/la-phase-de-diversification-6-mois-3-ans/bien-manger-57/la-1ere-etape-de-diversification-4-mois-8-mois.html

[85] « Complementary feeding : a position paper by the European Society for Paediatric Gastroenterology, Hepatology and Nutrition (ESPGHAN) Committee on Nutrition » Fewtall M et col. (2017) J Pediatr Gastroenterol Nutr.

On peut considérer que, sauf exception, (par exemple des aliments sucrés ou ultratransformés), c'est l'enfant qui sait ce dont il a besoin parmi les repas équilibrés et variés présents sur la table familiale. Pendant cette période, on doit bien sûr éviter autant que possible l'ajout de sel, de sucre et d'épices (chacun pouvant les ajouter à l'assiette) dans les plats familiaux et faire en sorte que les textures correspondent aux compétences masticatoires du bébé. Rien n'empêche de proposer un menu « spécial bébé » quand on n'a pas envie de faire attention à ce que le menu familial lui convienne, ou à utiliser les petits pots de temps en temps, comme les adultes quand on mange un repas acheté à l'extérieur. Il faut noter que proposer au bébé des aliments habituellement consommés par la mère facilitera leur acceptation, car le bébé est déjà sensibilisé à leur goût et leur odeur pendant la grossesse. De plus, la variété des plats consommés par la famille permet de fournir un éventail plus complet de nutriments que les petits pots du commerce – à part bien sûr si la famille ne se nourrit que de malbouffe !

Règles générales pour la diversification alimentaire

Concernant la méthode de diversification alimentaire, la Société européenne de gastro entérologie, hépatologie et nutrition pédiatriques (ESPGHAN) recommande simplement de respecter les signaux de faim et de satiété du bébé et d'éviter de lui donner à manger en guise de réconfort ou de récompense (un câlin ou autre moment de pleine attention à l'enfant est une réponse plus appropriée).

Ces deux conseils très simples sont parfaitement en accord avec les recommandations de l'OMS pour la phase de diversification alimentaire, que voici[86]. « Les principes directeurs d'une alimentation de complément adaptée sont les suivants :

- Permettre un allaitement fréquent, à la demande, jusqu'à 2 ans ou plus.
- Être à l'écoute. Par exemple, nourrir les tout-petits directement et aider les plus grands. Nourrir les enfants lentement et patiemment, les encourager à manger mais ne pas les forcer, leur parler et garder le contact visuel avec eux.
- Respecter les règles d'hygiène et manipuler correctement les aliments.
- Commencer à 6 mois par de petites quantités et augmenter progressivement la ration alimentaire à mesure que l'enfant grandit.
- Augmenter progressivement la consistance et la variété des aliments.
- Augmenter la fréquence des repas solides : deux à trois repas par jour pour des nourrissons de 6 à 8 mois, et trois à quatre repas par jour pour des nourrissons de 9 à 23 mois, avec une ou deux collations supplémentaires, au besoin.

• Utiliser des aliments de complément enrichis ou une supplémentation en vitamines et en minéraux, le cas échéant.

• En cas de maladie, augmenter l'apport liquidien (y compris l'allaitement) et proposer des aliments mous, que l'enfant apprécie. »

Voicimes précisions pour chacune des recommandations de l'OMS :

« Permettre un allaitement fréquent, à la demande, jusqu'à 2 ans ou plus. »

Le lait peut être donné autant avant qu'après le repas, ou partagé en deux. Il faut se laisser guider par les signaux de faim et de satiété de l'enfant pour savoir quand et dans quel ordre lui donner le lait et les aliments complémentaires. Jusqu'à 12 mois, le lait reste l'aliment principal de l'enfant et, s'il n'est pas allaité, il doit boire au moins 750 ml de préparation pour nourrisson (PPN) par jour jusqu'à 9 mois et 600 ml par jour jusqu'à 2 ans.

« Être à l'écoute. Par exemple, nourrir les tout-petits directement et aider les plus grands. Nourrir les enfants lentement et patiemment, les encourager à manger mais ne pas les forcer, leur parler et garder le contact visuel avec eux. »

L'adulte doit réagir rapidement aux signes d'appétit et de satiété de l'enfant, en se souciant de ses émotions et en respectant son développement. Cette attitude, appelée « alimentation sensible aux besoins de l'enfant », est nécessaire pour éviter qu'il soit trop ou pas assez nourri, dès sa naissance et tout au long de sa vie. En effet, une alimentation insensible aux besoins de l'enfant peut avoir pour effet de supprimer les signes internes d'appétit et de satiété du nourrisson et donc de nuire à sa future autonomie alimentaire. Ainsi, exercer des pressions sur un nourrisson pour qu'il mange en utilisant des encouragements verbaux excessifs (comme « finis ton assiette ») peut entraîner des attitudes négatives à l'égard de l'alimentation et de mauvaises habitudes alimentaires ainsi qu'une suralimentation et un gain excessif de poids. Et à l'inverse, limiter les aliments riches en matières grasses par crainte que l'enfant ne grossisse trop peut avoir une incidence négative sur l'autorégulation et, en fait, augmenter la quantité d'aliments que l'enfant consomme lorsqu'on les lui présente.

D'après les sources officielles, une alimentation sensible aux besoins de l'enfant comprend :

• Un environnement confortable et sécuritaire qui tient compte des changements dans l'état physique et émotionnel de l'enfant.

• Un contact visuel et verbal, si possible avec l'adulte placé face à l'enfant. À tout âge, les repas devraient être l'occasion de passer un bon moment ensemble.

[86] « Alimentation du nourrisson et du jeune enfant » (2018) sur le site de l'OMS.

- Des ustensiles appropriés à l'âge de l'enfant et à sa culture.
- Différentes combinaisons d'aliments, de goûts et de textures.
- Peu de distractions pendant les repas. Le bébé a besoin de consacrer son attention à l'apprentissage de la nourriture solide.
- Des encouragements de l'enfant à manger, sans lui mettre de pression verbale ou physique. On peut encourager l'enfant à manger, et pour cela, le plus efficace est de manger avec plaisir devant ou à côté de lui. Cependant, il est important de ne pas forcer le bébé à manger malgré ses refus et d'éviter d'utiliser la nourriture comme moyen de pression (« tu auras du dessert si... ») ou comme récompense (« comme tu es sage, je te donne un gâteau »).
- Des réponses rapides aux signaux de faim et de satiété du bébé, en tenant compte de ses émotions et de son niveau de développement.

« Respecter les règles d'hygiène et manipuler correctement les aliments. »

Il faut appliquer une hygiène rigoureuse lors de la préparation et de la conservation des plats, et suivre les mêmes conseils de prévention que pendant la grossesse. En particulier, il faut éviter de laisser un plat plusieurs heures à température ambiante et autant que possible ne pas donner au bébé de plats préparés trop longtemps à l'avance (à part les petits pots du commerce bien sûr, car la stérilisation élimine tous les microbes).

« Commencer à 6 mois par de petites quantités et augmenter progressivement la ration alimentaire à mesure que l'enfant grandit. »

Pour les quantités, on commence par une ou plusieurs bouchées en complément du lait maternel, puis on augmente en suivant l'appétit du bébé. Les bébés savent s'autoréguler tant qu'on ne les a pas obligés à oublier cette capacité et qu'on ne leur propose pas d'aliments brouillant cette sensation comme les aliments sucrés et les AUT.

La capacité d'autorégulation alimentaire est un atout important dans la vie, il faut la préserver (voir la règle de satiété, page 82). Il ne faut donc pas s'inquiéter si le bébé ne mange pas « assez » un jour, dans la mesure où sa courbe de croissance est correcte. Un bébé qui refuse de manger après avoir pris plusieurs bouchées de différents aliments (purée, yaourt, pain...) est probablement rassasié. Et l'appétit des bébés comme des adultes varie en fonction de plusieurs paramètres, donc il ne faut pas présumer que l'appétit de l'enfant sera le même au repas suivant.

Une astuce pour évaluer quand l'enfant n'a plus faim : il a déjà mangé plusieurs fois de chaque aliment, et il jette les aliments par terre (ce dernier indice est valable une fois qu'est terminée la période de plusieurs semaines pendant laquelle le bébé expérimente la gravité !).

« Augmenter progressivement la consistance et la variété des aliments. »

Il n'est pas nécessaire d'avoir des dents pour manger des petits morceaux d'aliments mous ou écrasés à la fourchette. Selon les recommandations officielles canadiennes, « il est important que les parents et les dispensateurs de soins donnent une variété de textures douces (telles que des aliments grumeleux, cuits jusqu'à tendreté et finement hachés, en purée, écrasés ou broyés) et d'aliments à manger avec les doigts à partir de l'âge de 6 mois. (...) Si l'on retarde l'introduction de textures grumeleuses après l'âge de neuf mois, ceci peut être associé à des difficultés d'alimentation chez l'enfant plus âgé, et pourrait faire en sorte qu'il consomme moins d'aliments nutritifs tels que des légumes et des fruits[87]. »

« Augmenter la fréquence des repas solides : deux à trois repas par jour pour des nourrissons de 6 à 8 mois, et trois à quatre repas par jour pour des nourrissons de 9 à 23 mois, avec une ou deux collations supplémentaires, au besoin. »

On n'est pas obligé de commencer à proposer les solides lors du repas de midi. Il suffit de trouver un moment où le parent est détendu et l'enfant n'est pas affamé, ni fatigué, ni dans une autre période clé (maladie, adaptation à un nouveau mode de garde, apprentissage de la marche à 4 pattes...). Au bout de quelques semaines, on peut proposer 1 ou 2 sortes d'aliments solides 2 ou 3 fois par jour. Vers 7 à 8 mois, ses repas seront plus réguliers et combineront davantage d'aliments. Il est également possible de proposer des collations si le bébé a assez d'appétit.

Jusqu'à 1 an, il convient d'alimenter l'enfant à la demande : c'est ensuite qu'on pourra instaurer progressivement un horaire de repas et de collations. Ces recommandations sont surprenantes pour le public français, habitué aux recommandations destinées aux bébés allaités artificiellement, mais ce sont les recommandations officielles canadiennes, adaptées aux bébés bénéficiant d'un allaitement maternel.

« Utiliser des aliments de complément enrichis ou une supplémentation en vitamines et en minéraux, le cas échéant. »

Comme les bébés ont une croissance intense, tous les nutriments sont à surveiller. La supplémentation est à décider au cas par cas, en fonction de son alimentation et de son état de santé. Voir page 152 pour les recommandations concernant les bébés véganes. Pour les bébés ayant une alimentation standard, les recommandations sont notamment[88] :

[87] « La nutrition du nourrisson né à terme et en santé : recommandations de 6 à 24 mois « (2014) Santé Canada.

[88] « Recommandations pour la diversification alimentaire du nourrisson allaité au cours de la 1re année » Coordination française pour l'allaitement maternel (CoFAM) (2017).

- Augmenter les apports en fer et s'assurer des apports en zinc à partir de 6 mois.
- Continuer les supplémentations en vitamine D et favoriser l'ensoleillement pour une fabrication endogène.
- Augmenter la ration de légumes (hors féculents).
- Privilégier les aliments à index glycémique faible. Éviter les apports glucidiques simples comme les sucres ajoutés et les jus de fruits.
- Proposer de l'eau qui est la seule boisson adaptée. Les boissons sucrées, aromatisées, ou à base de plantes (même les « tisanes instantanées pour bébé » vendues en pharmacie !) ne sont pas recommandées.
- Maintenir des apports lipidiques plutôt élevés, en veillant au rapport oméga 6/oméga 3 (voir page 51). Pour apporter suffisamment d'acides gras essentiels (dont ALA et DHA), il est conseillé d'utiliser des huiles riches en oméga 3 (colza, olive et noix, ou des huiles mélangées) par exemple à la dose d'une cuillérée à café par repas, ainsi qu'un apport alimentaire en DHA (petits poissons gras ou complément alimentaire, afin de limiter la contamination en mercure et PCB).

« En cas de maladie, augmenter l'apport liquidien (y compris l'allaitement) et proposer des aliments mous, que l'enfant apprécie. »

Quand les bébés sont malades ou traversent une période difficile, il est fréquent qu'ils refusent l'alimentation solide. Ils ont donc alors besoin de satisfaire leurs besoins d'eau et de nutriments avec plus de lait que d'habitude.

Rôles et responsabilités des parents et de l'enfant pendant l'alimentation selon les recommandations officielles canadiennes

« L'acquisition de saines habitudes alimentaires est une responsabilité partagée. Pour les jeunes nourrissons, les parents sont responsables de la source de lait offerte, et l'enfant, avec l'alimentation à la demande du nourrisson ou l'alimentation « selon les signaux émis par le nourrisson », est responsable de tout le reste (c'est-à-dire, à quel moment, à quel endroit et quelle quantité).

Pour les nourrissons plus âgés et les jeunes enfants, les parents et les dispensateurs de soins proposent une sélection d'aliments nutritifs, préparés et servis de façon sécuritaire, en plus de la source de lait offerte à l'enfant. À l'âge d'un an, les parents et les dispensateurs de soins deviennent responsables du moment et de l'endroit où la nourriture est consommée, en offrant des collations et des repas réguliers. Quel que soit son âge, l'enfant décide quelle quantité il veut manger et s'il veut manger.

Pour favoriser de saines habitudes alimentaires, encourager les parents et les dispensateurs de soins à reconnaître les signes d'appétit de leur enfant, notamment de l'agitation ou de l'irritabilité, et à y donner suite, ainsi qu'à reconnaître les signes de satiété comme détourner la tête, refuser de manger, s'endormir ou jouer. Les parents doivent avoir confiance en la capacité de leur enfant de décider quelle quantité il veut manger et s'il veut manger (Satter, 2012). Ce type de soutien favorise l'autonomie.

La quantité de nourriture offerte devrait également se fonder sur les principes de l'alimentation sensible aux besoins de l'enfant. La quantité de nourriture consommée au repas variera en fonction de facteurs tels que ceux qui suivent :

- comment l'enfant se porte,
- la présence de distractions,
- la période de la journée,
- la quantité de lait maternel ingéré,
- son appétit et sa capacité à manger,
- la densité calorique des aliments complémentaires.

La teneur en nutriments et la fréquence des repas devraient être adaptées aux besoins du nourrisson plus âgé. On devrait encourager les parents et les dispensateurs de soins à commencer en donnant de petites quantités d'aliments composant les repas de la famille, modifiés pour obtenir une texture et une grosseur appropriées à son âge et à son stade de développement »[89]..

[89] « La nutrition du nourrisson né à terme et en santé : recommandations de 6 à 24 mois (2014) Santé Canada.

Quelle méthode appliquer pour la diversification alimentaire ?

On vient de voir que les experts internationaux donnent des conseils pour mener la diversification alimentaire, mais ne recommandent aucune méthode de diversification en particulier. C'est là aussi à contre-courant des habitudes françaises actuelles, qui sont de suivre une méthode précise. Pour rassurer les parents qui souhaitent fonctionner ainsi, je détaille ici les avantages et les inconvénients des 3 méthodes de diversification les plus répandues.

La diversification avec des purées

Avantages de la diversification avec des purées

- Méthode la plus courante.

- Les purées peuvent être préparées à la maison et congelées, ce qui est apprécié par certains parents pour se concentrer sur le bébé. Si l'on ne dispose pas d'un mixeur, on peut écraser les aliments cuits avec une passoire à mailles fines.

- Introduction possible avant 6 mois, même si ce n'est plus recommandé actuellement et qu'il faut éviter absolument de commencer la diversification avant 4 mois révolus.

Inconvénients de la diversification avec des purées

- N'encourage pas l'autonomie du bébé (il est dépendant de la cuillère donnée par le parent).

- N'encourage pas une alimentation sensible aux besoins de l'enfant, en donnant au parent l'habitude de contrôler la quantité d'aliments avalée.

- La composition habituelle des purées en France ne favorise pas la prévention de l'anémie chez les bébés qui sont en allaitement maternel. En effet, les légumes et les produits laitiers ne sont pas des aliments riches en fer.

- La gestion des purées est une tâche supplémentaire à effectuer, en particulier si on les prépare soi-même.

- La transition aux morceaux est parfois délicate, en particulier vis-à-vis du risque d'étouffement lors de l'étape des purées à la texture non homogène (l'enfant peut être surpris par l'apparition de morceaux au milieu d'une purée lisse).

Conseils pour la diversification avec des purées

- Commencer par proposer des purées lisses puis des biscuits qui fondent facilement en bouche.

- Proposer la cuillère remplie à l'entrée de la bouche, sans forcer si l'enfant ne veut pas ouvrir la bouche.

- Au fil du temps, proposer à l'enfant de saisir lui-même les cuillères pré-remplies posées dans la main du parent, puis poser les cuillères préremplies sur la table, le tout en laissant l'enfant essayer d'utiliser seul la cuillère. Il est donc utile de prévoir plusieurs cuillères : en particulier une pour l'enfant et une pour le parent. Prévoir aussi une débarbouillette pour le visage et les mains du bébé, sa chaise et la table, et une serpillière pour le sol.

- Vers 8 mois, proposer des textures plus variées, comme des purées écrasées à la fourchette. Les enfants à qui on propose des morceaux seulement après 9 mois ont plus de difficultés à les manger[90].

- Ne jamais forcer l'enfant à manger (voir page 137).

- Penser à inclure des aliments riches en fer, en particulier si le bébé bénéficie encore du lait maternel comme source de lait.

Sophie Cottarel, autrice d'« Enfant végé », le premier blog français sur l'alimentation des bébés et enfants véganes, a détaillé sur son blog la diversification de son premier bébé suivant la méthode française classique, en version végétalienne[91]. Il faut noter que les purées proposées sont assez pauvres en fer et en zinc, et ne sont donc plus en accord avec les recommandations actuelles.Voici des exemples de purées relativement riches en fer :

- Mixer des légumes cuits, des légumineuses cuites, et un peu de bonne huile. On peut donner toutes sortes de légumineuses, y compris du soja, dès le début de la diversification. Par exemple, on peut proposer une purée obtenue en mixant 50 g de carottes cuites avec 40 g de pois chiches et 1 cuillerée à soupe d'huile de colza (et un peu d'eau si besoin pour obtenir la texture voulue). Si le bébé ne finit pas cette purée, on peut étaler le reste sur de petits morceaux de pâte feuilletée et cuire au four pour obtenir de petites tartelettes apéritives (voir page 242).

- Mélanger 100 g de purée de pomme (ou autre compote sans sucre ajouté) et 1 cuillerée à soupe (15 g) de purée d'oléagineux sans sucre ni sel, par exemple de la purée d'amande blanche. Il faut mélanger soigneusement la purée d'oléagineux pour qu'il n'y ait absolument aucun grumeau. Cette compote peut être conservée 2 jours au frais, comme la plupart des plats cuisinés.

[90] « Delayed introduction of lumpy foods to children during the complementary feeding period affects child's food acceptance and feeding at 7 years of age » Coulthard H, Harris G, Emmett P (2009) Matern Child Nutr.

[91] http://enfantvege.canalblog.com/archives/2012/07/09/24672743.html

• Mixer 80 g de poire avec 40 g de châtaignes cuites et épluchées (ou de la purée de châtaigne non sucrée). Servir immédiatement. Si la compote doit être préparée à l'avance, utiliser de la poire cuite.

• Préparer une bouillie de sarrasin : mélanger 15 g de farine de sarrasin avec 125 ml de lait riche en matières grasses (lait maternel, ou mélange de crème de cajou et d'eau par exemple) et faire cuire en remuant jusqu'à épaississement.

• Préparer une bouillie (à mixer) avec des flocons d'avoine : mixer les flocons en farine avant de les cuire, ou mixer le porridge après cuisson.

• Ajouter 2 cuillerées à café de germes de blé (5 g) à 60 ml de bouillie de céréales.

Il faut penser à associer une source de vitamine C au repas pour que le fer végétal soit bien absorbé (voir page 36).

La Diversification menée par l'enfant (DME)

Avantages de la DME

• Si la famille mange sainement (repas équilibrés, sel ajouté uniquement à l'assiette au début et avec parcimonie ensuite, pas de sucre ajouté dans les desserts donnés au bébé jusqu'à 1 an minimum), il n'y a pas besoin d'acheter de petits pots ni de préparer un repas différent pour le bébé. Ceci représente une belle économie en temps et en argent.
• Toute la famille peut manger en même temps, grâce à la quasi-autonomie alimentaire du bébé.
• La DME facilite une alimentation sensible aux besoins de l'enfant.
• La DME stimule la motricité fine du bébé.

Inconvénients de la DME

• Cette méthode est encore plus salissante que la diversification avec des purées.
• La DME oblige à faire un travail d'équipe avec le bébé (en fait, c'est un avantage sur le long terme !). En particulier, il faut lui faire confiance sur les quantités consommées (jusqu'à 12 mois la source majoritaire des calories est toujours le lait).
• Cette méthode est déconseillée pour certains bébés, comme ceux ayant un retard de développement.
• La DME est également déconseillée si la famille a une alimentation déséquilibrée. Frites et biscuits apéritifs ont une texture compatible avec la DME mais ne sont pas des aliments sains !

Conseils pour la DME

• Se documenter sur le réflexe nauséeux (voir page 156).
• Ne jamais mettre un aliment solide dans la bouche de l'enfant ! Jamais ! On peut placer l'aliment dans sa main, ou piquer l'aliment sur une petite

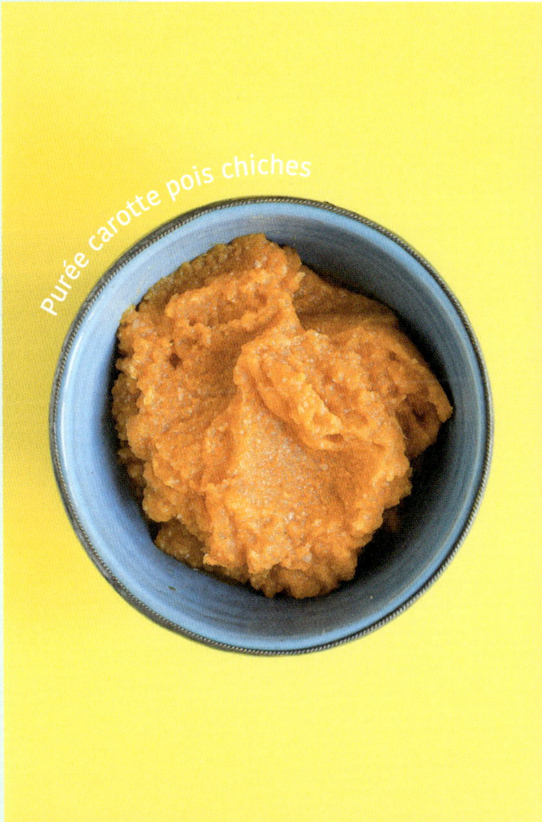
Purée carotte pois chiches

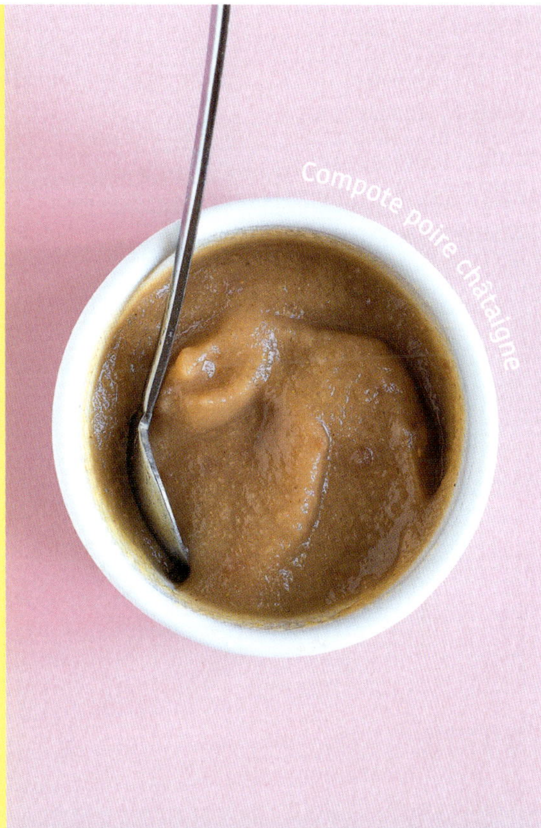
Compote poire châtaigne

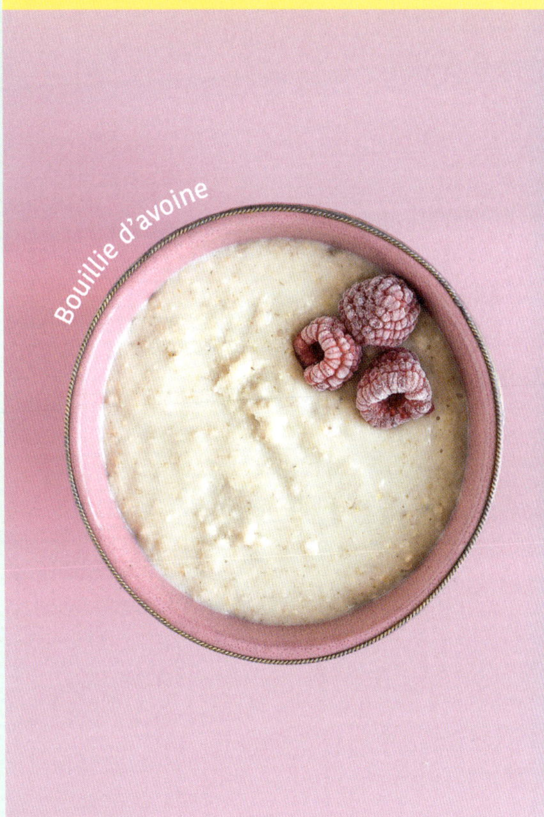
Bouillie d'avoine

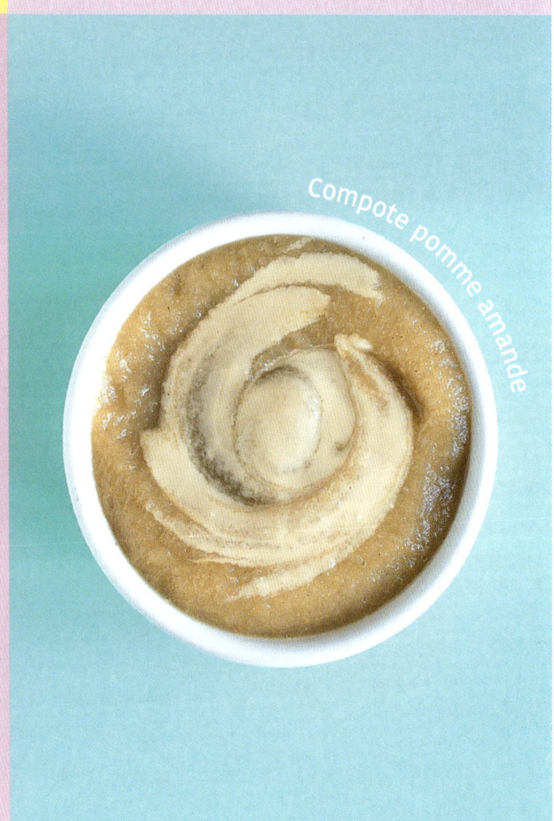
Compote pomme amande

fourchette et la placer dans sa main, mais c'est l'enfant qui doit lui-même le placer dans sa bouche, sinon, il y a un réel risque qu'il s'étouffe.

- Avant de proposer un aliment au bébé, tester si sa texture est sécuritaire en le plaçant entre nos lèvres pour l'écraser : il doit s'écraser facilement en formant une pâte homogène. Ou, si on veut ressentir exactement ce qui se passe dans la bouche du bébé, placer l'aliment dans la bouche et essayer de l'écraser avec la langue contre le palais.
- Pour les aliments très durs, ne les donner que s'ils sont suffisamment durs et de taille suffisamment grosse pour ne pas se casser en petits morceaux dans la bouche. Exemples d'aliments durs sécuritaires : une pomme entière pelée, une grosse carotte crue et pelée. Exemples d'aliments durs à risque : bâtonnet de carotte ou de concombre crus, carotte entière cuite à la vapeur (elle reste plus dure que si elle est cuite à l'eau), morceau de tofu ferme.
- Éviter les aliments pouvant coller au palais, comme les morceaux de salade, la peau des fruits ou les purées d'oléagineux données à la cuillère ou étalées en couche épaisse : Il est impératif d'étaler les purées d'oléagineux en couches très fines ou de les mélanger soigneusement à une purée de fruits, légumes ou légumineuses.
- Pour que le bébé soit capable de saisir l'aliment, commencer par lui proposer des morceaux assez gros, par exemple de la taille de son poig.
- Après quelques mois de DME, comme le bébé aura entraîné ses capacités de préhension et de mastication, on pourra proposer des aliments de plus petite taille et de texture un peu plus solide (on vérifiera alors qu'on peut les écraser entre nos doigts plutôt qu'entre nos lèvres).
- Proposer des aliments riches en calories et surveiller la courbe de poids, car certains bébés ne grandissent pas de manière satisfaisante avec une DME. Environ 6% des bébés sont à risque, en raison d'un développement plus lent[92].
- Servir des mini portions sinon le bébé s'éparpille, gaspille et en met partout. Par exemple, ne mettre qu'une bouchée d'un ou deux aliments devant l'enfant, garder le reste hors de sa vue et fournir le reste au fur et à mesure qu'il mange.
- Prévoir le nettoyage : bavoir intégral ou mise en pyjama après le dîner ; débarbouillettes lavables qui nettoient la bouche et les mains puis la table, la chaise et le sol et avant d'aller directement au linge sale ; toile cirée, papier journal ou rideau de douche sous la chaise.

L'étude BLISS a montré que quand on met l'accent sur les aliments riches en énergie, en fer et conçus pour limiter le risque d'étouffement, il n'y a pas de différence en corpulence selon la méthode de diversification[93]. Pour appliquer la méthode BLISS, il faut respecter les conseils généraux de DME et veiller à proposer à chaque repas[94] :

- un aliment riche en fer,
- un aliment riche en calories,
- un fruit ou un légume.

[92] « Is baby-led weaning feasible? When do babies first reach out for and eat finger foods? » Wright CM, Cameron K, Tsiaka M, Parkinson KN. (2011) Matern Child Nutr.

[93] « Effect of a Baby-Led Approach to Complementary Feeding on Infant Growth and Overweight: A Randomized Clinical Trial. » Taylor RW et col. (2017) JAMA Pediatr.

[94] « Baby-Led Introduction to SolidS (BLISS) study: a randomised controlled trial of a baby-led approach to complementary feeding » Daniels L et col. (2015) BMC Pedriatr.

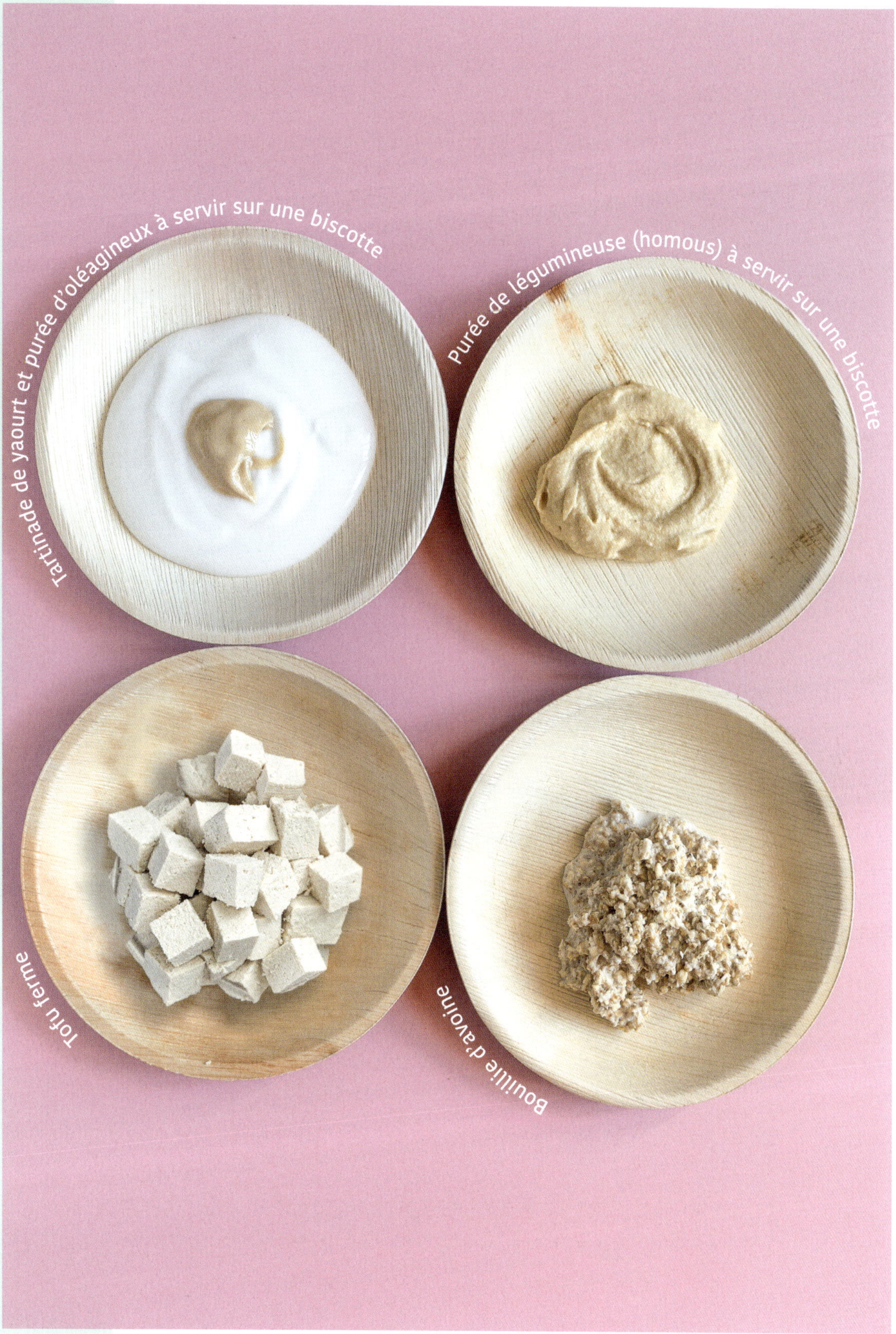
Tartinade de yaourt et purée d'oléagineux à servir sur une biscotte
Purée de légumineuse (homous) à servir sur une biscotte
Tofu ferme
Bouillie d'avoine

Exemples d'aliments végétaux riches en fer pour les premières semaines de DME

- purée de légumineuses (houmous, pâté de lentilles sans morceaux, tartinade de pois cassés...) à déposer en petite quantité sur un morceau de biscotte ou de croûte de pain,
- tartinade obtenue en mélangeant de la purée de fruits ou du yaourt de soja nature et un peu de purée d'oléagineux sans morceaux (par exemple, 2 cuillerées à café de purée de pomme avec 1 demi-cuillerée à café de purée d'amandes blanches),
- bouillie d'avoine ou de céréales enrichies en fer mélangée à du lait maternel tiré, à du lait de soja non sucré ou à un mélange de purée d'oléagineux et d'eau,
- tofu ferme, en vérifiant d'abord qu'il ne s'émiette pas quand on l'écrase.

Pour que le fer des exemples ci-dessus soit bien absorbé, il est important de les accompagner d'une source de vitamine C, par exemple de fruits frais bien mous présentés en bâtonnets (poire bien mûre, pêche...).

Aliments riches en énergie pour les premières semaines de DME

- biscotte, croûte de pain (enlever la mie car elle colle au palais), pain de mie grillé (pour que la mie ne soit plus molle), galette croustillante type pain des fleurs, biscuits sans sel ni sucre, pâtes de forme facile à prendre (penne ou autre forme de pâte creuse) et très cuite (pour être fondante).

Fruits et légumes pour les premières semaines de DME

- tranche de légume mou pelé et bien cuit (courge, courgette, patate douce),
- carottes très cuites à l'eau (la cuisson vapeur ne les ramollit pas suffisamment),
- bouquet de chou-fleur très cuit à l'eau (éviter le brocoli, dont la texture est moins homogène),
- feuille de fenouil cuite à la vapeur (à sucer),
- demi-tranche d'orange avec la peau (à sucer),
- suprême de clémentine,
- demi-banane pas trop mûre dont on a conservé une partie de la peau pour éviter qu'elle ne glisse en main,
- morceaux de pomme cuite au four et pelée,
- pomme crue servie entière et pelée (ou demi-pomme pelée et épépinée).

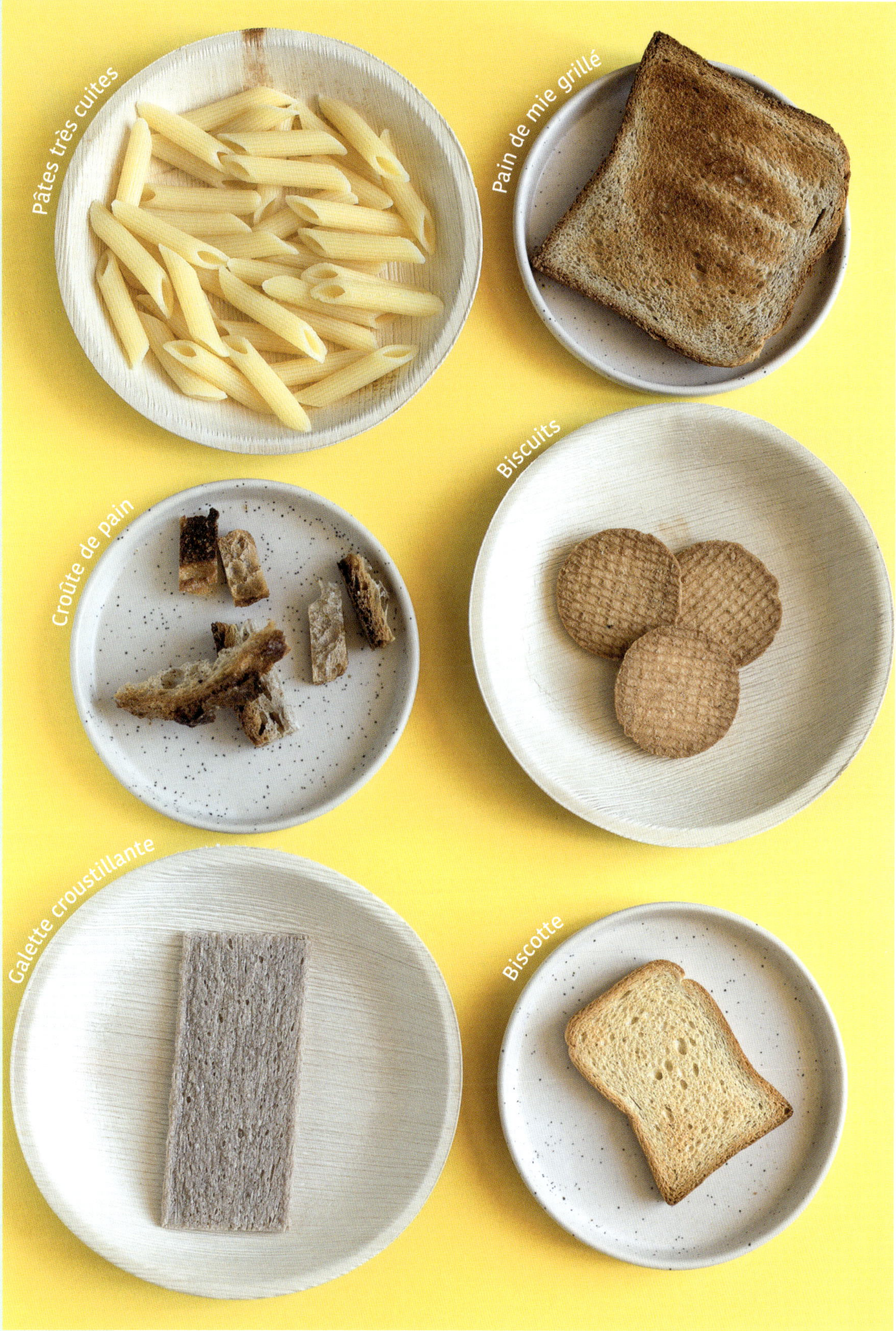
Pâtes très cuites
Pain de mie grillé
Biscuits
Croûte de pain
Galette croustillante
Biscotte

Passer des purées à la DME ?

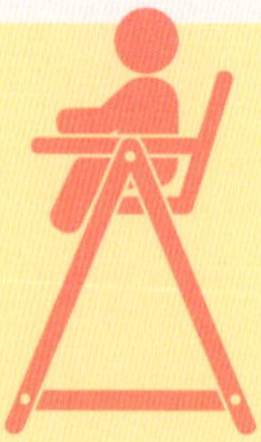

Si le bébé a été diversifié aux purées et qu'il a plus de 6 mois, on peut commencer la DME mais il faut alors agir comme s'il avait seulement 6 mois, car ses capacités de mastication n'ont pas encore été sollicitées.

En période de transition, on peut lui proposer des morceaux entre les repas, pour qu'il s'entraîne à les mettre en bouche sans l'urgence de la faim. Si ce n'est pas possible, on peut lui donner des cuillerées de purée comme avant pour calmer sa faim au début du repas, puis lui proposer des morceaux, et terminer par à nouveau de la purée afin de s'assurer que le bébé est rassasié.

Il faudra dès que possible arrêter de lui mettre la cuillère dans la bouche : on peut la lui remplir et la mettre dans sa main (faire des purées plus épaisses facilite la manœuvre sans que tout ne soit renversé au passage).

La méthode mixte

Dans cette méthode, on prend le meilleur des deux méthodes précédentes : on propose des purées à la cuillère donnée par le parent et, d'autre part, des morceaux sécuritaires (morceaux de légumes ou fruits bien cuits pour être bien mous, croûte de pain ou morceau de biscotte).

Avantages de la méthode mixte

- Elle est recommandée par Santé Canada le ministère de la santé du gouvernement canadien.
- Elle permet de laisser certaines personnes donner des purées au bébé, tout en pratiquant la DME à la maison.
- Elle est rassurante pour les parents qui sont tentés par la DME mais qui doivent aussi être particulièrement vigilants sur la bonne croissance du bébé, comme les parents véganes.
- Elle permet au bébé de choisir à son gré entre une texture de purée et une texture plus solide. Il peut manger la purée à la cuillère et grignoter une croûte de pain, ou préférer sucer le pain trempé dans la purée.

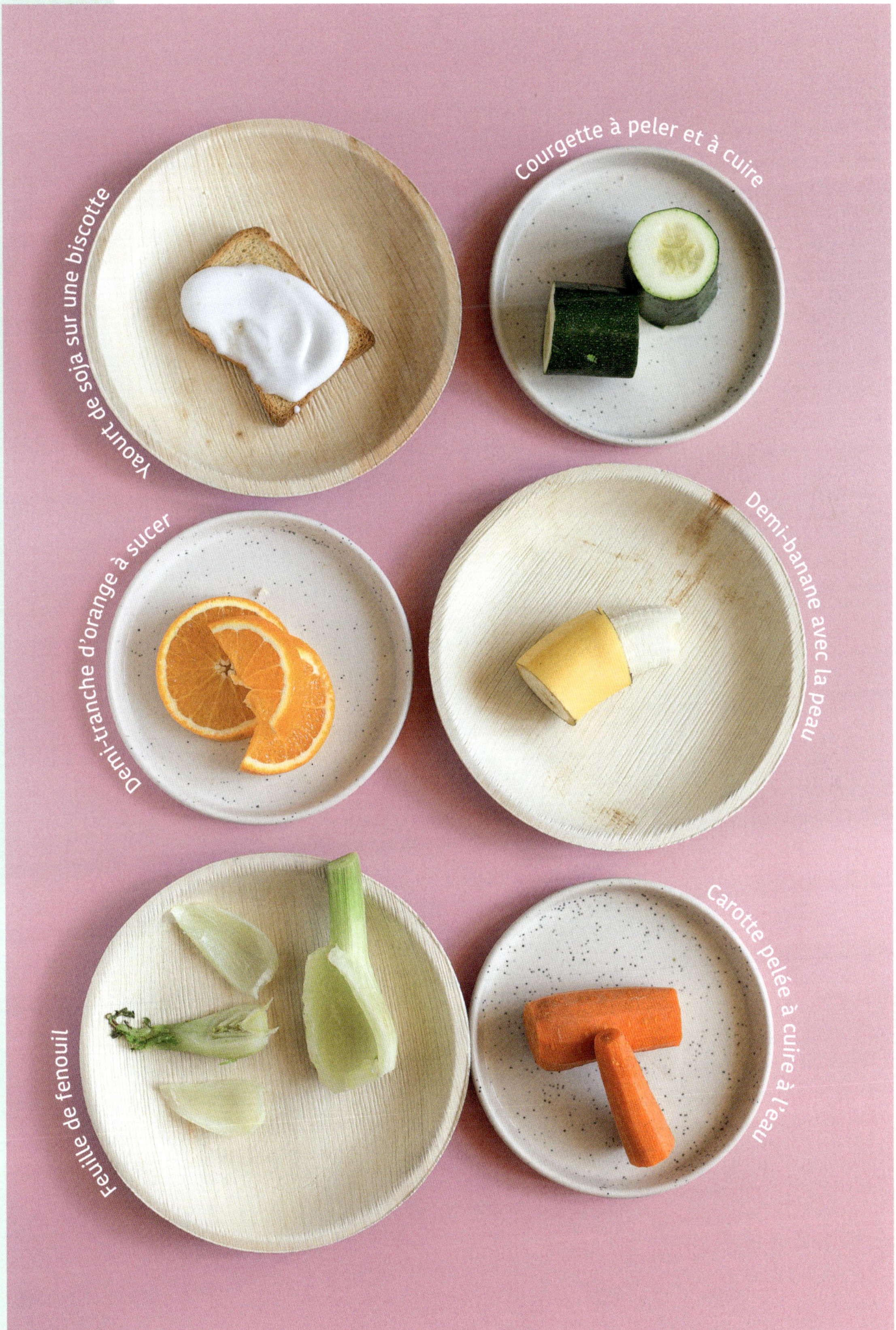
Yaourt de soja sur une biscotte
Courgette à peler et à cuire
Demi-tranche d'orange à sucer
Demi-banane avec la peau
Feuille de fenouil
Carotte pelée à cuire à l'eau

- Elle correspond à ce qui est en fait la réalité pour la plupart des familles : une étude des méthodes de diversification a montré que les deux tiers des bébés de 6-8 mois suivant une diversification avec des purées consommaient au moins une fois par jour des morceaux d'aliments solides qu'ils saisissaient eux-mêmes[95].

Exemple de « purées »
(voir plus d'exemples page 143)

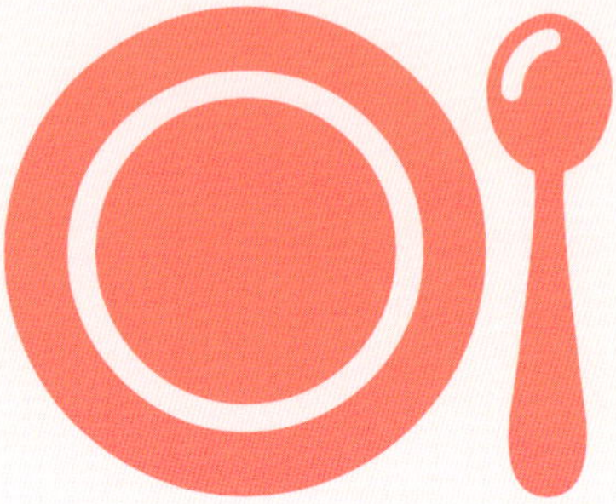

- purée de légumes et/ou légumineuses,
- bouillie ou compote avec oléagineux,
- yaourt de soja nature uniquement composé de lait de soja et de ferments.

Exemples d'aliments à prendre à la main
(voir plus d'exemples page 148)

- biscottes sans sel,
- croûte de pain,
- tranches de pain séchées au four pour les durcir (certaines boulangeries les vendent toutes prêtes), éventuellement coupées en bandes pour faciliter leur prise en main.

Quelles sont les spécificités nutritionnelles des bébés véganes ?

Il faut supplémenter les bébés véganes dès la diversification

Dès la naissance, on supplémente tous les bébés en vitamine D. À partir de la diversification, on leur apporte des aliments de plus en plus variés, afin de les habituer progressivement à l'alimentation familiale et de leur fournir tous les nutriments nécessaires pour continuer leur croissance. Pour les bébés ayant une alimentation végétale, ceci signifie leur donner un complément alimentaire en vitamine B12 et commencer à veiller à leurs apports en iode, calcium et autres nutriments importants quand on consomme peu de produits d'origine animale (voir page 26).

Pour les bébés allaités au sein, il faut des aliments riches en fer et zinc

À partir de 6 mois, le lait maternel n'apporte plus assez de fer et de zinc pour combler les apports nécessaires à la croissance du bébé. Il est donc important que les bébés allaités reçoivent dès le début de leur diversification des aliments riches en fer et en zinc. Si l'on ne consomme pas de viande, dans laquelle le fer est très disponible, il faut veiller à ce que le bébé consomme des quantités significatives d'aliments riches en fer et en zinc. En voici quelques exemples :

- des purées de légumineuses à manger à la cuillère (éventuellement mélangées à des purées de légumes) ou à étaler sur un morceau de biscotte,
- de la bouillie ou des crackers préparés avec de la farine d'avoine ou de sarrasin,
- des oléagineux en poudre ou en purée en veillant à les mélanger très soigneusement avec un autre aliment (purée de fruits, de légume ou de légumineuse, bouillie de céréale, yaourt de soja nature) pour éviter tout grumeau,
- du germe de blé à mélanger avec un autre aliment ou dans lequel rouler de gros morceaux de fruits ou légumes mous.

Pour que le fer soit bien absorbé, il faut apporter à chaque repas une source de vitamine C : fruit frais mixé en écrasé, eau mélangée avec une cuillerée de jus d'agrumes...

Dans certains pays comme le Canada, on trouve dans le commerce des céréales pour bébé enrichies en fer ; ce n'est pas (encore) le cas en France.

Foire aux questions

Les intolérances alimentaires

Il est actuellement recommandé d'introduire les nouveaux aliments un par un pour surveiller que le bébé les tolère. Les premiers temps, on peut, par exemple, laisser 2 jours de délai afin d'observer d'éventuels effets négatifs qui surviendraient le lendemain. On peut aussi tenir un journal alimentaire pour observer d'éventuelles tendances entre la composition du repas et d'éventuels problèmes digestifs, cutanés ou autres. Dès lors qu'un allergène alimentaire éventuel a été introduit avec succès, il est conseillé de continuer à le proposer régulièrement pour que l'enfant s'y habitue. Concernant le gluten, pour limiter le risque de maladie cœliaque chez les enfants qui y sont prédisposés, il faut introduire les aliments contenant du gluten avant 12 mois et à tout âge, éviter de les consommer en excès.

Il n'aime pas un aliment

Un bébé a souvent besoin de plusieurs jours pour apprécier un nouvel aliment. Il faut continuer à les proposer régulièrement, et en manger avec plaisir devant lui, sans jamais le forcer à en manger ni à y goûter. Si l'enfant refuse toujours de manger un aliment après plusieurs essais, il est utile d'arrêter de le lui servir pendant quelque temps, par exemple 2 semaines, avant de recommencer à le proposer.

[95] « How different are baby-led weaning and conventional complementary feeding? A cross-sectional study of infants aged 6-8 months » Morison BJ et col. (2016) BMJ Open.

Faut-il introduire des aliments non conformes à nos valeurs ?

Il n'y a pas eu d'études pour répondre de manière certaine à cette question. On peut penser à un intérêt pour éviter une future allergie. Mais ne pas rencontrer un allergène pendant l'enfance ne déclenche pas nécessairement une allergie plus tard, comme le montre l'exemple du soja. La plupart d'entre nous n'en a pas consommé avant l'adolescence voire l'âge adulte, et pourtant le tolère bien.

Un autre intérêt potentiel quand on réfléchit à introduire des aliments contraires à nos valeurs est la possibilité pour l'enfant d'avoir une flore intestinale adaptée à la digestion de ces aliments. Mais pour cela, il faut alors les consommer souvent. En fait, l'enfant pourra adapter sa flore plus tard, par exemple quand il commencera à aller à la cantine, en consommant spontanément de petites quantités des aliments inconnus jusqu'alors avant de les manger en plus grandes quantités s'il le décide.

L'hygiène dentaire

On l'a vu, il n'y a pas besoin de dents pour commencer la diversification alimentaire. Par contre, dès que les dents sortent, il est utile de les brosser régulièrement et d'utiliser un dentifrice fluoré, en veillant à adapter la teneur en fluor (250 ppm) et la quantité de dentifrice à l'âge : un grain de riz pendant les premiers mois puis un petit pois à 6 ans. Certaines brosses à dents pour enfants ont des poils bleus, qui indiquent la quantité de dentifrice qui devrait être déposé sur la brosse à dents. Il faut bien entendu utiliser une brosse à dents adaptée à l'âge de l'enfant. Pour les premiers mois, une brosse à dents en silicone de type « doigtier » est pratique, durable et sert aussi pour masser les gencives douloureuses.

La prévention des caries passe aussi par la limitation des sucres et l'évitement du grignotage. Plus on mange souvent dans la journée, plus l'intérieur de la bouche est acide, ce qui favorise les caries. Si l'enfant a une prise alimentaire après le brossage des dents du soir, on peut limiter les risques de carie en lui faisant boire de l'eau juste après, pour rincer sa bouche des restes d'aliments.

Pour en savoir plus sur la prévention des caries chez le bébé et l'enfant, on peut consulter le site SuperDent[96]. Il comporte des informations simples et claires pour les parents, ainsi que des images destinées aux enfants.

Les boissons

Avant la diversification alimentaire, il est inutile de proposer des boissons autres que le lait maternel (ou l'eau en période de chaleur dans le cas où le bébé est nourri au lait artificiel, voir page 119). Ensuite, il est nécessaire de continuer l'allaitement maternel ou artificiel jusqu'à ce que l'alimentation soit suffisamment variée et équilibrée, en général jusqu'à au moins 2 ans.

Les laits animaux ou végétaux ne peuvent pas remplacer le lait maternel ou artificiel : ils ne sont pas adaptés aux besoins nutritionnels du bébé. Si on les donne régulièrement, ils vont prendre la place d'autres aliments et occasionner un risque de carences et de mauvaise croissance du bébé. Jusqu'à un an, la boisson principale du bébé doit être du lait maternel ou artificiel.

Les bébés et les enfants ont des périodes de refus des aliments, souvent en cas de maladie ou de dent qui pousse. Ce n'est pas gênant si cela ne dure que quelques jours car le lait (maternel ou artificiel) reste de toute façon la source majoritaire de calories pendant la première année.

En cas de chaleur, on peut craindre que le bébé ne boive pas assez et être tenté de lui proposer des boissons « spécial bébé » du type Babysoif. Ces préparations, même vendues en pharmacie, sont cependant fortement déconseillées à cause de leur teneur élevée en sucre – l'équivalent de 1,5 cuillerée à café (4,5 g) dans un seul sachet de préparation pour boisson de bébé, comme je l'explique sur mon blog[97] ! Il faut donc privilégier l'eau simple pour hydrater le bébé, éventuellement rendue plus attirante proposée dans un contenant ludique, comme une gourde à paille, ou aromatisée avec quelques gouttes d'eau de fleur d'oranger.

Boire au verre

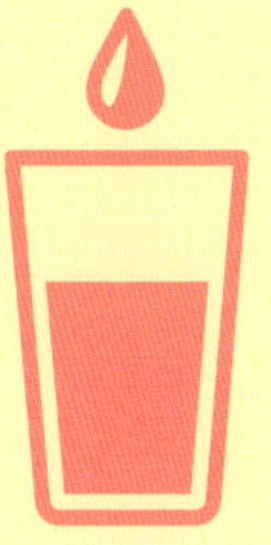

Il existe toutes sortes d'ustensiles de puériculture destinés à faire boire l'enfant : tasse à bec, tasse magique, gourde à paille… On peut aussi proposer directement au bébé de boire au verre normal. Pour cela, choisir un verre peu profond, le remplir quasiment à ras bord et le présenter devant la bouche du bébé.

Proposer régulièrement à boire en approchant le verre et, quand le bébé ne boit pas, tenir le verre hors de sa portée pour éviter qu'il ne le renverse. Petit à petit, on pourra lui proposer de saisir le verre, toujours sous la surveillance rapprochée du parent pour éviter les renversements. À l'âge de 1 an, le bébé devrait principalement boire au verre, ou avec une tasse d'apprentissage.

Pour que le bébé s'entraîne sans dégâts à boire au verre, un bon moyen est de lui proposer des gobelets comme jouets de bain (personnellement je ne mets aucun produit dans l'eau du bain et je savonne le bébé juste avant la fin du bain, pour éviter qu'il ne boive trop de cochonneries).

96 http://www.cariedentaire.fr/

97 https://vegebon.wordpress.com/2018/06/10/babysoif-fait-maison/

Différencier l'étouffement et le réflexe nauséeux

L'étouffement est la première cause de mort accidentelle chez les enfants de moins de 1 an, et la quatrième cause chez les enfants de moins de 5 ans. Mais il est très important de ne pas confondre étouffement et réflexe nauséeux (*gag reflex* en anglais).

Le réflexe nauséeux survient quand les aliments avancent un peu trop loin sur la langue du bébé et il lui permet alors de les expulser au lieu de tenter de les avaler. Le réflexe nauséeux peut avoir l'air effrayant puisque l'enfant émet des sons étranges, semble en difficulté pour recracher l'aliment et qu'il se passe plusieurs longues secondes avant qu'il n'arrive à le faire tomber devant lui. Il est utile de regarder des vidéos de réflexe nauséeux afin de le différencier de l'étouffement et de s'habituer à réagir correctement.

Ce qu'il faut faire en cas de réflexe nauséeux :

- résister à l'envie de déplacer l'enfant (ça peut amener l'aliment trop loin et causer un réel étouffement),
- vérifier que le bébé respire,
- adopter un visage calme et encourageant : comme pour tant d'autres choses, au fil du temps, le bébé apprend et il sera de plus en plus efficace pour mettre en œuvre ce réflexe.

À noter, la diversification avec des morceaux (DME ou méthode mixte) a tendance à causer moins d'étouffements qu'avec une diversification uniquement basée sur les purées. En effet, avec la méthode des purées, les étouffements ont lieu quand on introduit les purées avec morceaux ou les purées avec morceaux ou avec des morceaux donnés seuls[98].

Voici ce qui cause la plupart des réflexes nauséeux :

- **Les aliments non homogènes :** certains bébés ont du mal à garder en bouche ou à avaler des aliments qui ne sont pas homogènes. Les aliments avec grumeaux ou petits morceaux leur causent un réflexe nauséeux qui peut aller jusqu'au vomissement. C'est en particulier le cas pour les aliments homogènes contenant quelques grumeaux, comme du yaourt avec des morceaux de fruits.
- **Les aliments solides :** quand les enfants apprennent à mâcher, ils ont tendance à essayer d'avaler un morceau d'aliment avant qu'il ne soit complètement mâché, ce qui peut enclencher le réflexe nauséeux et parfois l'étouffement.
- **Certains aliments** sont particulièrement susceptibles de causer un réflexe nauséeux et doivent donc être évités pendant les premiers temps où le bébé apprend à manger des solides. Il s'agit d'aliments qu'un adulte ne peut écraser avec les lèvres et qui donnent alors des morceaux de taille moyenne : quartiers de pomme crue (donner la pomme soit entière et pelée, soit cuite jusqu'à être fondante), bâtonnets de carotte crue ou tranches de carotte cuite à la vapeur (donner la carotte soit crue et râpée soit bien bouillie et en morceaux). Il s'agit aussi d'aliments qui collent au palais : laitue, banane trop mûre, fruits avec peaux molles, purée d'oléagineux servie à la cuillère

ou tartinée en couche épaisse. Enfin, certains aliments qui se cassent en morceaux filandreux : brocoli, céleri branche, ananas.

• **Un environnement non calme** pendant le repas, qui cause de la distraction et empêche ainsi l'enfant de bien se concentrer sur la gestion de ses bouchées.

Les enfants dont le réflexe nauséeux est très sensible ont habituellement besoin d'aide pour tolérer les aliments non homogènes dans la bouche. On peut notamment essayer les idées suivantes[99] :

• Laisser l'enfant mettre lui-même les aliments dans sa bouche.

• Proposer des aliments solides qui se dissolvent facilement, comme des biscottes.

• Ajouter des solides aux purées tout en conservant une texture quasiment homogène. Par exemple, on peut mettre une petite quantité de germe de blé ou de chapelure fine dans un yaourt. À mesure que l'enfant s'améliore, on peut en ajouter davantage.

• Laisser l'enfant mettre des jouets dans sa bouche et lui proposer des jouets de dentition ayant une texture variée. La brosse à dents aussi peut aider à désensibiliser le réflexe nauséeux.

En cas d'étouffement, un aliment bloque les voies respiratoires et l'enfant n'arrive plus à respirer, ses pupilles se dilatent, il est en train de s'asphyxier. Pour prévenir les situations d'étouffement, il faut[100] :

• Surveiller l'enfant pendant qu'il mange et éviter les distractions ou les mouvements brusques pendant les repas.

• Éviter de lui donner des aliments qui comportent un risque d'étouffement, en particulier les aliments ronds (tomate cerise, grain de raisin, saucisse, noisette, cacahuète, fruits avec noyau, bonbons durs) et les aliments collants (purée d'oléagineux épaisse, peau des fruits, feuille de salade, pop corn, bonbons mous).

• Savoir quoi faire si l'enfant s'étouffe : pratiquer la méthode de Mofenson. Il faut poser le pied sur une chaise, placer l'enfant sur la cuisse fléchie, en travers, ventre vers le bas, et lui taper énergiquement du plat de la main entre les omoplates. Si cela ne suffit pas pour faire sortir l'aliment, recommencer une ou deux fois. Pour un enfant plus grand, on applique plutôt la manœuvre de Heimlich. Puis on appelle immédiatement les secours qui évalueront l'état de l'enfant[101].

La diversification alimentaire, en bref

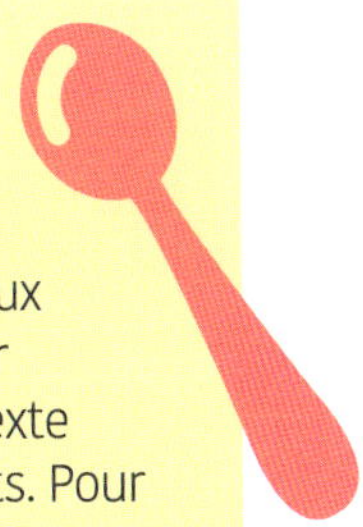

Il est recommandé d'introduire des aliments complémentaires au lait maternel aux environs des 6 mois de l'enfant, en faisant preuve de bon sens et en écoutant son ressenti de parent pour s'adapter aux besoins de son enfant. La responsabilité des parents est de lui offrir une variété d'aliments de qualité, à une fréquence et dans un contexte adéquats, et ce, peu importe la façon dont les solides sont introduits. Pour aller plus loin, voir les références page 299.

[98] « No difference in self-reported frequency of choking between infants introduced to solid foods using a baby-led weaning or traditional spoon-feeding approach ». Brown A (2017) J Hum Nutr Diet.

[99] http://www.aboutkidshealth.ca/Fr/HealthAZ/TestsAndTreatments/SpecialDiets/Pages/Sensitive-Gag-Reflex-Transition-to-Textured-Foods.aspx (Hopital pour enfants de Toronto, Canada).

[100] « La nutrition du nourrisson né à terme et en santé : recommandations de 6 à 24 mois (2014) Santé Canada

[101] « Avec l'enfant, vivons la sécurité - Prévention des accidents de la vie courante » INPES.

1 AN - 2 ANS : L'AFFIRMATION

Ce qui se passe généralement pour l'enfant de 1 à 2 ans

À partir de 1 an, on peut commencer à établir un horaire pour les repas et collations, en les espaçant de 2 h 30 ou 3 h.
Entre 1 an et 2 ans, un bambin apprécie de manger comme les autres convives. Il mange avec plaisir la plupart des aliments familiaux en évitant encore ceux qui ont une texture difficile à mâcher. Il peut encore lui arriver d'avoir des réflexes nauséeux (voir page 158). Sa capacité à consommer des aliments solides continue à s'améliorer jusqu'à l'âge d'environ 2 ans.
À cet âge, il commence généralement à dire « non », à table et en dehors. Il aime faire seul, il essaye de manier la fourchette, mais bien sûr, il ne faut pas hésiter à le nourrir à la cuillère « comme un bébé » s'il le demande. Il aime aussi parfois renverser les rôles en nourrissant l'adulte.

Autant que possible, il est bon d'autoriser les manières originales que trouve le bambin pour se nourrir. Par exemple, il peut vouloir manger un morceau de pain après l'avoir trempé dans un verre d'eau, demander à mélanger salé et sucré comme des carottes râpées avec les fraises prévues pour le dessert...

Les besoins alimentaires des jeunes enfants

À partir de 1 an, l'alimentation des enfants commence à ressembler à celle des adultes, à ceci près qu'elle doit être plus grasse et qu'elle comporte souvent encore beaucoup de lait. On considère en effet qu'environ un tiers de ses calories proviennent encore du lait maternel.

Si l'enfant est déjà sevré, il doit consommer une préparation pour nourrisson (PPN). Avant 2 ans, les autres laits (lait de vache, lait de soja, etc.) ne devraient pas remplacer le lait maternel ou la PPN au quotidien, car ils sont trop pauvres en nutriments comme le fer, le zinc, la vitamine D et les oméga 3.

À partir de 2 ans, si l'enfant a une croissance (taille et poids) satisfaisante et une alimentation vraiment équilibrée et variée, on peut remplacer le lait maternel (ou les PPN) par du lait de soja enrichi en calcium et non sucré (afin de ne pas encourager l'attirance innée de l'enfant pour les saveurs sucrées). Le remplacement par d'autres laits végétaux est fortement déconseillé, car ils ne contiennent pas assez de protéines, de matières grasses et/ou ne sont pas enrichis en calcium. L'allaitement maternel peut être continué aussi longtemps que la mère et l'enfant le souhaitent.

Le véganisme est adapté pour les jeunes enfants, à condition de :

- **Donner une alimentation riche en énergie et en matière grasse :** En proportion, un jeune enfant a proportionnellement besoin de plus de matières grasses qu'un adulte. Ceci est valable pour tout type d'alimentation. Pour ajouter des matières grasses aux plats, penser aux oléagineux en poudre, ou en purée aux huiles, à l'avocat, à la crème de coco non allégée (contenant 90 % de noix de coco), à la margarine, et ne pas restreindre leur consommation par l'enfant.

- **Veiller aux apports en vitamine B12, vitamine D, fer, zinc, calcium et iode :** Les recommandations nutritionnelles pour les jeunes enfants véganes sont similaires à celles des adultes véganes.
- **Éviter de donner une alimentation trop riche en fibres :** Un excès de fibre peut remplir l'estomac de l'enfant, et donc lui donner une sensation de satiété, alors qu'il n'a pas consommé suffisamment de calories. On peut choisir des céréales semi-complètes ou blanches plutôt que des céréales complètes, et ne pas s'inquiéter si l'enfant mange toutes ses pâtes mais laisse de côté une partie de la garniture.

Voici les recommandations pour établir les menus d'un jeune enfant :

- Légumes et fruits : 6 portions. En général, la moitié ou plus de ces portions est constituée de fruits crus ou cuits.
- Légumineuses : 1 ou 2 portions.
- Céréales et autres féculents : 5 portions.
- Oléagineux : 1 portion.
- Autres matières grasses (huiles, avocat...) : 1 cuillerée à soupe.
- Lait maternel ou substitut : 600 ml par jour.

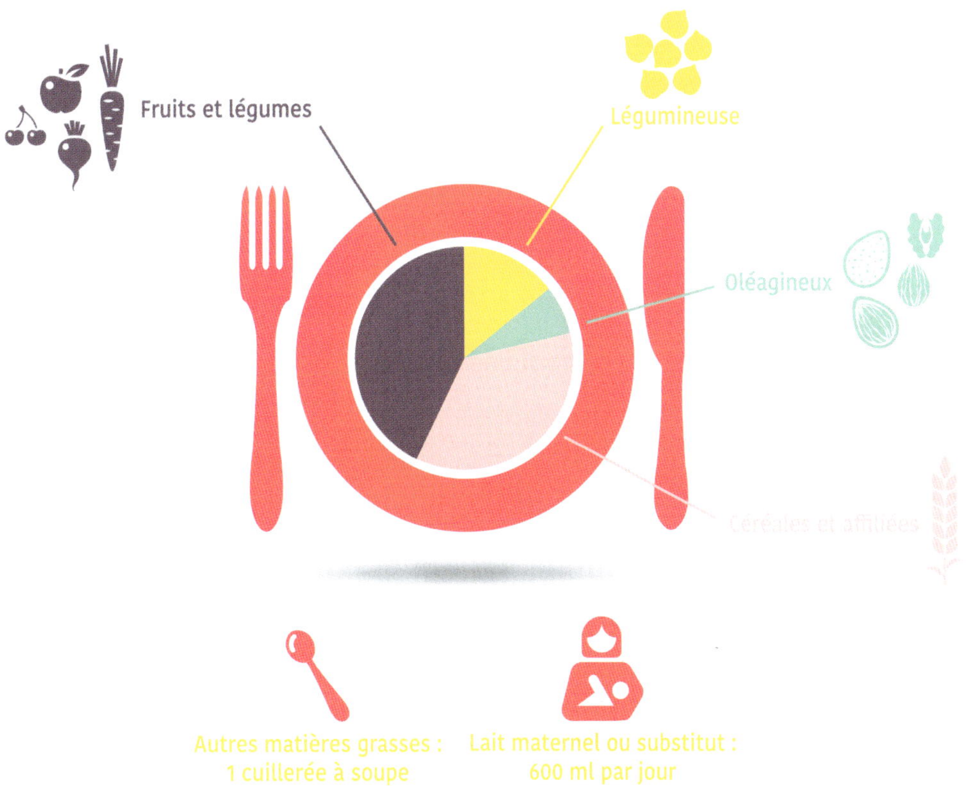

Attention : les portions pour enfants sont plus petites que les portions d'adultes, environ moitié moins. En effet, on considère dans la plupart des cas qu'une portion doit remplir la main du mangeur. Une portion de brocolis, par exemple comportera 4 bouquets pour un adulte, 2 bouquets pour un jeune enfant et 1 bouquet pour un tout-petit.

Attention : ces recommandations sont uniquement indicatives. Tout dépend de l'enfant, et son appétit varie non seulement en raison de sa croissance et de ses activités, mais également en raison de facteurs comme la fatigue, la frustration, une maladie bénigne et l'environnement social. L'idéal est de commencer par donner de petites portions et lui permettre d'en demander davantage. Il revient aux adultes d'observer l'enfant pour évaluer ses besoins et de faire régulièrement suivre sa croissance par un professionnel de santé.

Comme pour les adultes véganes, il faut également veiller aux apports en vitamine B12, vitamine D, fer, zinc, calcium et iode.

- **Pour la vitamine B12,** il faut supplémenter l'enfant dès que sa consommation en produits d'origine animale (POA) est inférieure aux recommandations françaises actuelles. En effet, en mangeant moins de POA, il s'achemine forcément vers une carence. Et comme il est en pleine croissance, cette carence pourrait arriver plus vite que chez un adulte. Il est donc important de supplémenter les enfants flexitariens comme les enfants véganes. L'excès de vitamine B12 ne pose aucun problème. Voir page 26 pour les recommandations détaillées sur la vitamine B12.

- **Pour la vitamine D,** comme pour tous les enfants, il faut veiller aux apports et généralement donner un complément alimentaire. Voir page 41 pour des exemples.

- **Pour le calcium,** on peut utiliser des laits et desserts végétaux enrichis en calcium (c'est écrit sur l'étiquette), une eau minérale naturellement riche en calcium (Courmayeur par exemple) ou ajouter ¼ de cuillerée à café par jour de carbonate de calcium dans les plats non acides. Voir page 43 les recommandations détaillées concernant le calcium.

- **Pour l'iode,** chez les enfants français, la plupart des apports ne se fait pas par les produits de la mer mais par la consommation de produits laitiers, du fait de la supplémentation des animaux et de l'utilisation de désinfectants iodés dans l'industrie laitière. Les végétaliens et les flexitariens sont donc à risque de carence en iode. Les algues sont très riches en iode, si riches qu'un surdosage est possible chez les jeunes enfants. Par conséquent, à moins de doser soigneusement la quantité d'algues incorporées à son alimentation, le plus pratique est d'utiliser un supplément. Pour plus de détails, voir page 29.

- **Pour le DHA,** si l'enfant n'est pas allaité ou que sa mère ne se supplémente pas en DHA, on peut lui fournir environ 100 mg de DHA par jour, ou 200 ou 250 mg 3 fois par semaine. Comme l'enfant est trop petit pour avaler une gélule et qu'on ne trouve pas encore de DHA végétale en gouttes, on peut percer la gélule et vider son contenu dans un plat. Le DHA n'est pas un acide gras essentiel, on peut donc s'en passer, mais il a des effets bénéfiques sur le développement du système nerveux (voir page 49).

Pour couvrir les besoins en vitamine B12, en vitamine D et quasiment tous les besoins en iode, le plus simple est de donner chaque jour à l'enfant, lors d'un repas, ½ comprimé de VEG1. Cette dose fournit fournit 5 µg de B12, 400 UI de vitamine D et 75 µg d'iode. Il contient une très faible quantité de sucre, et peut donc être donné aux enfants diabétiques. Il faut y ajouter un apport de 15 µg d'iode par jour, par exemple avec l'utilisation de sel iodé en cuisine. Et si l'enfant ne prend pas le soleil, on peut compléter les apports en vitamine D par 1 goutte de Stérogyl.

Suggestions de menus

Voici des exemples de repas et collations figurant parmi les recommandations officielles canadiennes pour les enfants de 17 mois[102]. On observe qu'à part la présence de lait maternel et de collations plus fréquentes, la composition des menus est la même que pour des enfants plus grands ou des adultes. Pour des idées de menus familiaux, voir page 188. Pour des idées de plats particulièrement adaptés aux tout petits (mais qui peuvent être utilisés comme des « repas doudou » pour les plus grands) », voir le chapitre sur la diversification alimentaire.

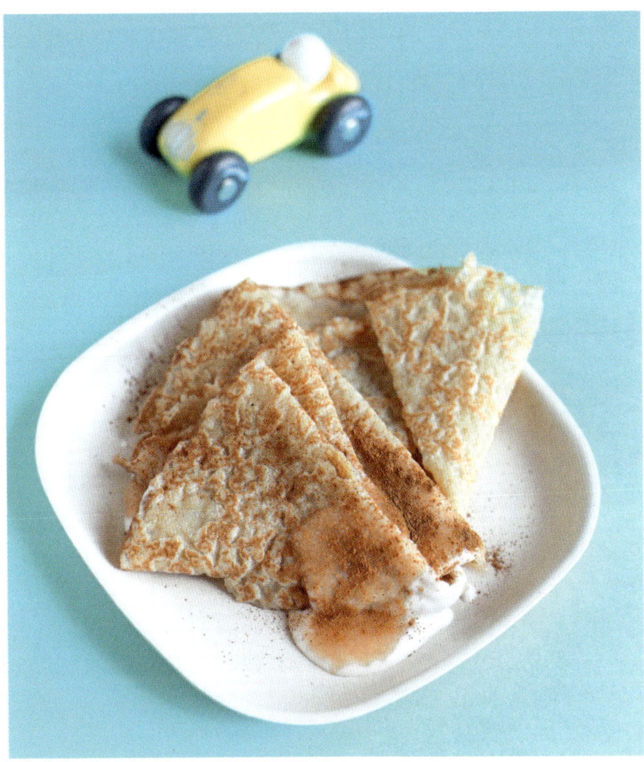

[102] « Santé Canada https://www.canada.ca/fr/sante-canada/services/aliments-nutrition/saine-alimentation/nutrition-nourrisson/nutrition-nourrisson-terme-sante-recommandations-naissance-six-mois/6-24-mois.html#a16

Petit déjeuner 1 :

- Crêpe de blé entier faite maison, garnie de yogourt nature, de compote de pommes et de cannelle.
- Allaitement maternel (ou substitut riche en vitamines A et D, en calcium, en protéines, en matières grasses et en DHA).

Petit-déjeuner 2 :

- Céréales pour nourrisson enrichies de fer.
- Banane en tranches.
- Allaitement maternel (ou substitut riche en vitamines A et D, en calcium, en protéines, en matières grasses et en DHA).

Collation matinale 1 :

- Céréales de petit-déjeuner non sucrées.
- Melon coupé en morceaux.

Collation matinale 2 :

- Cuire ensemble puis mixer des pruneaux dénoyautés, coupés en morceaux, et des pommes, pelées et coupées en dés.
- Garnir de yaourt nature et de cannelle.

Déjeuner 1 :

- Pain naan, coupé en lanières.
- Hoummos, tartiné en fine couche sur le pain naan.
- Carottes râpées.
- Haricots verts vapeur, coupés en morceaux.
- Mangue coupée en dés.
- Allaitement maternel (ou substitut riche en vitamines A et D, en calcium, en protéines, en matières grasses et en DHA).

Déjeuner 2 :

- Cuire à la poêle du tofu mi-ferme écrasé, des poivrons verts et des champignons coupés et ajouter des nouilles cuites.
- Pêches en conserve, dans leur jus, coupées en dés.
- Allaitement maternel (ou substitut riche en vitamines A et D, en calcium, en protéines, en matières grasses et en DHA).

Déjeuner 3 :

- Tranche de pain de blé entier grillée.
- Beurre d'amandes, tartiné en fine couche sur la tranche de pain.
- Abricots en conserve, dans son jus, coupés en dés.
- Allaitement maternel (ou substitut riche en vitamines A et D, en calcium, en protéines, en matières grasses et en DHA).

Collation de l'après-midi 1 :

- Biscuits salés (« crackers ») à base de céréales complètes.
- Trempette d'avocat obtenue en écrasant ensemble de l'avocat, de l'ail émincé, du jus de lime, du persil.

Collation de l'après-midi 2 :

- Pain pita de blé entier coupé en triangle.
- Trempette au yaourt obtenue en mélangeant du concombre râpé, du yaourt nature, de l'ail émincé, du jus de citron, de l'aneth.

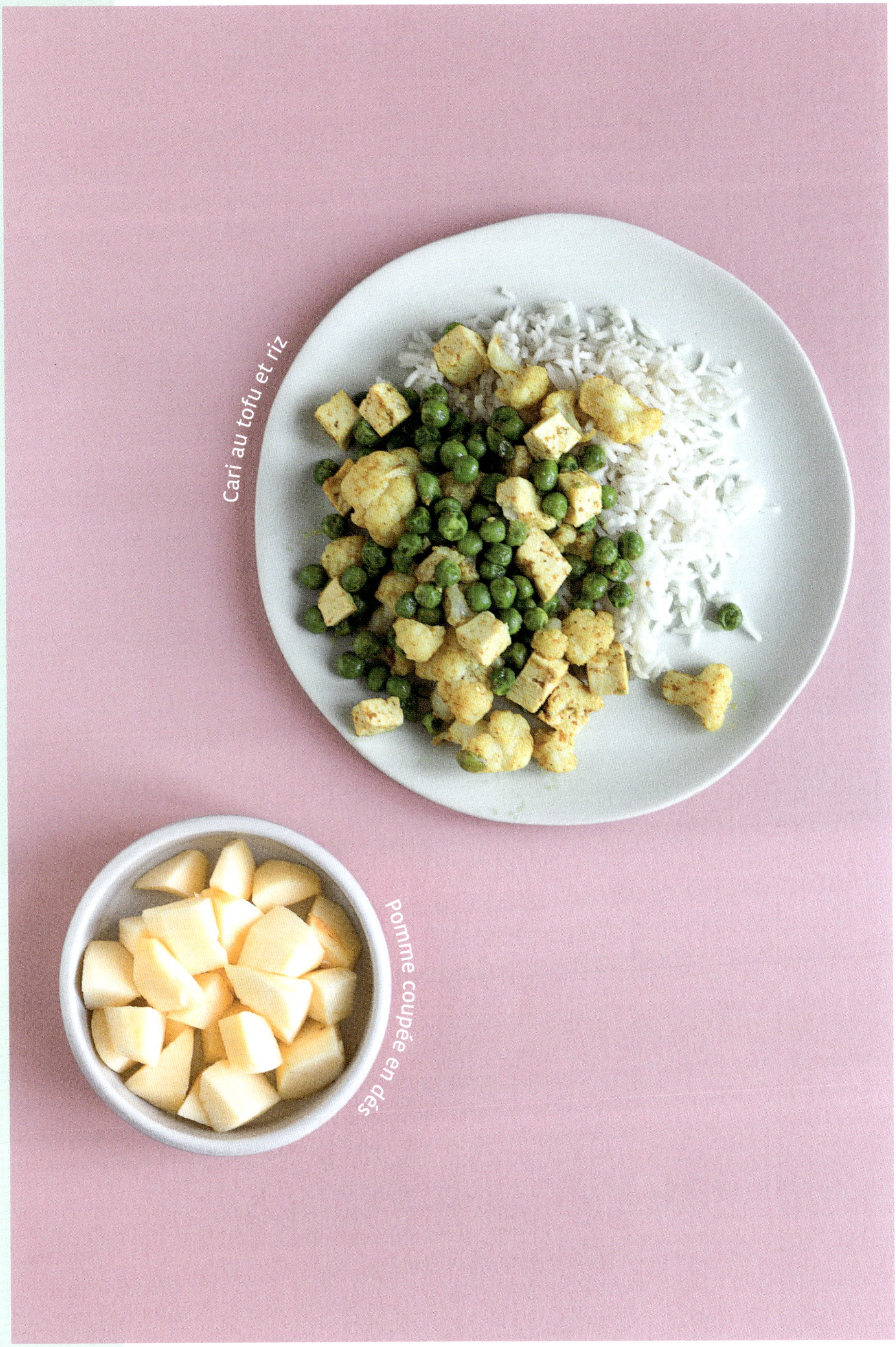
Cari au tofu et riz
Pomme coupée en dés

Dîner 1 :

- Cari au tofu, composé de tofu ferme en dés, petits pois, bouquets de chou-fleur, cari (épice), huile d'olive et riz brun cuit à la vapeur.
- Pomme pelée coupée en dés.
- Allaitement maternel (ou substitut riche en vitamines A et D, en calcium, en protéines, en matières grasses et en DHA).

Dîner 2 :

- Lentilles pilaf, composées de couscous de blé entier, lentilles cuites, courgettes en dés, tomates en dés et épinards coupés.
- Salade de fruits en conserve, dans leur jus.
- Allaitement maternel (ou substitut riche en vitamines A et D, en calcium, en protéines, en matières grasses et en DHA).

Collation du soir 1 :

- Muffin à grains entiers fait maison.
- Poire en conserve, dans leur jus, coupée en dés.
- Allaitement maternel (ou substitut riche en vitamines A et D, en calcium, en protéines, en matières grasses et en DHA).

Collation du soir 2 :

- Céréales croustillantes non sucrées.
- Allaitement maternel (ou substitut riche en vitamines A et D, en calcium, en protéines, en matières grasses et en DHA).

Collation du soir 3 :

- Bleuets coupés en deux (ou bleuets décongelés).
- Flocons de son.
- Allaitement maternel (ou substitut riche en vitamines A et D, en calcium, en protéines, en matières grasses et en DHA).

Idées d'habitudes à prendre

Comme les repas se passent généralement bien à cet âge, en profiter pour instaurer des règles durables :

Horaires des repas et collations

Des repas et des collations riches en nutriments et fréquents sont importants pour combler les besoins nutritionnels et énergétiques du jeune enfant. Il est recommandé d'espacer les repas et collations toutes les 2 h 30 ou 3 h, ce qui correspond à 3 repas par jour et 2 ou 3 collations.

Repas en famille

Dans la mesure du possible, l'enfant devrait prendre ses repas et collations avec les autres membres de la famille. Ceci permet à l'enfant d'apprendre les habitudes alimentaires de la manière la plus efficace possible : en imitant les autres. On peut lui fournir de la vaisselle en inox, qui ne se casse pas comme le verre et est plus durable que le plastique. Pour les couverts, on peut par exemple lui fournir une cuillère à café, une fourchette à gâteau et un couteau à beurre pour qu'il ait des ustensiles à sa taille. De plus, l'enfant est plus susceptible d'essayer et d'aimer une variété d'aliments s'il mange les mêmes aliments que le reste de la famille. À défaut, si l'adulte ne souhaite ni manger en même temps, ni faire semblant de manger, il peut au minimum s'asseoir à côté de l'enfant et faire la conversation.

Équilibre des repas

Pour prévenir les carences en nutriments, le plus simple est de proposer à l'enfant, comme à toute la famille, une variété d'aliments provenant des différents groupes alimentaires. L'enfant à qui on ne propose pas régulièrement des aliments de tous les groupes alimentaires ne pourra pas choisir lui-même un régime alimentaire qui assure un apport nutritionnel suffisant. À noter, aucun aliment, même s'il est considéré comme sain et nutritif, ne doit être consommé en trop grande quantité.

L'adulte se doit d'établir la fréquence et le moment des repas et des collations ainsi que de veiller à ce qu'ils contiennent une variété d'aliments nutritifs, et l'enfant devrait décider la quantité qu'il mange. Les enfants compenseront le fait de moins manger certains jours, ou à un repas particulier, en mangeant plus à d'autres repas.

Boissons

Les enfants âgés de 1 à 3 ans sont les plus grands consommateurs de jus de fruits. Or, la consommation de jus est associée à la carie dentaire chez le jeune enfant. De plus, la consommation de jus de fruits peut remplir l'estomac et donc réduire la consommation des autres aliments et ainsi contribuer à un apport insuffisant en nutriments provenant d'aliments solides ou du lait maternel. On devrait offrir du jus beaucoup moins souvent que l'eau, voire ne jamais en offrir.

Étouffement

Les jeunes enfants sont encore susceptibles de s'étouffer. Il faut éviter de leur donner des aliments lisses de forme ronde ou cylindrique. Pour les carottes crues et les saucisses, par exemple, on peut les couper dans la longueur pour former des bâtonnets. Pour les raisins, les tomates cerises et les oléagineux de forme ronde (noisette, noix de macadamia…), les couper en 2 ou en 4. Pour les fruits à noyau (abricot, pruneau, etc.), retirer le noyau. Éviter les bonbons durs, y compris les pastilles pour la toux, et le pop-corn. Servir les purées d'oléagineux en couche fine uniquement, et non pas en couche épaisse ni à la cuillère car elles peuvent alors coller au palais. Couper les aliments filandreux (ananas, céleri branche) en tout petits morceaux.

De plus, l'adulte doit surveiller le jeune enfant pendant qu'il mange et interagir activement avec lui. L'enfant doit être en position assise, ne doit pas être allongé, marcher, courir ou avoir des distractions lorsqu'il mange. Une bonne façon d'exercer une surveillance adéquate est de faire manger l'enfant avec le reste de la famille au moment du repas familial.
Comme il est impossible de prévenir tous les incidents d'étouffement, il n'est pas inutile que les adultes suivent une formation de premiers soins en cas d'étouffement et de réanimation cardio-respiratoire de l'enfant.

Foire aux questions

Comment savoir s'il a des carences ?

Les deux outils indispensables au suivi de la santé d'un enfant, quelle que soit son alimentation, sont le suivi des courbes de croissance (poids et taille) et des visites régulières chez un médecin, qu'il soit au courant ou non de son alimentation. En fonction de l'état de l'enfant, le médecin pourra décider de prescrire une prise de sang afin de vérifier par exemple l'absence d'une carence en fer. En l'absence de symptômes particuliers, il n'est pas utile que les parents demandent une prise de sang pour vérifier que l'enfant va bien.

Faut-il s'inquiéter s'Il mange beaucoup d'oléagineux ?

Les oléagineux sont denses en énergie, en protéines, en minéraux et en bonnes matières grasses. Ils sont donc particulièrement bons pour tous les enfants (hors cas d'allergie, évidemment) et particulièrement pour ceux qui ont peu d'appétit. On ne doit pas donner de fruits oléagineux entiers aux jeunes enfants à cause du risque de fausse route et d'étouffement, mais plutôt les servir mixés ou pilés voire coupés en 2 ou 4. Bien sûr, ceci est à adapter à l'enfant : certains croquent sans problème dès 18 mois dans des oléagineux entiers comme les pistaches ou les graines de courge (à choisir non ou peu salées), pourvu que leur forme ne soit ni ronde ni cylindrique (éviter les noisettes entières, par exemple). Et comme pour tout aliment, il est important de varier car aucun aliment ne peut fournir tous les nutriments en quantité suffisante.

Que faire s'il est constipé ?

La constipation est un problème courant dans l'enfance, même s'il semble moins fréquent chez les enfants végétaliens. Pour la prévenir, il faut proposer suffisamment souvent de l'eau et des aliments riches en fibres comme les fruits et légumes, des céréales semi-complètes ou complètes et des légumineuses. Comme pour les autres inquiétudes, il convient également de demander conseil au médecin qui suit l'enfant, et de consulter s'il a le ventre tendu.

Comment savoir s'il consomme trop de fibres ?

Les enfants végétaliens ont tendance à consommer beaucoup plus de fibres que les autres, ce qui est une bonne chose. Un excès de fibres, c'est-à-dire plus que la quantité recommandée par jour, qui est de 0,5 g par kg de poids corporel et par jour, peut cependant prendre la place d'aliments plus caloriques. Mais si la croissance et le développement de l'enfant sont normaux lors des consultations médicales, il n'y a pas lieu de s'inquiéter.

Faut-il s'inquiéter des caries ?

Les caries sont une maladie infectieuse courante chez les jeunes enfants. Pour les éviter, il faut :

- limiter voire éviter complètement les jus de fruits et les boissons sucrées,
- éviter de donner autre chose que de l'eau la nuit à partir de 1 an,
- brosser les dents quotidiennement, si possible deux fois par jour en utilisant un dentifrice dont la teneur en fluor est adaptée à l'âge.

D'autre part, pour un développement harmonieux des mâchoires, il faut veiller à ne pas consommer uniquement des aliments mous, qui ne demandent pas d'effort pour être mâchés, comme les bouillies, purées, compotes, soupes, smoothies, pains de mie...

Idées de livres pour bambins

Bébé a faim de Virginie Maillard (2018) à commander sur « Bougribouillons », le site de l'autrice : un album aux couleurs douces montrant un enfant découvrant un bébé nourri au sein.

La Pomme rouge de Kazuo Iwamura adapté par Florence Seyvos paru en 2010 chez L'école des loisirs : un album en gris et rouge où l'on voit Natchan et ses amis manger une pomme avec délice, en pleine conscience.

Le Petit-déjeuner de la famille Souris de Kazuo Iwamura paru en 1985 chez L'école de loisirs : un album aux dessins pleins de détails dans lequel la famille Souris prépare une boisson chaude, du porridge et cueille des framboises pour le petit-déjeuner.

Pour des livres évoquant les raisons du véganisme, voir page 90-91.

2 ANS - 6 ANS : L'ÉCUEIL DE LA NÉOPHOBIE ALIMENTAIRE

Ce qui se passe généralement pour l'enfant de 2 à 6 ans

Entre 2 ans et 2 ans et demi, en général, l'enfant aime les rituels et l'imitation (il est utile de donner les repas à heure assez fixe, montrer l'exemple du bien manger). Il aime manger entre les repas (modifier le schéma des repas si besoin pour ajouter des collations). Souvent, il arrive à boire au verre.

Entre 2 ans et demi et 3 ans, en général, il change très souvent d'avis. Ne pas lui demander ce qu'il veut manger : lui présenter le menu sans commenter ses refus soudains car il changera peut-être d'avis au cours du repas. Il apprécie ce qu'il connaît (même assiette, même place à table...). En général, il arrive à manger à la fourchette.

Entre 3 et 4 ans, il mange peu (lui servir de mini portions et bien sûr ne jamais le forcer à finir son assiette), il boude les nouveaux aliments (les servir de préférence quand il est bien disposé), il aime les surprises (servir un légume ou un fruit joliment découpé), il ne se tient pas encore bien à table (accorder peu d'importance à ses bonnes manières).

Entre 4 et 5 ans, il est avide de nouveauté (lui proposer de choisir de nouveaux aliments au marché ou au restaurant), il apprend à se servir un verre de boisson (choisir une petite carafe pas trop lourde) et à mettre la table (organiser la vaisselle pour enfant ou les couverts de sorte que l'enfant puisse y accéder seul), il aime négocier (inutile d'essayer de le convaincre).

Entre 5 et 6 ans, il aime les plats simples plutôt que les ragoûts et autres plats en sauce, il mange au restaurant ou à la cantine ce qu'il refuse à la maison, il se tient correctement à table mais mange très lentement (prévoir suffisamment de temps pour le petit-déjeuner par exemple).

Après 6 ans, en général, il mange plus et apprécie des aliments plus variés.

La boîte à outils des parents

Il paraît qu'il faut jusqu'à 20 occurrences avant d'aimer un nouvel aliment, et plus pour certains. Et il paraît qu'il est inutile de s'énerver, parce que mettre la pression sur les assiettes est carrément contre-productif sur le long terme. Il faut éviter totalement le chantage au dessert, la bouchée obligatoire, la pression. Mais alors, comment faire pour que l'enfant mange ? Voici mes 6 outils principaux, glanés au fil de mes expériences et de mes lectures, en particulier le fantastique livre de Dina Rose, *Mettez fin à la querelle des brocolis*. Voir aussi les astuces du chapitre ré-conception (pages 106-107) et les recettes de la partie 3 (page 262).

Parler avec l'enfant

Lui expliquer les 4 règles d'or (voir page 80) et la raison de ces règles. Écouter ce qu'il a à en dire, répondre à ses questions. On pense généralement le faire assez, mais ce n'est pas souvent qu'on prend le temps de se poser dans un moment calme pour discuter avec lui de ces sujets.
Une fois les règles expliquées, on devrait éviter tout commentaire sur ce qu'il mange, en positif comme en négatif ! Cela paraît difficile, pour le parent c'est un vrai travail d'apprendre ça. Bien sûr, on peut rappeler les règles, par exemple « on ne mange pas en dehors des repas, le goûter est dans longtemps, es-tu sûr que tu as suffisamment mangé ? ».
De manière générale, il faut essayer de voir son enfant comme une personne et aménager l'environnement pour ses besoins, y compris celui d'être un peu autonome et de se sentir utile[103]. Pour apprendre des informations clés utiles pour élever correctement son enfant, au-delà des débats sur l'éducation bienveillante ou les punitions, je recommande cette vidéo géniale du psychothérapeute PsykoCouac « Éviter le psy aux gamins - Psykonnaissance #12[104] ».

Conserver (ou instituer) la variété

Assurer un roulement (variété) des aliments aimés (voir page 81). Ceci a deux objectifs : l'habituer à ne pas toujours manger son plat ou goûter favori et varier les apports nutritionnels. On peut le faire à tous les repas ou seulement à certains (goûter et dîner par exemple). On peut varier en changeant la variété ou la marque de l'aliment, son assaisonnement, sa présentation. On peut aussi changer sa cuisson ou l'aliment qui l'accompagne.

Proposer un seul menu

Ne pas faire de menu spécial enfant en plus du menu normal. En effet, proposer un menu sain uniquement à l'enfant est difficile à accepter pour lui (il est infiniment plus efficace que les parents montrent l'exemple), mais restreindre toute la famille aux aliments « spécial enfant » n'est pas agréable et ne l'aide pas à sortir de la néophobie alimentaire. La solution est de prévoir un menu sain et gourmand que les parents mangeront avec plaisir (leur exemple a de bonnes chances de faire envie à l'enfant) et où l'enfant mangera probablement une ou plusieurs composantes.
Une astuce complémentaire est d'instituer l'aliment de réserve : un aliment aimé par l'enfant, toujours exactement le même, toujours disponible et assez correct nutritionnellement pour que l'enfant puisse ne manger que ça pendant 2 jours s'il le souhaite. L'aliment de réserve rassure l'enfant (et le parent) car il lui garantit qu'il calmera sa faim même s'il ne veut pas du menu familial (comme le fait le lait maternel pendant la période de diversification alimentaire). Chez moi, l'aliment de réserve, ce sont des pistaches pas ou peu salées.

[103] *La guerre des repas n'aura pas lieu !*, Serog P et Lévy-Basse R., Éditions Marabout, 2016.

[104] https://www.youtube.com/watch?v=ZnnFeSCZTxQ

Proposer de petites portions

Au lieu de mettre directement dans l'assiette tout ce qu'on espère que l'enfant va manger, on peut lui servir de petites portions, voire des micro-portions pour les aliments non adorés. L'astuce est de penser « bouchées », plus faciles à finir donc plus motivantes. Ceci permet à l'enfant de les terminer facilement puis de demander à se resservir, ce qui est gratifiant pour tout le monde.

Attention, ce n'est pas parce que l'on sert une petite portion à l'enfant qu'il faut lui mettre la pression pour qu'il la mange. On peut se contenter, et c'est au moins aussi efficace sur le long terme, de lui demander d'explorer l'aliment (voir ci-dessous) et de lui rappeler qu'il doit manger à sa faim des aliments variés. Il est entendu que le parent a la responsabilité de fournir des aliments qui suivent la règle des proportions (voir page 80).

Faire des ponts

Un autre outil pour faciliter l'acceptation de nouveaux aliments est de faire des ponts avec des aliments aimés. L'idée est de transformer une position de principe « j'aime pas les tomates » en « j'aime les tomates si elles sont en sauce avec des pâtes », et d'élargir petit à petit les situations où l'aliment est accepté.

- Si l'enfant aime les pâtes en sauce mais refuse la soupe, on peut lui servir une petite assiette de soupe avec beaucoup de petites pâtes, tellement que ça pourrait être des pâtes en sauce. Et une fois que l'enfant a accepté le principe de manger « de la soupe » (même si c'est juste quelques cuillerées à café de soupe mélangées à une assiette de pâtes), on peut augmenter petit à petit la proportion de soupe.
- Si l'enfant refuse de manger du yaourt de soja nature, on peut lui proposer un yaourt de soja aromatisé du commerce. Ou bien lui servir une petite portion de yaourt (1/4 de yaourt) et un petit pot de garniture aimée (sucre en poudre, pralin, pépites de chocolat...) afin qu'il fasse le mélange lui-même (en général les enfants adorent ça, d'autant plus si la présentation est soignée), et tant pis s'il y a autant de garniture que de yaourt : le but est que l'enfant se dise « je suis d'accord pour manger du yaourt ». Ensuite, on augmente progressivement la quantité de yaourt. Et une fois que l'enfant est habitué au goût du yaourt, on peut s'en servir comme pont pour d'autres ingrédients, comme le concombre dans le tzatziki.
- Si l'enfant n'aime pas les légumes farcis, proposer comme farce quelque chose qu'il connaît et apprécie, comme un risotto ou une garniture pour quiche. Dans un premier temps, il pourra ne manger que la farce, et petit à petit il s'habituera à l'idée de manger le légume qui l'entoure.
- Si l'enfant refuse un légume, on peut le cacher dans un plat (voir page 264)

pour qu'il s'habitue à son goût, ou le présenter sous une texture que l'enfant aime (en chips, rôti, en beignet, en purée avec de la pomme de terre, en petits morceaux sur une pizza ou dans un tajine...).

L'aider à bâtir sa bibliothèque gustative

On aime ce qu'on connaît, alors il faut faire en sorte que l'enfant connaisse les aliments bons pour la santé. Il s'agit donc de les faire exister : acheter les légumes ensemble, les préparer dans un endroit visible (par exemple, en posant la planche à découper sur une table basse), accepter de l'aide pour mélanger les ingrédients, et bien sûr, les avoir souvent avec plaisir dans nos assiettes d'adultes !
En plus de ces astuces classiques, une technique développée par Dina Rose est extrêmement efficace pour les enfants qui refusent de goûter un nouvel aliment. Elle consiste à explorer la nourriture. L'enfant peut jouer seul, ou tout le monde peut s'y mettre, avec un aliment classique et aimé comme avec un aliment qu'on ne connaît pas ou n'aime pas. Il s'agit d'observer une toute petite portion de l'aliment (l'équivalent d'une bouchée par exemple) : on la regarde de près, on la renifle, on peut même la toucher avec un couvert ou le bout du doigt, voire la mettre en bouche et recracher proprement... et on donne deux mots pour le décrire. Attention, « j'aime pas » n'est pas une description ! « ça sent la chaussette » par contre est accepté chez moi... à vous de définir vos règles, le tout est de s'intéresser à l'aliment et de partager nos propres impressions – et d'en profiter pour rire si les descriptions sont farfelues. L'enfant ne va pas se mettre immédiatement à manger de tout, mais cette technique permet d'apprivoiser petit à petit les aliments non aimés – et de développer sa connaissance des aliments aimés.
Ne pas le décourager de commander un plat nouveau au restaurant : lui décrire le plat aussi précisément que possible, et s'il souhaite effectivement le commander, être prêt à partager notre assiette avec l'enfant pour le cas où son plat ne lui plairait pas.
Lui permettre de se familiariser avec les aliments : sentir les épices... et à table, deviner les ingrédients d'un plat (les yeux ouverts ou fermés)... Le but est avant tout de construire dans sa tête une bibliothèque d'aliments, car souvent, c'est une fois qu'on connaît l'aliment qu'on ose le manger.

Manger dans une ambiance détendue

Il est utile de mettre de la fantaisie pour alléger l'ambiance, non pas pour que l'enfant mange plus à ce repas, mais pour qu'il associe les repas à une ambiance agréable, ce qui fera qu'à long terme, il mangera de ce plat et aura une relation saine avec son alimentation. Pour cela, on peut :

- parler de choses agréables pendant le repas,
- raconter une histoire tout en mangeant,
- inventer des traditions familiales pour certains aliments (voir page 277),
- permettre de manger certains plats avec les doigts ou à la paille,
- mettre du *fun* dans la présentation avec des pics colorés,
- couper les aliments en formes minuscules et amusantes avec des mini emporte-pièces (ceux vendus pour la pâte fimo ont une taille parfaite, attention à ne pas les laisser longtemps mouillés par contre car ils peuvent rouiller) pour un minestrone (navet, carotte), une salade composée (concombre, betterave, chou-rave) ou un fruit,
- associer un plat à une histoire appréciée : la soupe de pois cassés évoque Shrek, la quiche à la courge est un aliment apprécié par la Famille Souris[105] ou Harry Potter, la tarte aux petits pois est préparée par un prince pour une princesse voyageuse[106]...

Et bien sûr, ne pas commenter quand l'enfant affirme qu'il n'aime pas un aliment du menu ou qu'il clame qu'il ne le goûtera pas, c'est normal et ça n'a aucune conséquence sur le fait que pendant le repas il décide ou non de manger cet aliment.

Si l'adulte est d'humeur, jouer est une astuce efficace. Attention, ceci n'a toujours pas pour objectif principal que l'enfant finisse son assiette, mais d'instaurer une relation positive avec l'aliment. Si l'enfant refuse le jeu, il ne faut pas se vexer, on peut passer à autre chose (papotage par exemple).

- **On trinque !** À chaque fois qu'on trinque, on boit une gorgée de boisson.
- **À la paille :** l'ajout d'une paille est une astuce simple et efficace, que ce soit pour de l'eau simple, un smoothie ou une soupe (pas trop chaude, sinon on risque de se brûler !).
- **Devine :** fermer les yeux et deviner le contenu de la bouchée de couscous.
- **Interdit !** Défi de ne pas manger un aliment car il est au parent. L'enfant ne va quand même pas intercepter la bouchée qui va de l'assiette à la bouche du parent (en passant pas trop loin de la bouche de l'enfant) ?! Oh il a osé !! Il ne va quand même pas recommencer ?...

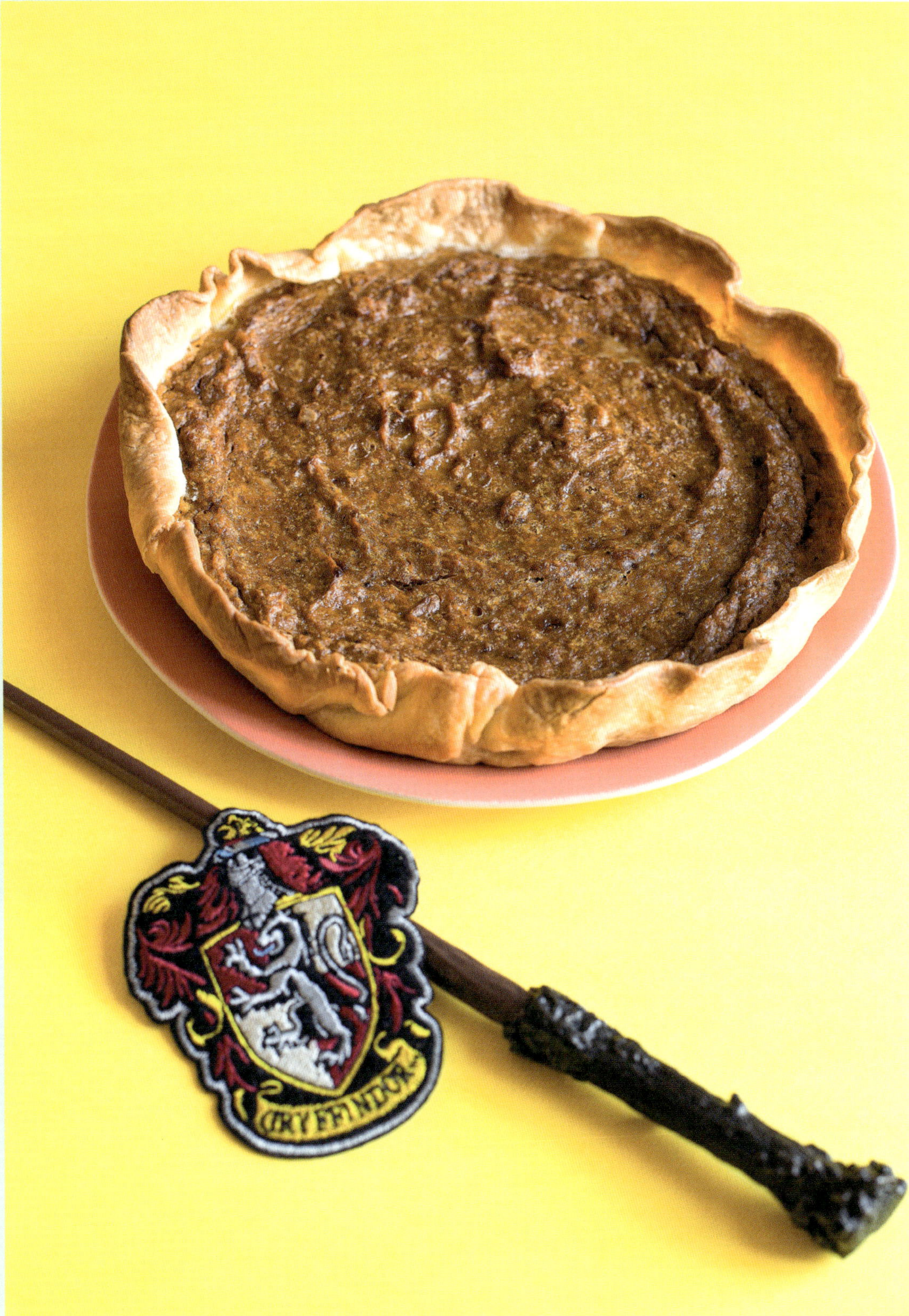

La tarte à la citrouille : un plat emblématique de la saga Harry Potter.

- **La chaîne :** chacun mange un morceau (par exemple, un quartier de clémentine) et passe le reste de l'aliment à un autre convive, et ainsi de suite.
- **Où est ma bouchée ?** Le parent place l'aliment dans son assiette, ou dans une petite assiette séparée mais où il indique clairement qu'il pose les délicieuses bouchées qu'il se prépare pour lui-même... Mais dès qu'il tourne les yeux, une bouchée disparaît !
- **On mange comme chez... :** on fait semblant d'être dans une autre maison et on applique ses règles réelles ou imaginaires. Chez les « aristocrates », on mange en tenant son petit doigt en l'air et on parle en ouvrant peu la bouche. Chez les Indiens, on mange avec les doigts, mais uniquement de la main droite.
- **Qui est la reine ou le roi ?** Celui qui trouve la fève : un morceau de légume non mixé ou une fleur en carotte crue dans la soupe, une amande entière cachée au milieu de la purée (attention à prévenir tous les convives pour éviter un étouffement !), un pépin dans ses morceaux de clémentine... Bien sûr, rien n'empêche qu'il y ait plusieurs rois et reines autour de la table.
- **Regarde ma dent :** placer dans sa bouche un grain de maïs, une petite tranche de champignon, glisser un haricot vert et le faire dépasser comme pour une dent de morse ou de vampire... Bien sûr, ça marche mieux si c'est l'adulte qui commence à jouer.
- **Tartine à trous et trous de tartine :** utiliser un vide-pomme pour percer des trous dans une tartine.

Ne pas hésiter à inventer ses propres traditions familiales et autres clins d'œil qui rendent le quotidien plus ludique.

Comme pour tout dans la transmission, le plus efficace est d'être l'exemple même de ce qu'on veut transmettre, de partager gratuitement son enthousiasme, sans demander à son interlocuteur s'il apprécie et comprend les choses comme nous. Cela marche comme ça pour la nourriture, la lecture et tout le reste. Les personnes avec qui on parle ne se souviennent pas de ce qu'on a dit, seulement de ce qu'ils ont ressenti quand on leur a parlé. Ont-ils ressenti notre enthousiasme à manger, ou de la pression pour que tout le monde mange ?

[105] « *La Famille Souris et le potiron*, Kazuo Iwamura, L'École des loisirs, 1997.

[106] *Le Prince aux petits pois*, Fred L, Talents Hauts Édition, 2016.

Foire aux questions

Il mange trop ou trop peu

- **Si on pense que son enfant ne mange pas assez**, on peut lister tout ce qui est mangé (chaque bouchée !) pendant une semaine pour se rassurer sur le fait qu'il y a tous les groupes alimentaires. Et bien sûr, il est pertinent de faire vérifier sa croissance auprès d'un médecin.
- **Si on pense que son enfant mange trop**, on peut discuter avec l'enfant de la différence entre la faim physiologique (la seule vraie faim, quand on se sent « creux »), la faim psychologique (quand on a envie de manger parce qu'on s'ennuie ou qu'on a envie de se réconforter) et l'envie de manger par peur d'avoir faim plus tard. On peut l'entrainer à ressentir les différents niveaux de faim et de satiété en lui demandant, par exemple, avant et après un repas comment il se sent à l'intérieur.

Dans tous les cas, il faut le rassurer sur le fait que sa corpulence n'a aucun lien avec son identité ni avec sa valeur, et que l'important est d'apprendre à s'écouter vraiment pour savoir ce qui est bon pour soi à un moment donné.

Il mange peu équilibré

À court terme, il faut vérifier que son manque d'équilibre alimentaire ne met pas en danger l'enfant en faisant évaluer ses courbes de croissance et son état général (humeur, énergie, résistance aux maladies…) par un médecin. Ensuite, on peut envisager de lui donner des compléments alimentaires contenant des vitamines et des minéraux, en accord avec le médecin.

Pour rééquilibrer son alimentation à moyen terme, le plus efficace est de suivre les recommandations de ce chapitre pour lutter contre la néophobie alimentaire.

Et s'il ne veut que des féculents ? La croissance des enfants réclame beaucoup d'énergie et ils sont donc instinctivement attirés par des aliments riches en énergie, c'est normal. Mais il faut veiller à ce que la charge glycémique de leur alimentation reste modérée (voir page 62). En bref, il faut lui proposer plus souvent des oléagineux et/ou des légumineuses, qui sont riches en calories mais ont un index glycémique bas.

Il est accro au sucré

Il faut diminuer progressivement les quantités d'aliments sucrés et la fréquence à laquelle on les propose, afin de déshabituer son palais. Il est en tout cas inutile de diaboliser les aliments sucrés : l'important n'est pas tant d'en manger ou pas, mais la place que prend ce type de nourriture dans l'alimentation globale. Et en tant que parent, il est bon d'apprendre à son enfant à les gérer. Dina Rose, conseillère en alimentation auprès des parents, propose sur son blog la méthode suivante[107], que je trouve efficace :

- « Commencer par dire aux enfants que ce sont eux qui décident quand ils mangent leurs sucreries » (à partir du moment où c'est lors d'une collation ou d'un repas déjà prévu).

[107] « http://itsnotaboutnutrition.com/2017/10/12/miracle-kids-need-learn-halloween/

- « Par contre, les sucreries doivent être présentes dans l'alimentation dans les bonnes proportions » (à décider avec l'enfant : un bonbon par jour ? 3 bonbons par semaine ? Combien de mini bonbons équivalent à un bonbon normal ? Une glace compte-t-elle comme un bonbon ?).
- « Donc si l'enfant a déjà mangé sa dose de bonbons, il ne peut pas en avoir un autre. Et si certains jours il mange beaucoup de bonbons, par exemple lors d'un anniversaire ou à Halloween, il faudra qu'il y ait certains jours sans aucun bonbon ».
- « Terminer en expliquant aux enfants qu'ils feront des erreurs. Certains jours, ils auront déjà mangé leur sucrerie et pourtant on leur proposera une glace plus tard dans la journée. » (C'est normal de faire des erreurs quand on apprend !)

À noter, tant qu'à manger des aliments mauvais pour la santé, autant que ce soit en pleine conscience, pour en profiter au maximum. Parce que si on ne ressent pas de plaisir, ce n'est vraiment pas la peine d'en consommer !

Il demande des aliments ne répondant pas aux valeurs familiales

Que ce soit pour le véganisme ou l'alimentation santé, l'enfant sera forcément confronté un jour à des produits qui ne répondent pas aux valeurs souhaitées par les parents. Et il en aura envie, au moins pendant un court moment. Même à 6 ans, un enfant peut être incohérent : vouloir le bien des animaux mais avoir envie de manger un produit qui en contient, savoir que le père Noël n'existe pas vraiment mais souhaiter le voir, connaître la saisonnalité des fraises mais demander à en acheter en hiver… Les incohérences n'épargnent d'ailleurs pas les adultes ! Et comme pour un adulte, on peut comprendre les désirs de nos enfants, ce n'est pas pour autant qu'on peut tous les satisfaire. On peut alors accompagner la frustration qui en résulte : en imaginant comme ce serait bien que son désir soit satisfait, en cherchant une autre activité qui pourra lui faire plaisir, ou tout simplement en le laissant exprimer sa colère, qui est normale. À chaque courageux parent de voir ce qui sera le plus adapté en fonction de la situation, notamment de son propre état de fatigue. Gérer les émotions d'autrui est une tâche épuisante, mais les enfants ont justement besoin de l'accompagnement des parents pour apprendre à gérer les leurs.

Il n'applique pas les bonnes manières

Pour faciliter le respect des règles, je les limite à l'essentiel, le reste étant de simples recommandations. Voici les règles chez moi actuellement. Pas d'écran à table. Pas de cris à table. On peut se lever de table mais si on va jouer, on considère qu'on a fini de manger et on ne mangera plus jusqu'au prochain repas. Si on ne veut pas manger un aliment, n expérimente dessus pour en dire deux mots (voir page 171). On fait la différence entre les aliments qu'on aime, ceux qu'on n'aime pas du tout et ceux qu'on n'aime pas particulièrement (mais qu'on peut supporter de manger).

Quelques références pour aller plus loin

Mettez fin à la querelle des brocolis de Dina Rose paru en 2015 aux Éditions de l'Homme : après avoir lu des dizaines d'ouvrages pour trouver des solutions aux blocages alimentaires des enfants de 2 ans et plus, j'ai découvert cette merveille de livre. Il détaille de manière complète et très pragmatique les raisons pour lesquelles un enfant peut mal manger, et surtout les solutions pratiques et efficaces pour sortir du conflit. Cet ouvrage a révolutionné ma manière de gérer les repas et inspire fortement ce chapitre ainsi que les 4 règles d'or et de nombreuses autres astuces que je propose dans ce livre. L'autrice partage également ses conseils en anglais sur son blog « It's not about nutrition ».

J'ai tout essayé ! d'Isabelle Filliozat paru en 2013 aux Éditions Marabout : ce livre est aussi l'un de mes indispensables. Très facile à lire grâce à sa présentation par problème et ses petits dessins, il apporte un éclairage et des solutions pour sortir des conflits qui surviennent entre 1 et 5 ans.

Au secours ! Mes petits-enfants débarquent dans ma cuisine ! de Virginie Cantin paru en 2016 aux éditions Plume de carotte : ce guide plein d'astuces et d'humour est destiné à ceux qui veulent initier les enfants à la découverte des aliments de saison… même si eux-même n'y connaissent pas grand chose. Classées par saison, on trouve sur chaque double page des infos, des recettes (pas toutes végétariennes) très bien expliquées et des activités simples comme faire germer des graines ou créer un sifflet en pomme de terre ou en noyau d'abricot.

Idées de livres pour jeunes enfants

L'Ami du petit tyrannosaure de Florence Seyvos paru en 2005 chez L'École des loisirs : à travers l'histoire de ce petit tyrannosaure qui apprend à ne plus manger ses amis, on voit qu'il est possible de trouver des solutions originales pour gérer nos envies tout en respectant nos valeurs.

T-Végi : le petit tyrannosaure dévoreur de légumes de Smriti Prasadam-Halls paru en 2016 aux Éditions Gallimard Jeunesse : dans cet album aux couleurs acidulées, les amis d'un tyrannosaure végétarien se moquent de lui mais comprennent ensuite qu'on peut être végétarien et costaud.

Vegan is love de Ruby Roth paru en 2014 aux Éditions L'Âge d'homme : voir page 91.

On peut trouver sur Internet de nombreux autres livres pour enfants évoquant une alimentation différente.

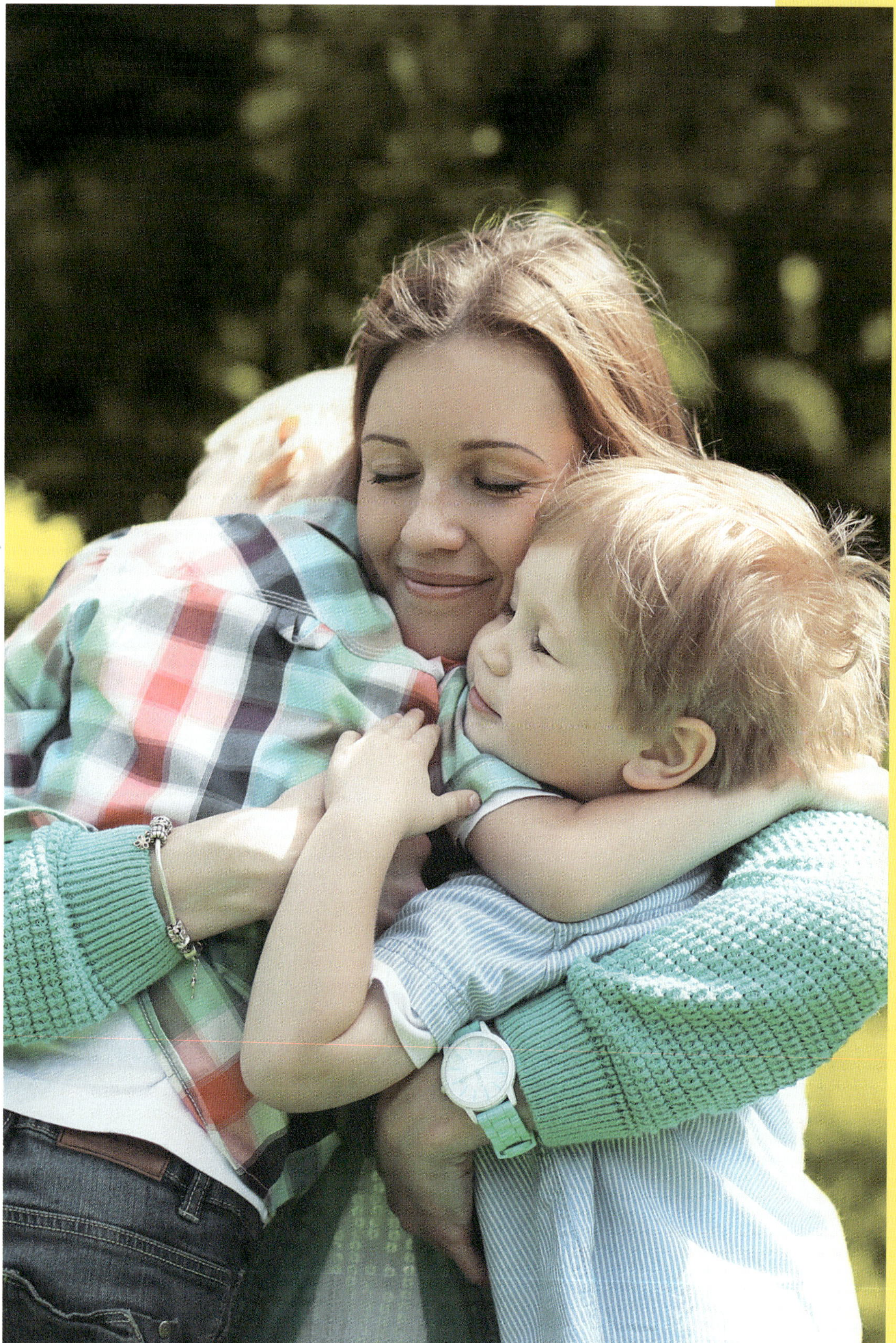

TÉMOIGNAGE D'UNE FAMILLE FRANÇAISE

LES EXPÉRIENCES D'OMRY

Je ne suis pas végane mais végétarienne. Cela fait presque deux ans maintenant que je suis végétarienne, et si j'ai adopté très rapidement le 100% végétal côté sucré, j'ai encore du mal à me passer de certains fromages, et je ne me mets pas non plus la pression pour y arriver. Je privilégie en général les fromages bios et/ou locaux, de chèvre ou brebis principalement.

Tout a commencé dans ma salle de bain : il y a deux ou trois ans, j'ai troqué petit à petit mes produits d'hygiène et de beauté, crèmes et autres shampoings à la composition pas très nette et souvent testés sur les animaux par des produits naturels : huiles, huiles essentielles, poudres ou shampoing solides pour laver les cheveux, savon d'Alep pour tout le monde, etc. Une fois que j'avais bien fait le tour et pris mes marques, je me suis rendu compte que quelque chose d'autre clochait dans mon mode de consommation et c'est là que j'ai décidé de changer mon alimentation : je ne me sentais plus en accord avec moi-même. Pour des questions écologiques, éthique, mais aussi de santé, j'avais envie d'agir avec les moyens dont je disposais et je me suis vite aperçue qu'il me suffisait de choisir où je dépensais mon argent. J'ai encore du chemin à faire mais chaque jour est un petit pas de plus vers un certain « idéal ».

Ma famille n'est pas fermée à ces changements, mais je suis quand même la seule végé de ma petite tribu ... même si je fais tout pour que mes plats soient appréciés, mister et la pépette mangent encore de la viande (ce n'est pas moi qui la prépare par contre, sauf à de très rares occasions), nous mangeons aussi des œufs « du jardin » (nous avons recueilli une poule depuis peu).
Mon compromis avec cette situation : j'ai pris une décision, et même si j'aimerais beaucoup qu'ils suivent le mouvement, je ne pense pas qu'imposer mes choix ou de les culpabiliser soit une bonne manière de faire. Je m'efforce de prouver par le ventre que la cuisine végé c'est délicieux, et qu'on peut changer son alimentation facilement. Ça fonctionne : maintenant, mister nous cuisine de bons petits plats végés, il s'est même essayé à la pâtisserie végétale, ça ne le dérange plus de faire un (ou plusieurs) repas sans viande, la pépette de son côté commence à apprécier certains légumes crus (oui oui CRUS !).
J'ai de la chance car ma famille et ma belle-famille sont très ouvertes et toujours contentes de goûter à mes petites préparations, et elles respectent mes choix. Mon père m'a même dit un jour qu'il se sentait beaucoup mieux dans son corps après avoir passé quelques jours à la maison et mangé mes petits plats. Aujourd'hui, ils me demandent à l'occasion des conseils culinaires pour végétaliser leur alimentation.
Pour le moment, je n'ai pas expliqué à ma fille mes valeurs car nous n'avons pas encore eu l'occasion d'en parler (elle a 3 ans), le jour où elle me posera des questions, je pense lui répondre le plus simplement et sincèrement du monde. Concernant les activités, on ne va pas au cirque, ni dans les aquariums ou autres « attractions » utilisant les animaux. Idem, comme elle n'en a jamais entendu parler, la question ne s'est encore jamais posée. Elle n'aime pas spécialement les bonbons, n'a jamais goûté au nutecracra (maman en fait un meilleur ^^) donc elle ne vit aucune « frustration » vis-à-vis de mes choix, et j'espère réussir à faire en sorte que ça dure.

Concernant l'équilibre nutritionnel, comme ma fille n'est pas végé à 100 %, j'avoue que je ne suis pas plus inquiète que ça ... elle mange de tout : légumineuses, tofu, laits végétaux, légumes, elle adore les céréales en tout genre. Je suis aussi passée professionnelle dans l'art du camouflage pour qu'elle ne boude pas son assiette : galettes ou crêpes de légumineuses, tofu et légumes planqués dans les tartes, dans les sauces tomate, tofu en nuggets... Je n'ai jamais consulté de professionnel, je me supplémente en B12, et depuis peu je supplémente la pépette également car j'ai remarqué qu'elle mange de moins en moins la viande. En devenant végé, j'ai (ré)appris à écouter mon corps, et je vois que ma pépette dispose encore de ce talent donc je lui fais confiance (bon... je mets quand même le holà quand elle cherche à se goinfrer de biscuits au chocolat ^^).

Nos recettes préférées :

• Pour les plats de résistance (végétaliens) qui font l'unanimité : les galettes (de légumes ou autre), les lasagnes, les quiches aux légumes, les pizzas ou les burgers maison + frites, les pâtes à la « bolognaise » et certains *one pot* (*genre chili sin carne*).

• Si la pépette boude, je mixe le tout (légumes, légumineuses...), j'y ajoute du coulis de tomate pour en faire une sauce qui agrémentera des pâtes et ça passe à tous les coups !

• Pour le petit déj' : pour la pépette (et moi depuis peu) un grand verre de « bon lait » (comme on l'appelle chez nous) : rapide et bien consistant, on mixe du lait végétal + une banane + flocon d'avoine + graines en tout genre (chia, courge, cajou) + raisins ou dattes + épices et/ou cacao et/ou purée d'oléagineux. Tout ça bu à la paille car c'est toujours meilleur à la paille (en inox, la paille).

• Pour les goûters : *banana bread*, biscuits, muffins ou cookies, le tout fait maison et végétalien ; des fruits frais, yaourt soja ou crèmes dessert végétales, ah oui ... et le péché mignon de ma pepette : les galettes de riz soufflé (ça, j'achète tout prêt).

• Pour les pique-niques : salade de riz, tartinades, sandwich, fruits et légumes à la croque, falafels, galettes ou autres mets à manger avec les doigts.

Une tranche de vie : un jour j'ai demandé à ma pépette (qui devait avoir deux ans et des brouettes) « qu'est-ce qu'on mange à midi ? » et elle de me répondre : « DES GRAINES !!! » ... non non, pas du tout traumatisée la môme.

Omry est l'autrice du blog « Les expériences d'Omry »
https://petitscarabeeblog.wordpress.com/

PARTIE 4

MENUS ET RECETTES

IDÉES DE MENUS

Mes conseils pour concevoir les menus familiaux

La clé pour manger des plats sains, bons et économiques, est de cuisiner à la maison. Mais quel parent a le temps de passer 1 heure en cuisine chaque soir, entre la fatigue de la journée, les soins des enfants et toutes les autres tâches à accomplir ? C'est prouvé : quel que soit son temps de travail, un homme vivant en couple et père d'un enfant (ou plus) passe en moyenne 10 heures par semaine pour le travail domestique de cuisine, ménage, soins matériels aux enfants, entretien du linge… Pour une femme, cette moyenne est de 28 heures par semaine ! Et là aussi ce chiffre est indépendant de son temps de travail salarié[108]. Ceci signifie qu'à eux deux, les parents doivent trouver l'équivalent d'un travail à temps plein, en plus de leur éventuel travail salarié, pour assurer les tâches domestiques.

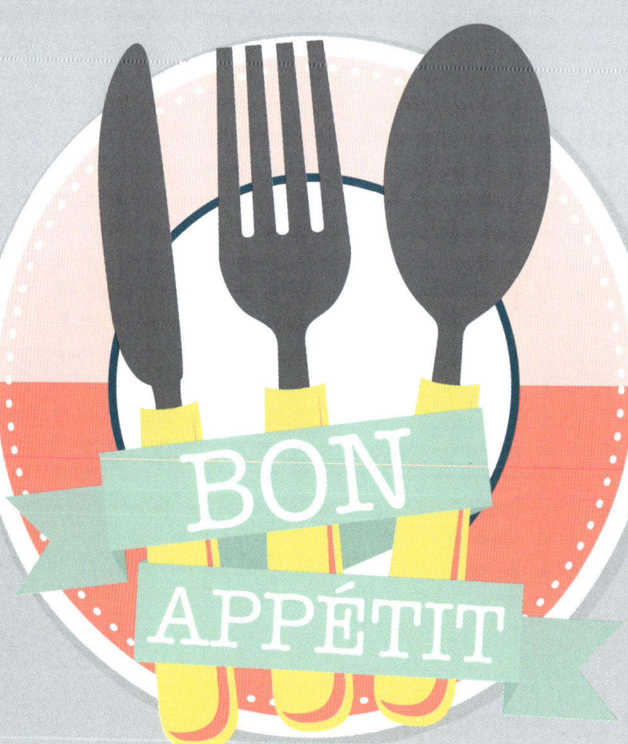

Alors, comment faire pour éviter les plats et desserts tout prêts du commerce, qui sont soit de mauvaise qualité nutritionnelle, soit trop chers, entre autres défauts ? Il faut simplifier les repas, sans complexe. Par exemple, chez nous, le dessert du quotidien, c'est un fruit frais de saison : c'est simple et ça constitue souvent la source de vitamine C de nos repas. Bien sûr, ceci ne nous empêche pas de proposer des desserts plus élaborés quand le parent qui cuisine en a le courage.

Concernant les nutriments à surveiller avec une alimentation végétalienne :

- Pour les apports en protéines, glucides, fer et zinc, j'intègre à chaque repas une céréale ou autre féculent, une légumineuse et/ou un oléagineux, un légume et une source de vitamine C.
- J'essaye de cuisiner avec des matières grasses bonnes pour la santé (riches en oméga 3 et/ou pauvres en oméga 6, souvent pauvres en acides gras saturés) et si possible locales. En ce qui me concerne, j'utilise par défaut l'huile de colza qui supporte la cuisson (à vérifier sur l'étiquette, ne pas confondre avec de l'huile de colza vierge !) pour son apport en oméga 3 et pour la friture l'huile de tournesol oléique spéciale cuisson et friture. Nous consommons également de l'huile d'olive pour son goût, de temps en temps des gélules de DHA et nous utilisons un peu d'huile de coco neutre en goût (dans la margarine maison ou du commerce, dans certaines pâtisseries ou certains fromages végétaux).
- Je veille aux apports en vitamine B12 et en iode. Ici, ils sont apportés en même temps par le complément alimentaire Veg1.
- Pour le calcium, j'assure un apport complémentaire en calcium en intégrant $^1/_4$ de cuillerée à café de carbonate de calcium par jour et par personne aux biscuits du petit-déjeuner/goûter et dans certains des plats. Et quand je ne peux pas le faire, ce qui arrive occasionnellement, je mets sur la table une bouteille d'eau minérale Courmayeur pour servir de boisson.

Concernant les enfants, voici mes astuces :

- Je propose chaque jour des aliments de chaque groupe alimentaire, en tenant compte du grignotage pré-repas. Vous savez, quand le repas est en train de cuire et que les enfants se lamentent ou grognent parce qu'ils ont faim ? Je leur donne alors des bâtonnets de carotte, des tartines de radis, ou tout simplement des oléagineux, et cela fait partie intégrante de l'équilibre du menu, comme une entrée qui se mangerait avec les doigts. Si votre famille a l'habitude de prendre un dessert (yaourt, crème dessert, gâteau de semoule…) ça compte aussi.

[108] INSEE « Le travail domestique : 60 milliards d'heures en 2010 » (2012).

Mes conseils pour gagner du temps en cuisine

Avoir en stock des ingrédients de base qui se conservent longtemps dans un placard (je les achète toutes les 2 ou 3 semaines dans un magasin bio) :

- céréales, par exemple semi-complètes, pour avoir un compromis entretemps de cuisson et teneur en nutriments : riz semi-complet, pâtes de blé semi-complètes, polenta instantanée, semoule de blé dur, biscottes, flocons d'avoine, millet…

- légumineuses : lentilles vertes, lentilles corail, pois chiches, haricots blancs, pois cassés, lait de soja nature non sucré…

- oléagineux : amandes décortiquées ou en poudre, graines de tournesol, pistaches non ou peu salées, purée d'amande blanche, tahin, purée de cacahuètes…

- fruits secs : pruneaux, raisins secs…

- matières grasses : huile de colza pouvant être utilisée en cuisson, huile de friture, chocolat noir pâtissier…

- assaisonnements : sel, poivre, bouillon de légumes en poudre/sel aux plantes, sauce soja, vinaigre de pomme, curcuma en poudre, ras el hanout, paprika fumé, moutarde, ail, oignons, sucre…

Pour le frais, j'achète une fois par semaine les légumes et fruits auprès de producteurs locaux et généralement bios. Et pour le frais hors légumes et fruits, je l'achète lors des grosses courses au magasin bio et je les stocke au réfrigérateur (yaourt) ou au congélateur (saucisses végétales, pâte feuilletée, tofu).

Si besoin, utiliser des ingrédients prêts à assembler :

- légumineuses en conserve,
- salade en sachet prête à consommer,
- légumes surgelés déjà épluchés et découpés en morceaux,
- légumes en conserve (maïs, haricots verts, betterave cuite sous vide…),
- fruits séchés, surgelés ou en conserve,
- sauces toutes prêtes (ketchup, tartare d'algues…).

Faire une liste type de menus pour la semaine, avec des exemples pour chaque jour afin de ne pas avoir à réfléchir mais aussi de s'assurer qu'on a en permanence les ingrédients pour les préparer. Pour obtenir une liste parfaitement adaptée à nos besoins, l'idéal est de noter jour après jour les repas qu'on consomme puis faire un bilan et surligner ou noter sur la liste type ceux qui nous ont convenu, tant en termes de goût et d'équilibre nutritionnel que de faisabilité en pratique dans notre cuisine.

Préparer de grandes quantités de certains aliments pour :

- Les réutiliser sous une autre forme : des pois chiches cuits sont transformés en houmous, intégrés à un tajine, mixés en nuggets. Une courge cuite au four devient une soupe, une sauce fromagère, des gnocchis. Des lentilles cuites donnent une salade composée avec du riz, des steaks végétaux, une salade avec de la vinaigrette et de l'oignon émincé finement. Des pommes de terre cuites à la vapeur sont utilisées dans un plat de légumes (ragoût de petits pois au printemps, aloo palak en hiver), en salade avec des haricots verts ou des champignons crus, en tranches avec une tartinade...
- En congeler une partie pour en avoir tout prêt en réserve. Beaucoup de choses se congèlent, y compris un reste de lait, de la margarine, du pain coupé en tranches, des muffins, de la soupe, des légumineuses cuites et égouttées, des steaks végétaux, un reste de riz... Ce qui se congèle mal est assez rare : panisses, pommes de terre, préparations avec de l'agar, et dans une certaine mesure le tofu (il devient un peu friable une fois décongelé).

À propos des menus et recettes qui suivent :

- Les fruits frais proposés en dessert sont indicatifs et peuvent être remplacés par n'importe quel autre fruit frais de saison.
- Le signe « / » signifie que la catégorie est déjà présente dans une autre composante du repas. Par exemple, les nuggets de pois chiches contiennent de la farine, donc des céréales.
- Ces menus sont des propositions. N'hésitez pas à les adapter à vos goûts si besoin. En pratique, j'y ajoute souvent un grignotage pré-repas à base d'oléagineux et/ou de crudités, et pour ceux qui le souhaitent, le pain, la margarine et les assaisonnements sont disponibles.
- J'utilise par défaut de la farine de blé T80, du sucre blond et de la fécule de pomme de terre ou de maïs.
- Sauf mention contraire, les recettes sont pour 4 personnes.
- Certaines recettes ont un titre qui ne semble pas végétal, comme « omelette. Cela ne signifie pas qu'elle ressemble vraiment à ce plat, mais qu'on le mange de la même manière.
- Pour mesurer les ingrédients, j'utilise une balance mécanique et un set de cuillères mesures, allant de 1 *cup* à ¹/₄ de cuillerée à café. Les cuillères sont toujours rases : il faut les remplir, ne pas les tasser, puis les araser. Voici la correspondance entre la masse et le volume pour certains ingrédients courants :

Eau, jus de fruits ou lait végétal	1 cuillerée à soupe = 15 g
Huile	1 cuillerée à soupe = 14 g
Purée d'oléagineux	1 cuillerée à soupe = 10 g
Farine de blé	1 cuillerée à soupe = 7,5 g
Sucre	1 cuillerée à soupe = 9 g
Fécule	1 cuillerée à soupe = 7 g
Agar-agar en poudre	1 cuillerée à café = 2 g

MENUS D'AUTOMNE-HIVER

Idées de menus avec des pois chiches

Céréale ou autre féculent	Semoule de blé ou millet	Tartelettes carotte et pois chiches	Pommes de terre sautées	/
Légume	Tajine de légumes racines avec pois chiche, amandes et pruneaux		Poêlée d'épinards avec de l'ail, du curry et des pois chiches	Mélange de légumes rôtis (carotte, pomme de terre, betterave...)
Légumineuse et/ou oléagineux		Graines de courge ou pistaches		Nuggets de pois chiches
Fruit ou autre source de vitamine (si non fournie par un légume cru)	Jus d'oranges fraîchement pressées	Poire	Limonade maison	Clémentine

Céréale ou autre féculent	/	Galette coréenne panais-cébette	Pâtes en sauce tomate	Tarte à l'oignon ou pissaladière sans anchois	Quiche à la courge (avec farine de pois chiche)
Légume	Carottes râpées avec vinaigrette au jus d'orange ou de citron	Soupe de légumes, avec pois chiches mixés dedans	Crudité de saison (chou-fleur, carotte, radis, cerfeuil tubéreux...)		
Légumineuse et/ou oléagineux	Omelette de pois chiches aux pommes de terre sautées		Houmous	Pois chiches et carottes râpées en vinaigrette	
Fruit ou autre source de vitamine C (si non fournie par un légume cru)	Flan à la vanille (la source de vitamine C est déjà fournie par le légume)	Pomme et amandes enrobées de chocolat noir	Cookie	Lapin en quart de pomme épluché de façon à former des oreilles de lapin	Poire crue nappée de coulis de chocolat

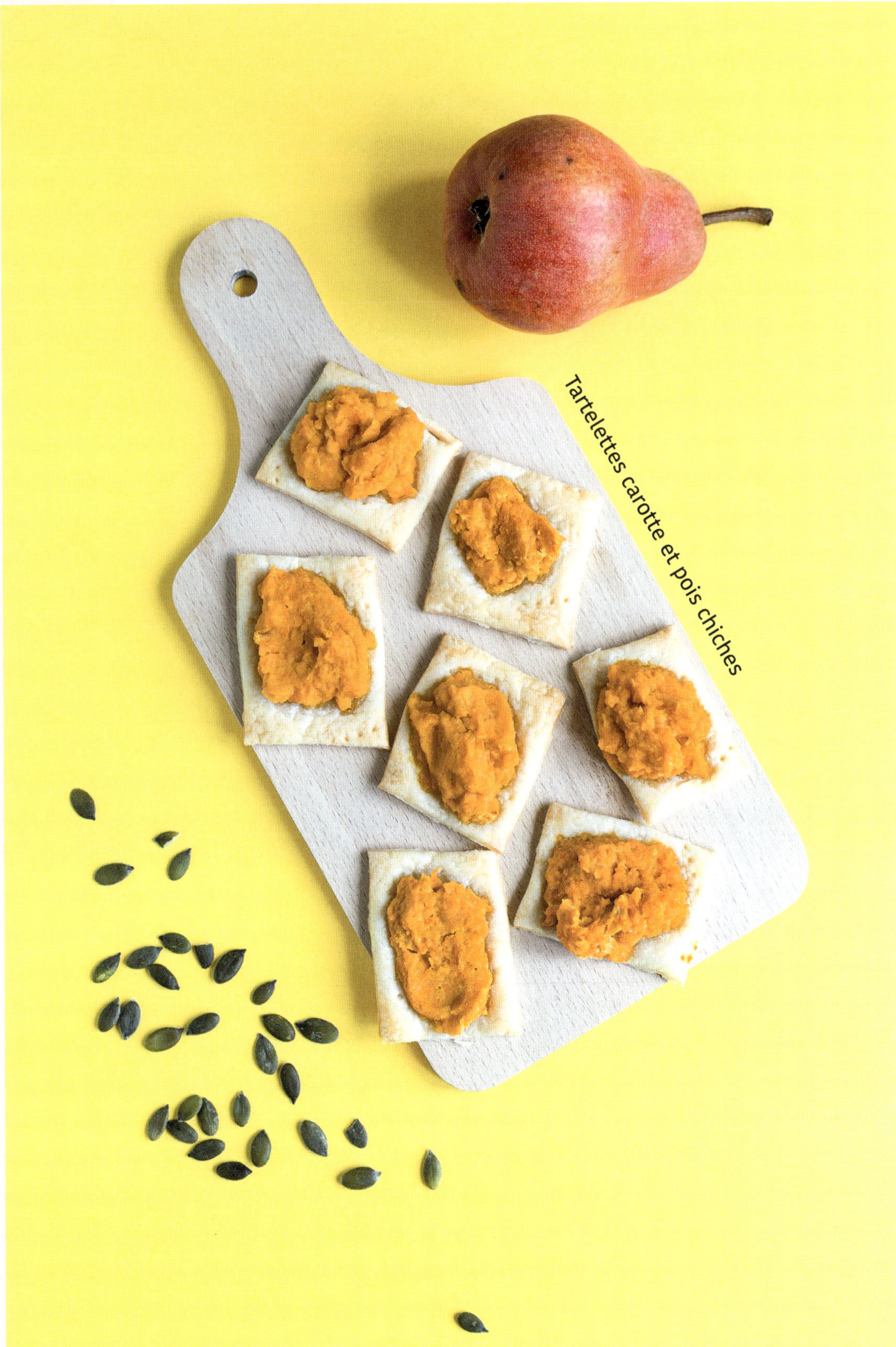

Tartelettes carotte et pois chiches

Idées de menus avec des lentilles

Céréale ou autre féculent	Pain	Polenta	Pâtes à potage	Purée de pommes de terre
Légume	Soupe de légumes	Sauce tomate	Soupe de légumes et lentilles corail	Mâche
Légumineuse et/ou oléagineux	Rillettes de lentilles	Lentilles au naturel		Steak de lentilles
Fruit ou autre source de vitamine C (si non fournie par un légume cru)	Orange non pelée coupée en tranches, recoupées en 4	Tranches de pomme saupoudrées de cannelle	Banane	Poire cuite au sirop » par « Poire au sirop (la vitamine C est fournie par le légume)

Céréale ou autre féculent	Megadara	Tian de légumes d'hiver (carotte, panais, oignon) au jus d'orange	Gâteau renversé aux poires	Riz
Légume		Quiche aux lentilles corail	Lasagne avec sauce bolognaise aux lentilles	Dhal ou curry de légumes et lentilles corail
Légumineuse et/ou oléagineux				
Fruit ou autre source de vitamine C (si non fournie par un légume cru)	Limonade maison	Dés de pomme roulés dans des paillettes de noix de coco	Mâche	Mandarine

Céréale ou autre féculent	Pain	Tarte aux poireaux	/	Tartine de radis noir avec de la margarine
Légume	Soupe		Carottes et céleri-rave râpés parsemés de gomasio	Soupe de lentilles corail aux carottes et jus d'orange
Légumineuse et/ou oléagineux	Pâté de lentilles	Salade de lentilles, vinaigrette à la moutarde	Parmentier de lentilles	
Fruit ou autre source de vitamine C (si non fournie par un légume cru)	Dés de pommes roulés dans des paillettes de noix de coco	Mandarine	Flan au cacao (la vitamine C est apportée par les légumes)	Yaourt de soja sucré avec de la confiture

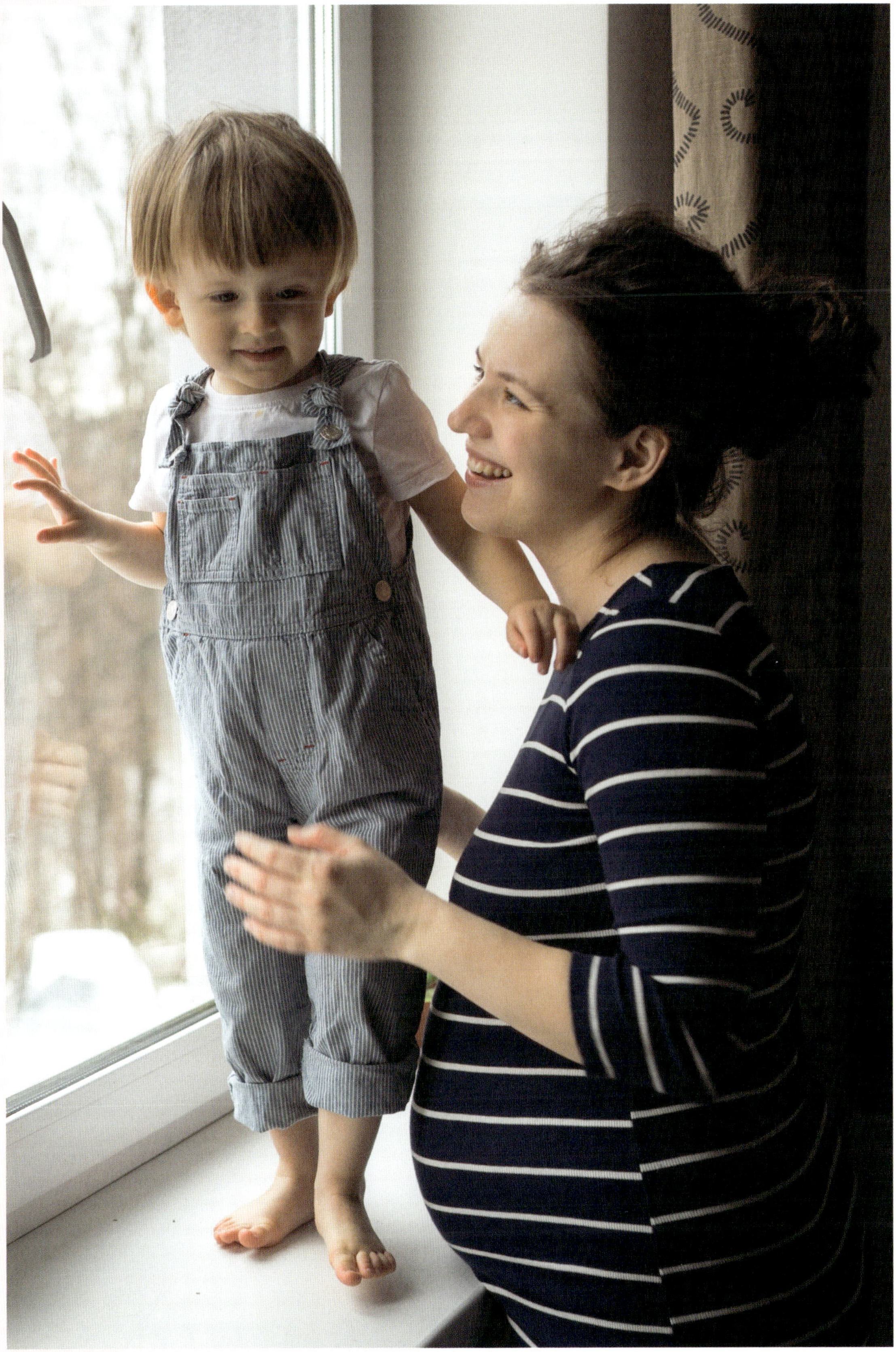

Idées de menus avec du soja

Céréale ou autre féculent	Risotto aux cèpes séchés	Patate douce rôtie	Pâtes	Pizza blanche (avec crème épaisse de soja) garnie de chou rouge et d'oignons caramélisés
Légume	Tranches de courge rôties	Tranches de champignons frais	Sauce fromagère à la courge	
Légumineuse et/ou oléagineux	Yaourt de soja nature sucré avec du pralin	Fromage frais de soja, à servir avec la patate douce		
Fruit ou autre source de vitamine C (si non fournie par un légume cru)	Tranches de kiwi	Pomme au four à la cannelle et aux fruits secs (la vitamine C est apportée par le champignon frais)	Coccinelle en quart de pomme épluché dans lequel on plante des pépites de chocolat	Mandarine et crème dessert amande vanille

Céréale ou autre féculent	Crêpe salée (galette de sarrasin)	Minestrone avec carotte, oignon, panais, haricots blancs ou tofu fumé, petites pâtes	Petites pâtes ou crozets sans œuf (marque Lazaretti)	Gratin de pommes de terre au poireau et au tofu fumé (avec lait de soja ou purée d'oléagineux)
Légume	Fondue de poireaux		Champignons poêlés puis mélangés à de la crème de soja épaisse	
Légumineuse et/ou oléagineux	Tranches de saucisses de soja ou noix de cajou grillées ou crème de cajou			
Fruit ou autre source de vitamine C (si non fournie par un légume cru)	Crêpe sucrée avec tranches de banane et pépites de chocolat	Poire crue mixée minute avec de la purée d'amande blanche ou de la purée de noisette	Tranches de pomme tartinées de pâte chocolat-noisette ou de confiture	Pomme et dés de pâte d'amande

Céréale ou autre féculent	Choucroute, pommes de terre, saucisses de tofu et pomme	Gratin de chou-rave, tofu fumé et béchamel	Gnocchi de courge en sauce tomate
Légume			
Légumineuse et/ou oléagineux			Crème dessert à la vanille et au lait de soja
Fruit ou autre source de vitamine C (si non fournie par un légume cru)	Riz au « lait » et clémentine	Pomme et gâteau de semoule	Jus d'orange

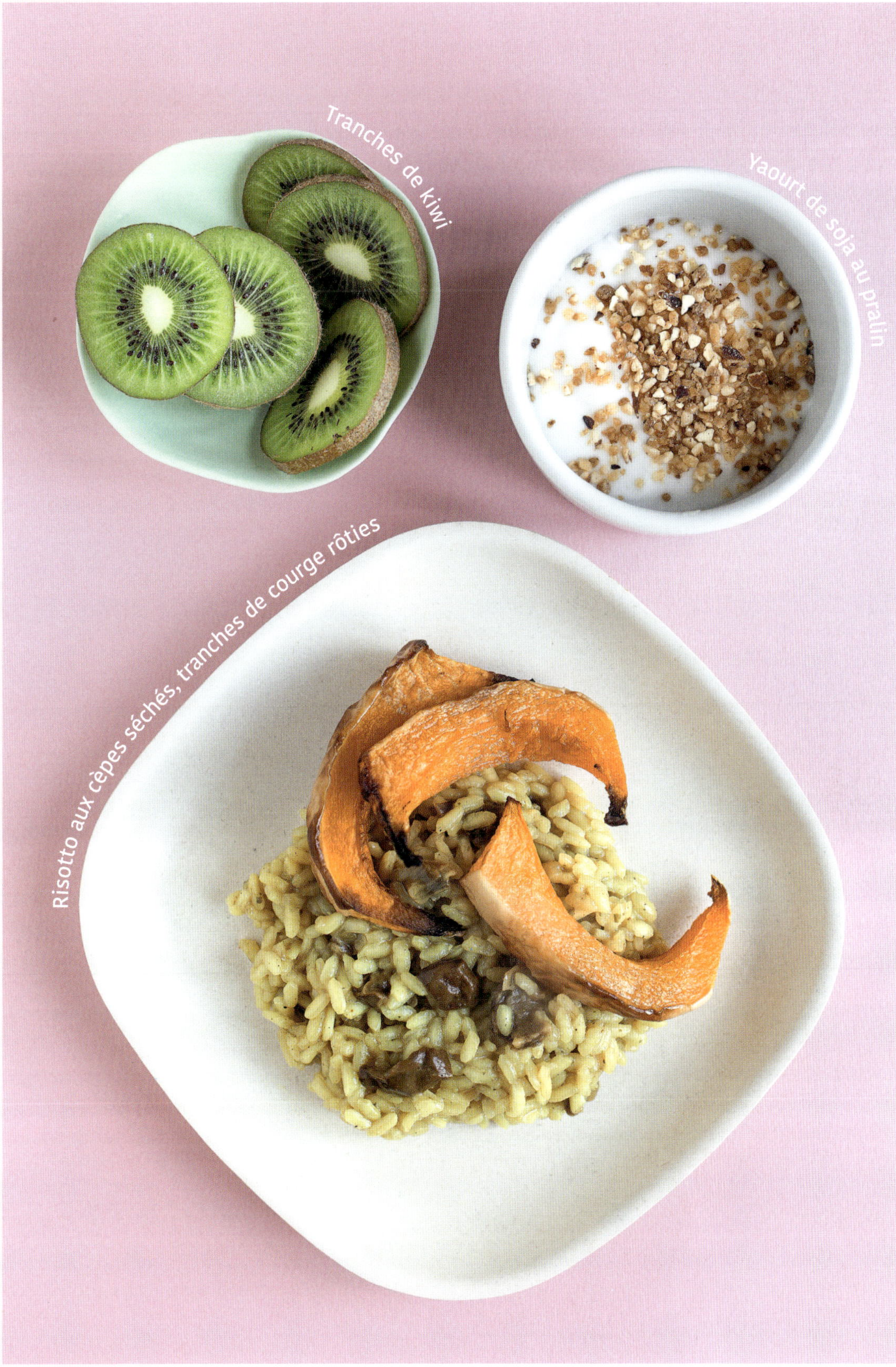
Tranches de kiwi
Yaourt de soja au pralin
Risotto aux cèpes séchés, tranches de courge rôties

Idée de menus avec des haricots

Céréale ou autre féculent	Croûtons	Pommes de terre sautées	Riz ou pâtes de forme creuse (conchiglie, orechiette...)	Pâtes au chou-fleur (ou chou rave) avec chapelure frite
Légume	Légumes rôtis présentés en brochette	Dés de betterave en vinaigrette	Carottes râpées saupoudrées de graines de chanvre décortiquées	Tartinade de haricots blancs et carottes, servie avec des tranches de champignons crus
Légumineuse et/ou oléagineux	Purée de haricots blancs et pomme de terre	Steak de haricots noirs	Haricots blancs en sauce tomate	
Fruit ou autre source de vitamine C (si non fournie par un légume cru)	Orange en morceaux (couper des fines tranches transversales puis découper chaque tranche en 4 quartiers)	Mandarine	Pièces de chocolat noir pâtissier aux graines de courge	Raisin

Idées de menus avec d'autres légumineuses ou des oléagineux

Céréale ou autre féculent	Risotto à la courge et au safran	Pâtes au chou vert à la crème de cajou	Bricks pomme de terre » par « Bricks aux pommes de terre écrasées et aux câpres (ou petits pois)	Pizza blanche (avec noix de cajou) garnie de chou vert poêlé et de lanières de carottes	Pâtes crémeuses à la cacahuète
Légume					Soupe de légumes
Légumineuse et/ou oléagineux	Graines de courge, servies avec le risotto ou en amuse-bouche		Soupe de pois cassés, oignon, carotte		/
Fruit ou autre source de vitamine C (si non fournie par un légume cru)	Dés de pomme parsemés dans un peu de pralin	Raisin	Limonade maison	Kiwi	Mandarine

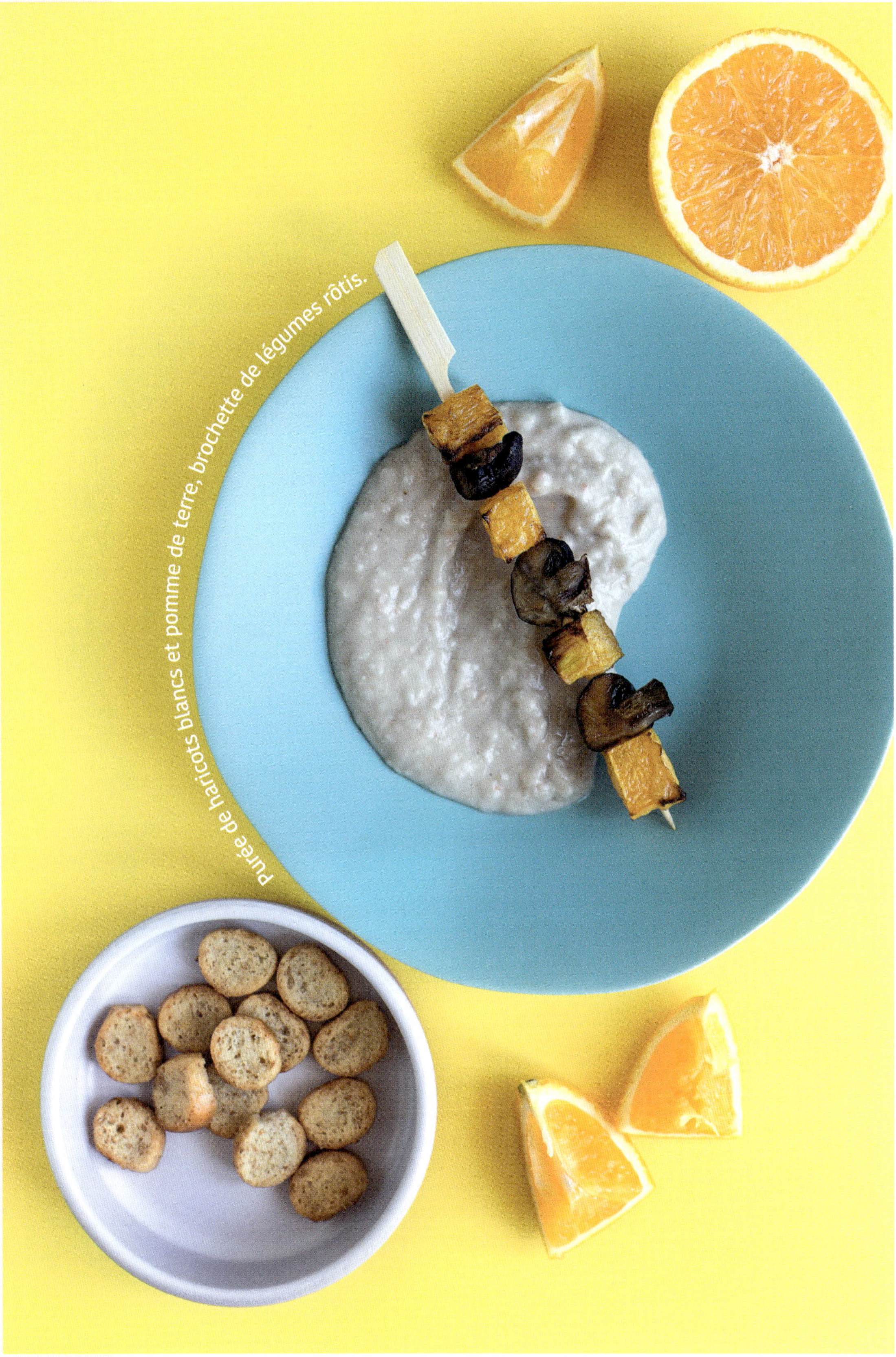

Purée de haricots blancs et pomme de terre, brochette de légumes rôtis.

MENUS DE PRINTEMPS-ÉTÉ

Idées de menus avec des pois chiches

Céréale ou autre féculent	Pain	/	Pommes de terre vapeur	Pain
Légume	Salade mechouia (poivron rôti, tomate fraîche)	Haricots verts	Asperges ou artichaut vapeur	Tomates à la provençale
Légumineuse et/ou oléagineux	Omelette de pois chiche	Nuggets de pois chiche	Houmous ou mayonnaise de soja	Panisses
Fruit ou autre source de vitamine C (si non fournie par un légume cru)	Pastèque	Nectarine	Fraises	Melon

Céréale ou autre féculent	Tian courgette, tomate, pomme de terre	Riz	Pain	Taboulé avec tomates et herbes fraîches
Légume		Aubergines poêlées avec beaucoup d'huile puis mélangées avec des pois chiches et des graines de sésame	Salade concombre pastèque	
Légumineuse et/ou oléagineux	Houmous		Panisses	Salade de pois chiche au pesto vert végane
Fruit ou autre source de vitamine C (si non fournie par un légume cru)	Cerises	Framboises	Glace	Pêche

Idées de menus avec des lentilles

Céréale ou autre féculent	Tarte oignon, tomate, aubergine	Pain ou riz	Riz aux lentilles corail cuit avec des petits pois (ou tronçons d'asperges vertes) et de petits dés de carotte	Tartine de radis (avec margarine végétale ou avec fromage frais de soja)
Légume		Légumes (tomate, courgette, pomme de terre) farcis aux lentilles		Tomates à la provençale
Légumineuse et/ou oléagineux	Steak de lentilles			Salade de lentilles
Fruit ou autre source de vitamine C (si non fournie par un légume cru)	Salade de melon et pastèque, coupés en boules avec une cuillère parisienne	Prunes	Fraises	Abricots

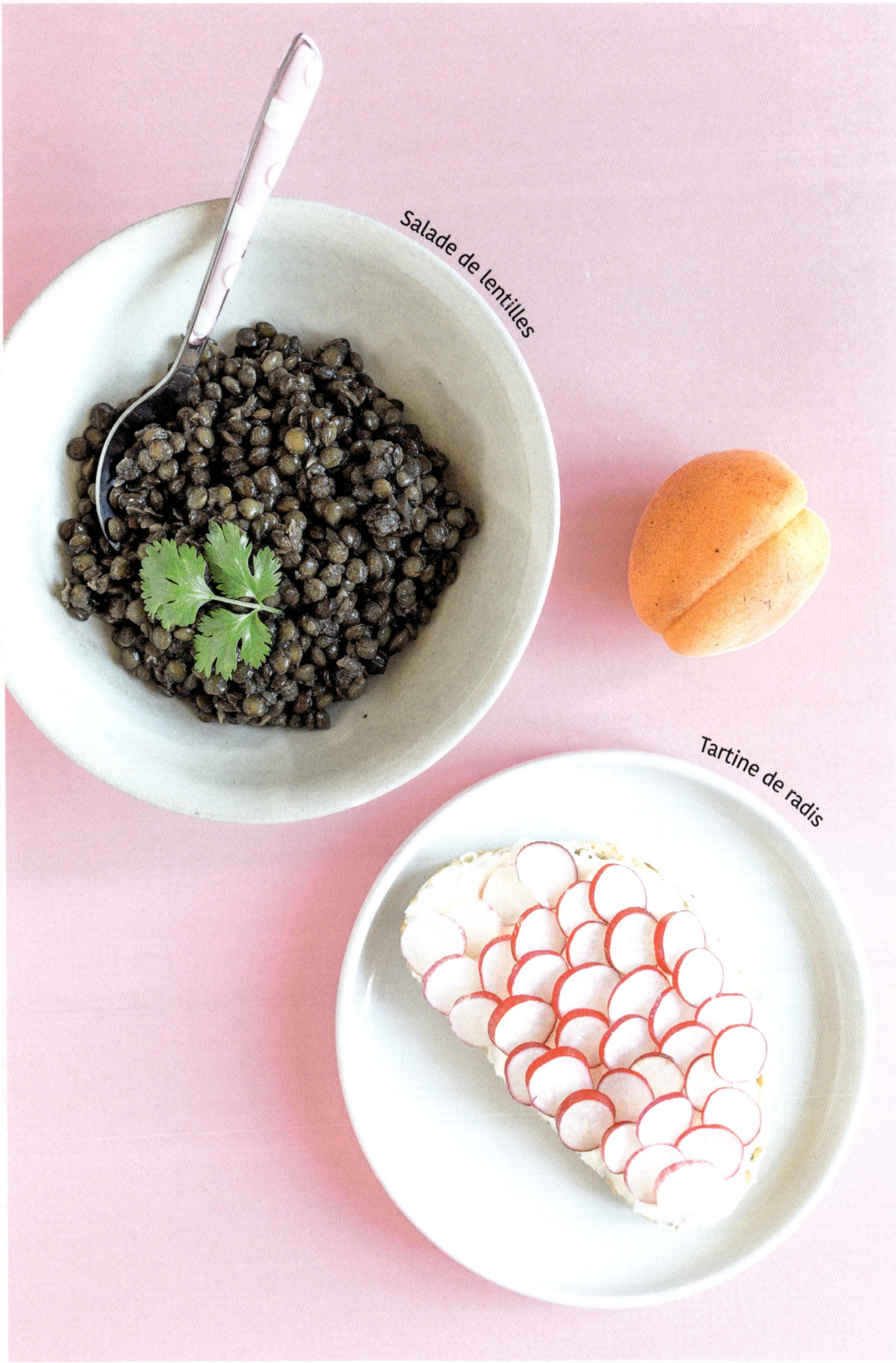
Salade de lentilles
Tartine de radis

Idées de menus avec du soja

<table>
<tr><td>Céréale ou autre féculent</td><td rowspan="3">Salade de pomme de terre, haricots verts, olives et tofu fumé (ou pois chiches)</td><td rowspan="3">Pâtes aux petits pois (ou aux asperges vertes) et à la ricotta de soja</td><td rowspan="2">Crêpe salée sans œufs du commerce garnie de ratatouille du commerce</td><td rowspan="3">Gratin d'aubergine à la sauce tomate et tofu émietté</td></tr>
<tr><td>Légume</td></tr>
<tr><td>Légumineuse et/ou oléagineux</td><td>Tofu brouillé</td></tr>
<tr><td>Fruit ou autre source de vitamine C (si non fournie par un légume cru)</td><td>Fraises</td><td>Pomme</td><td>Brochettes fraises pastèque</td><td>Brugnon</td></tr>
</table>

<table>
<tr><td>Céréale ou autre féculent</td><td rowspan="3">Quiche aux courgettes avec du lait de soja</td><td rowspan="3">Ragoût de pommes de terre, petits pois, tomates et tofu fumé</td><td rowspan="2">Beignets de fleurs de courgette</td></tr>
<tr><td>Légume</td></tr>
<tr><td>Légumineuse et/ou oléagineux</td><td>Tzatziki au yaourt de soja égoutté</td></tr>
<tr><td>Fruit ou autre source de vitamine C (si non fournie par un légume cru)</td><td>Figues</td><td>Cerises</td><td>Pastèque</td></tr>
</table>

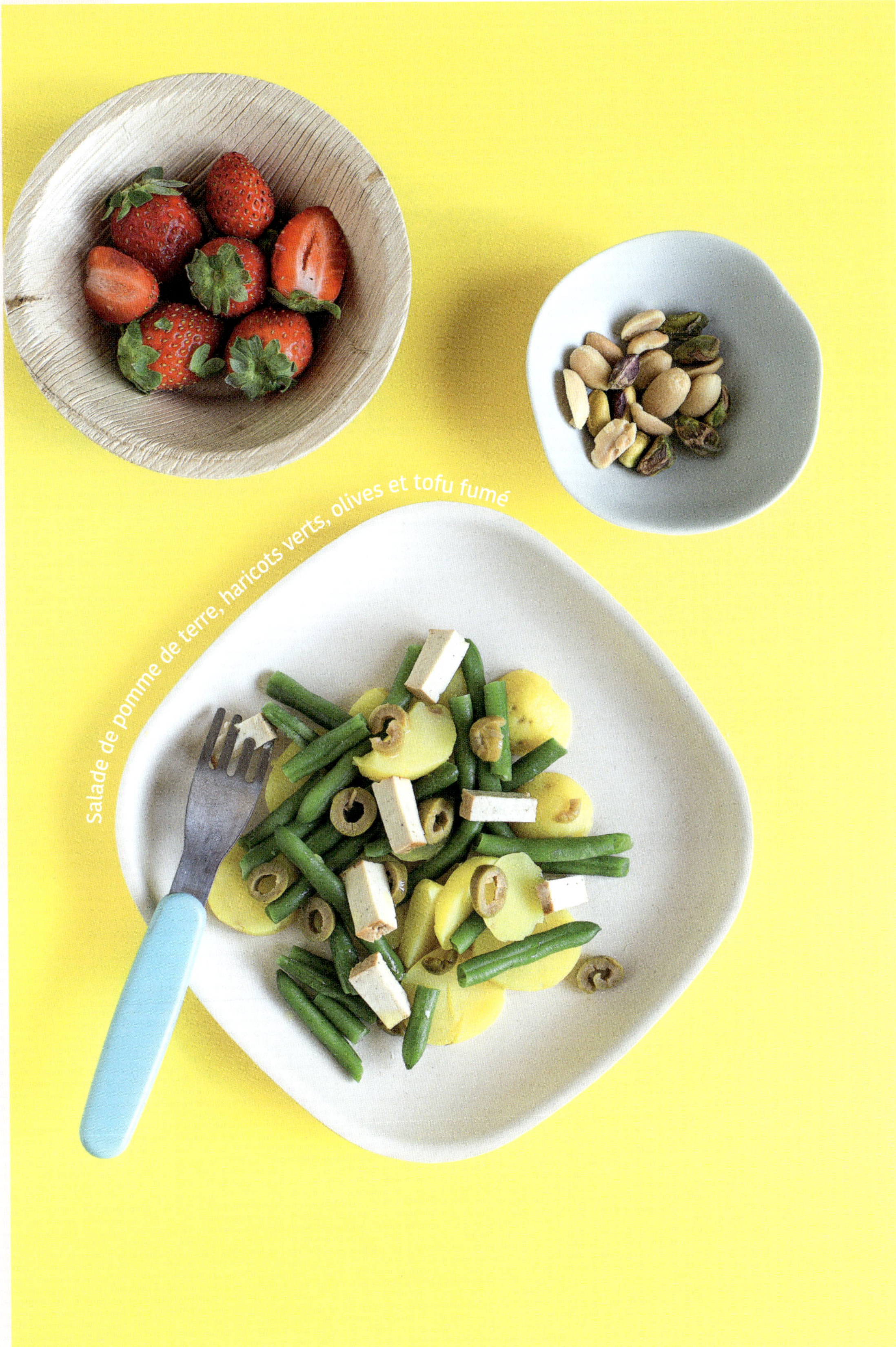
Salade de pomme de terre, haricots verts, olives et tofu fumé

Idées de menus avec d'autres légumineuses ou des oléagineux

Céréale ou autre féculent	Polenta	Pâtes avec sauce tomate fraîche express	Pizza garnie d'aubergines frites	Pâtes aux légumes sautés et graines de tournesol
Légume	Poêlée de courgette, fenouil et noix de cajou	Crème de petits pois		
Légumineuse et/ou oléagineux			Salade de brocolis cuits et de pesto d'oléagineux	
Fruit ou autre source de vitamine C (si non fournie par un légume cru)	Pêche	Pastèque	Abricot	Melon

Céréale ou autre féculent	Bruschetta	Risotto aux asperges vertes	Salade de pâtes, tomates, pignons (ou graines de tournesol), olives noires et basilic
Légume	Velouté de courgettes à l'amande		
Légumineuse et/ou oléagineux		Graines oléagineuses à grignoter (pistaches, cacahuètes, noix ou autre)	
Fruit ou autre source de vitamine C (si non fournie par un légume cru)	Riz au « lait » (la vitamine C est apportée par les légumes crus)	Framboises	Tarte au chocolat (la vitamine C est apportée par les légumes crus)

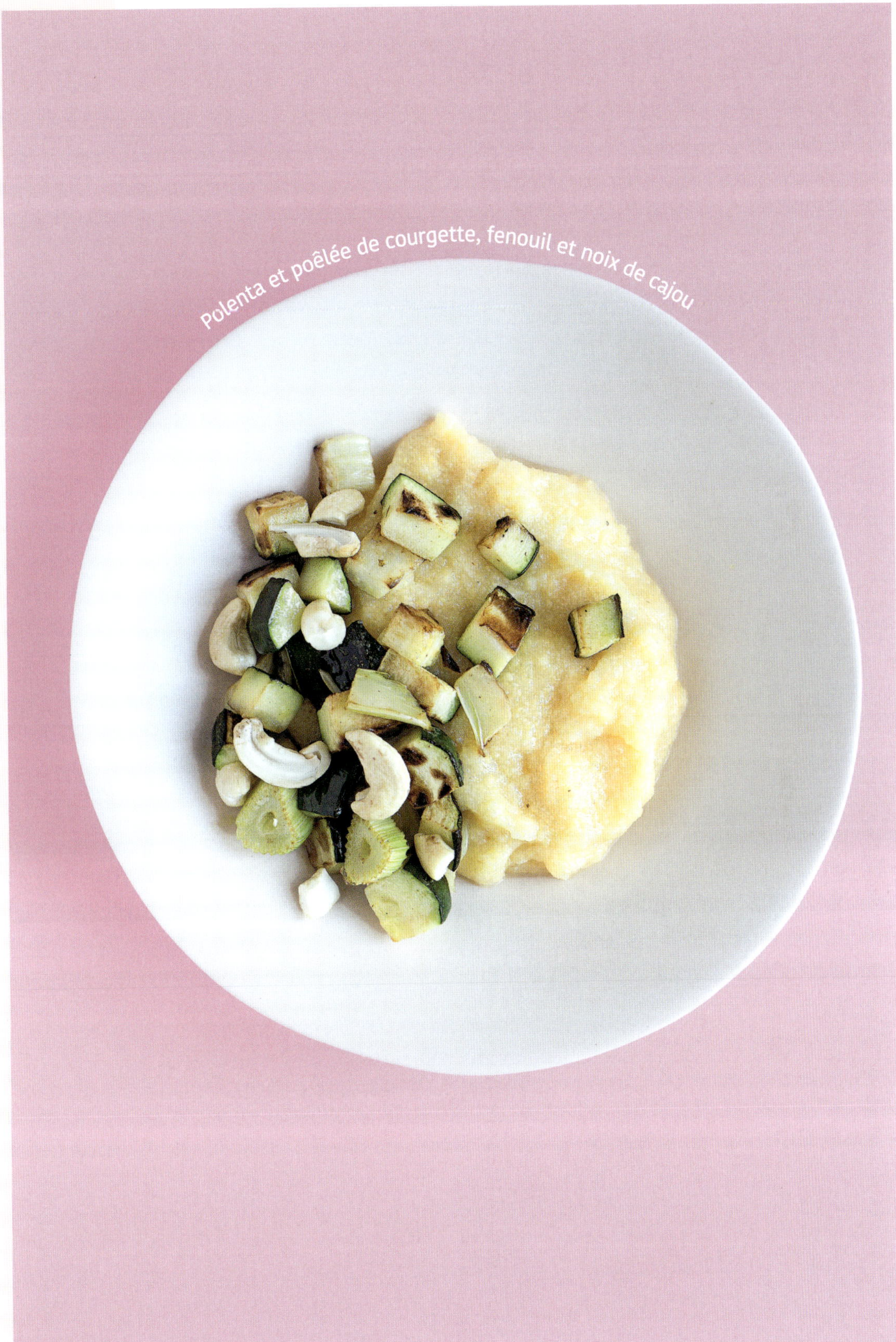
Polenta et poêlée de courgette, fenouil et noix de cajou

MENUS QUI FONT VOYAGER

	Japon	Moyen-Orient	Amérique du Nord
Céréale ou autre féculent	Riz cuit à la japonaise	Semoule aux raisins secs	Pain à burger
Légume	Épinards au sésame	Couscous aux légumes et pois chiches	Coleslaw
Légumineuse et/ou oléagineux	Brochette de tofu mariné		Steak de lentilles
Fruit ou autre source de vitamine C (si non fournie par un légume cru)	Yokan (mixer 200 g de haricots cuits ou de patate douce, mélanger avec 40 g de sucre et 200 ml d'eau dans laquelle on a fait bouillir 2 g d'agar-agar)	Salade d'orange à la cannelle, pâtisserie à l'amande (enfermer des boulettes de pâte d'amande dans une fine épaisseur de pate a tarte, cuire à four peu chaud puis saupoudrer de sucre glace immédiatement)	Glace végétale à la vanille ou brownie

	Inde	Mexique	Italie
Céréale ou autre féculent	Samossas à la pomme de terre, petits pois et oignon, sauce au yaourt de soja	Tortilla à garnir de salsa (ou de crudités râpées), chili sin carne (ou autre ragoût de haricots), herbes fraîches, avocat	Pâtes au pesto vert. Antipasti (gressins, légumes confits à l'huile)
Légume			
Légumineuse et/ou oléagineux			
Fruit ou autre source de vitamine C (si non fournie par un légume cru)	Lassi à la mangue et au lait de soja (ou au lait de coco)	Ananas	Panna cotta végétale (flan à la vanille servi avec un coulis de fruits rouges ou de chocolat)

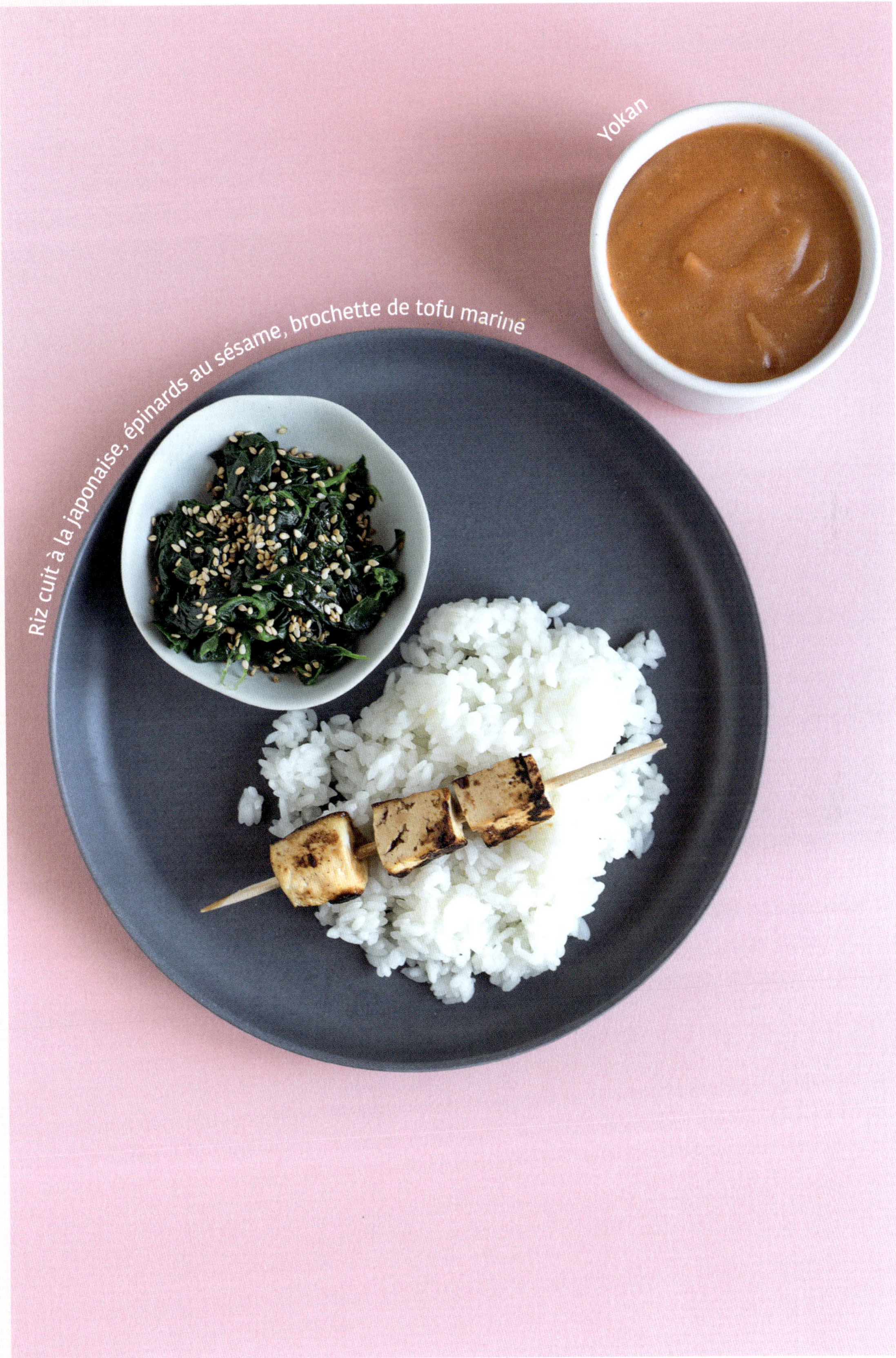
Yokan
Riz cuit à la japonaise, épinards au sésame, brochette de tofu mariné

MENUS POUR LES FÊTES

Mes conseils pour gagner du temps en cuisine

Un menu qui plaise à tous, qui soit végane et facile à préparer ? C'est possible !

Voici notre menu standard quand on a des invités :

- buffet apéritif avec crudités (bâtonnets de carotte par exemple), tartinades, oléagineux (pistaches par exemple) et gressins italiens ou chips,
- plat de pâtes (pâtes en sauce, lasagnes...). Si on a le temps, on peut bien sûr faire les pâtes maison, mais en général, ici, on achète des pâtes sèches du commerce et on prépare une sauce tomate maison.

Desserts véganes faciles pour un groupe : gâteau au yaourt végétal, salade de fruits, fondue au chocolat avec brochettes de fruits et biscuits véganes faits maison ou achetés dans le commerce.

Pour un gâteau d'anniversaire, les bougies sont généralement suffisantes pour donner un aspect festif à un gâteau au yaourt, une tarte ou même une simple assiette couverte de tranches de fruits de différentes couleurs et une assiette de biscuits. Mais on peut aussi décorer le gâteau au yaourt de sucre glace, d'un glaçage au chocolat, de vermicelles en sucre colorés ou de paillettes de noix de coco colorées. Pour des idées ludiques, simples et facilement véganisables voir *Mes beaux goûters de fête* de Marie Chioca.

Le buffet commun

Les buffets sont un bon moyen de nourrir un grand groupe. Une astuce pour contenter tout le monde sans passer des jours en cuisine, classique pour les pique-niques et les repas festifs où les invités sont nombreux, est de proposer à chacun d'apporter un plat ou un dessert. Il suffit alors de prévoir une zone pour les aliments végétaliens et une zone pour les autres, par exemple en utilisant deux tables. Si les aliments sont en plus petite quantité, on peut simplement les regrouper sur la même table en utilisant deux plateaux différents.

Menu pour la Chandeleur

Pour le salé, on peut garnir des galettes de sarrasin du commerce avec n'importe quelle préparation chaude aimée ; en Bretagne, on trouve même des galettes garnies de pommes de terre et de ratatouille ! Si on est nombreux et qu'on a un appareil « multicrêpe », le plus simple est de préparer un saladier de pâte, une série de garnitures et de laisser chacun préparer ses crêpes – pour les enfants, c'est un parent qui se charge de la réalisation sur commande de l'enfant.

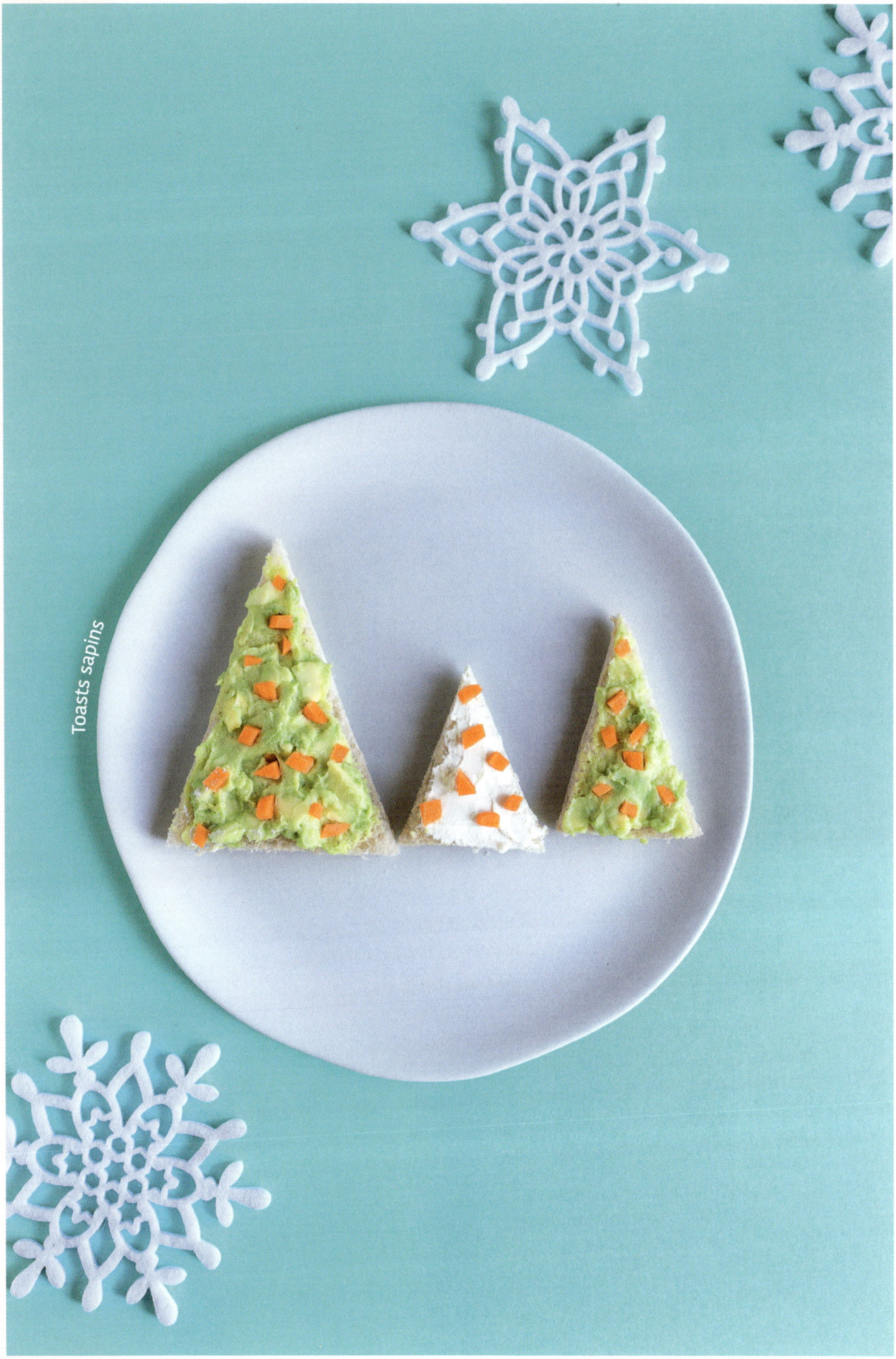

Toasts sapins

Pour le sucré, l'idéal est des crêpes faites maison, et une crêpière antiadhésive est utile, (j'évite généralement les revêtements antiadhésifs, mais je fais une exception pour les crêpes et l'omelette de pois chiche) On peut les garnir avec du sucre et du jus de citron, de la confiture, de la compote de pommes et de la cannelle, de la crème dessert, des tranches de banane et des pépites de chocolat ou de la noix de coco râpée…

Que faire si l'on est nombreux, mais qu'on n'a pas le temps ou l'énergie de faire des crêpes pour chacun et qu'on ne dispose pas d'un matériel type « multicrêpe» ? Pour le salé, on peut tartiner quelques galettes de sarrasin et les superposer, puis les couper en jolies bouchées rayées. Et pour le dessert, avec seulement quelques crêpes (bien souples, donc les galettes de sarrasin du commerce ne conviennent pas) on peut faire des « sucettes de crêpes » qu'on peut éventuellement présenter plantées sur un support (orange coupée en deux par exemple).

Menu enfant de Noël

On peut trouver de nombreuses idées de menus de fêtes 100 % végétaux sur les blogs culinaires. On peut aussi consulter le menu de Noël que propose L214[109]. Pour le repas de Noël, exceptionnellement, on peut avoir envie de faire un repas enfant différent du repas des adultes. Voici un mini menu pour faire sourire les enfants. On n'est pas obligé de réserver ces préparations au repas de Noël : pourquoi ne pas les utiliser lors d'un soir de semaine, par exemple en mettant un « bon pour des sapins à manger » dans une case du calendrier de l'Avent ?

- **Toasts sapins** avec du pain de mie découpé en triangle et tartiné en vert (crème de petits pois, tartinade de Shrek...) ou en blanc (fromage frais de soja...) puis décoré de guirlandes en carottes râpées ou de boules en graines de sésame ou en mini dés de fruits ou légumes de saison. Pour que l'enfant les prépare seul, l'adulte coupe les triangles de pain, fournit la tartinade, épluche et coupe la carotte.
- **Un plat choisi par l'enfant** parce qu'un repas de fête, ce n'est pas forcément un repas raffiné : ça peut être la possibilité de manger son plat préféré.
- **Bûche de Noël pour rire**, d'après une idée de Martine Camillieri[110]. Fabriquer des bûches en bâtonnets de banane et un billot avec une épaisse tranche de banane (fruit assez mou pour être coupé par l'enfant avec un couteau à beurre), ajouter une mini hache en plastique ou en carton recouvert de papier aluminium, des tas de neige en crème fouettée de coco (l'adulte la fouette et la met éventuellement en poche à douille, l'enfant la dresse en petits dômes à la poche ou avec une cuillère) et la neige qui tombe en noix de coco râpée ou en sucre glace saupoudré grâce à une passoire fine. Attention, si on découpe la banane à l'avance, il faut l'emballer dans du film étirable pour éviter l'oxydation, et assembler la scène au dernier moment.

[111] https://visuels.l214.com/sites/vegan-pratique.fr/2017/depliant-menu-de-noel/VP-menu-Noel-HD.pdf

[109] « Je sais cuisiner pour mes doudous », voir page 283.

- de 5 minutes

RECETTES sucrées

Smoothies

Pour 1 grand verre ou 2 petits

Smoothie choco-banane

1 banane épluchée, 1 verre de lait de soja nature non sucré (200 ml environ), 1 cuillerée à soupe de cacao en poudre (plus ou moins, selon le goût), 1 cuillerée à café de sucre.

idée On peut remplacer le lait de soja par un verre d'eau et 1 cuillerée à soupe bombée de purée d'amande blanche.

Smoothie tutti frutti

1 banane épluchée, 2 poignées de fruits (fraise, myrtille, abricot, pêche...), 1 verre d'eau ou de lait végétal (200 ml environ), si besoin 1 ou 2 sachets de sucre vanillé.

idée On peut remplacer la banane par de la mangue ou de l'avocat. Comme la banane apporte de la texture, mais aussi du sucre, une alternative pas idéale mais plus locale, est de remplacer une banane par 4 cuillerées à soupe (25 g) de petits flocons d'avoine et 2 cuillerées à café de sucre (ou 2 cuillerées à café de sirop d'agave ou 2 grosses dattes dénoyautées). Les flocons d'avoine se broient d'autant plus facilement que ce sont des flocons instantanés et qu'on les aura laissés tremper dans l'eau ou le lait végétal de la recette.

Smoothie pêche amande

La chair de 2 pêches (fraîches ou en conserve), 2 cuillerées à soupe de petits flocons d'avoine, 1 cuillerée à soupe de purée d'amande blanche ou 1 cuillerée à soupe bombée de poudre d'amande, 1 demi-verre d'eau (100 ml).

idée On peut remplacer la purée ou poudre d'amande et l'eau par du lait d'amande, mais les laits d'amande du commerce sont souvent chers, riches en additifs et peu nutritifs.

Smoothie poire vanille

1 grosse poire (fraîche ou en conserve, environ 100 g), 4 cuillerées à soupe de flocons d'avoine, 1 verre d'eau ou de lait végétal non sucré (environ 200 ml), un sachet de sucre vanillé.

idée On peut utiliser du lait végétal sucré, dans ce cas, remplacer le sucre vanillé par quelques gouttes d'extrait de vanille.

astuce Pour augmenter l'apport nutritionnel d'un smoothie et diminuer son impact sur la glycémie, on peut ajouter des extras : paillettes de noix de coco, graines de lin, graines de tournesol décortiquées, graines de chanvre décortiquées. On peut aussi mettre des légumes en accord avec la couleur du smoothie :

feuilles d'épinard ou de mâche pour un smoothie au kiwi ou au cacao, betterave pour un smoothie aux fruits rouges… Les règles d'or sont de mixer les ingrédients solides (noix de coco râpée, épinard, etc.) avec peu de liquide, et d'ajouter les nouveaux ingrédients petit à petit en goûtant après chaque ajout (il est plus facile d'ajouter que de retirer un ingrédient d'un smoothie !).

Tartines

On peut faire des tartines sur du pain ou de la biscotte, mais aussi sur un fruit coupé en tranches, comme la pomme. On peut aussi couper le fruit en dés, le rouler dans la tartinade (en ajoutant un soupçon d'eau pour la délayer) et, pour le croustillant, rouler le tout dans des oléagineux concassés, de la chapelure ou des céréales de petit-déjeuner écrasées.
Voici des idées de tartinades :

• **Chocolat noisette :** dans un bol, mélanger 6 cuillerées à soupe de purée de noisette (100 g), 2 cuillerées à café de cacao en poudre non sucré (si le cacao est bio et équitable, il est moins fort en goût donc j'en mets 4 cuillerées à café), quelques gouttes d'extrait de vanille, 4 cuillerées à soupe de sirop d'agave (40 g) et une minuscule pincée de bicarbonate de sodium.

• **Fruit amande :** dans un bol, mélanger 100 g de compote au choix et 50 g de purée d'amande blanche.

• **Vanille :** dans un bol, mélanger 3 cuillerées à soupe de purée d'amande blanche ou de noix de cajou (50 g), 1,5 cuillerée à soupe de sirop d'agave (15 g), $^1/_4$ de cuillerée à café d'extrait de vanille et éventuellement une minuscule pincée de sel et une minuscule pincée de bicarbonate.

idée Pour les enfants qui veulent du pain de mie mais rechignent à manger la croûte, je propose des tartines en cerfs-volants. Il suffit de couper chaque tranche en diagonale pour former quatre petits triangles.

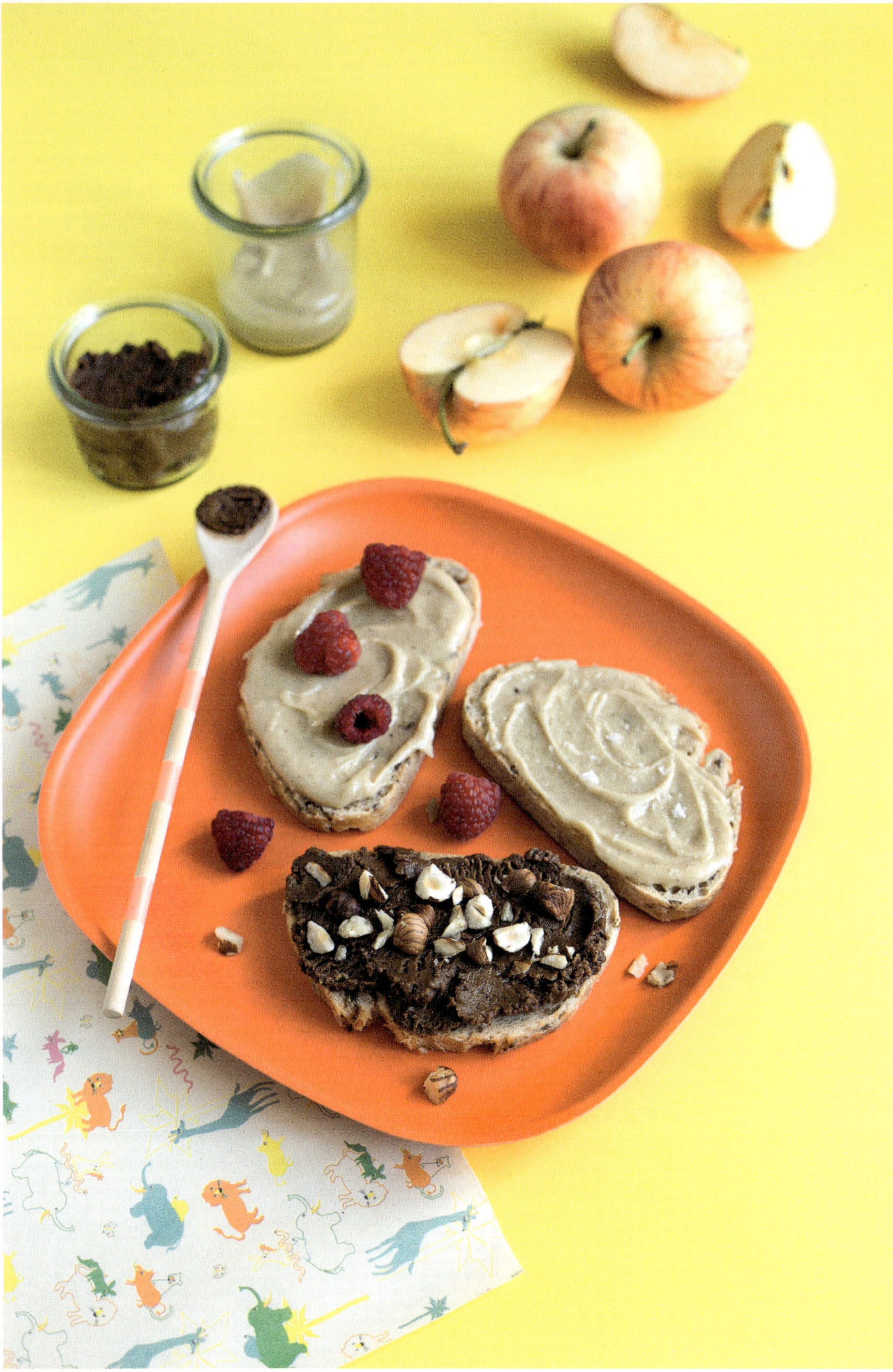

- de 5 minutes

Boissons lactées

Chocolat chaud

Pour préparer un chocolat chaud express sans lait végétal, j'utilise des purées d'oléagineux et du chocolat en poudre. On peut mélanger ces ingrédients dans un bocal en prévision d'un voyage,
il se conservera quelques semaines à température ambiante.
Pour un bol, mélanger 3 cuillerées à soupe de chocolat en poudre (ou 2 cuillerées à soupe de sucre et 1 cuillerée à soupe de cacao en poudre) avec 3 cuillerées à soupe de purée d'amande blanche. En utilisant un mini fouet ou une « cuillère magique », incorporer 150 ml d'eau bouillante (je verse l'eau en deux fois, en mélangeant après chaque ajout).

idée Si on souhaite boire la boisson froide, on peut réaliser le mélange dans un blender. Pour un bocal à emporter, on peut aussi mélanger du lait végétal en poudre avec du chocolat en poudre comme indiqué dans le livre *Veggie kids* (voir page 283).

« Lait » aromatisé

Le lait de soja nature a un goût particulier. Mais en l'aromatisant, il peut donner une boisson acceptable au goût, et bien plus nutritive et économique qu'une boisson de céréale comme le lait de riz.

- **Lait de soja à la vanille :** mélanger 200 ml de lait de soja nature enrichi en calcium avec 1 sachet de sucre vanillé, ou avec une petite cuillerée à soupe de sucre en poudre et un peu d'extrait de vanille. Le sucre en poudre se dissout mieux dans un liquide chaud, sinon il faut remuer pendant une petite minute pour qu'il se dissolve.

- **Lait de soja à la fleur d'oranger :** mélanger 100 ml de lait de soja nature enrichi en calcium avec $^1/_2$ de cuillerée à café de sucre et $^1/_4$ de cuillerée à café d'eau de fleur d'oranger (j'utilise celle de la marque la Patelière). Le sucre en poudre se dissout mieux dans un liquide chaud, sinon il faut remuer pendant une petite minute pour qu'il se dissolve. On donne ce mélange à mon fils de 2 ans en remplacement du lait maternel quand je ne suis pas avec lui, il aime beaucoup le boire à la paille.

idée On peut également aromatiser la boisson au chocolat en y mélangeant du chocolat en poudre (ou du cacao en poudre et du sucre), à la menthe ou à la fraise en y mélangeant du sirop...

Céréales pour petit-déjeuner

Granola, muesli, céréales soufflées... On peut servir les céréales pour petit déjeuner dans du lait végétal, du yaourt de soja, de la compote ou tout simplement les grignoter telles quelles.
Attention, les céréales soufflées ont souvent un index glycémique élevé (voir page 62) donc il n'est pas idéal de les accompagner d'une boisson végétale à IG élevé comme le lait de riz. Au contraire, je recommande de profiter des céréales soufflées au chocolat pour s'habituer au lait de soja nature, car elles lui transmettent une partie de leur couleur et de leur goût.

Idées avec une pomme

Ce fruit méritait bien une partie dédiée, car quand on mange local, on le trouve très souvent sur la table en automne et en hiver. Pour varier, voici quelques idées :

- Hérisson ou coccinelle avec des quarts de pomme épluchée dans lesquels on plante des pistoles ou des pépites de chocolat.
- Lapin avec des quarts de pomme en partie épluchés pour former les oreilles.
- Soucoupe volante ou tranche étoilée avec de fines tranches transversales (pas besoin d'éplucher la pomme) et éventuellement en y plantant des pistoles de chocolat.
- Tartines en coupant les joues de la pomme (épluchée ou non).
- Serpentin de peau et spirale de pomme avec un pèle-pomme.
- Pomme mangée par les vers, d'après une idée de Martine Camillieri[111] : peler la pomme et, avec un vide-pomme, retirer le trognon. Puis manger la pomme en découpant des cylindres de chair avec le vide-pomme, comme un ver qui traverserait le fruit. Attention, c'est à l'adulte de manier le vide-pomme.

Avec la peau de la pomme, séchée à l'air libre, on peut faire de la tisane. Pour faire des cadeaux gourmands, on peut créer une tisane maison en mélangeant les morceaux de peau séchés avec des zestes d'agrumes séchés, de la verveine, des graines de fenouil, de l'hibiscus ou d'autres fleurs séchées.

Astuces pour le petit-déjeuner

Les idées de cette partie sont adaptées pour le petit-déjeuner, car elles sont vraiment rapides à préparer. Ceci dit, on peut aussi manger salé au petit-déjeuner, comme c'est l'habitude dans de nombreuses familles sur la planète. Plusieurs enfants seront ravis de manger un reste de pâtes du dîner par exemple, et c'est aussi nutritif qu'une tartine de pain. N'hésitez donc pas à sortir des idées habituelles de petit-déjeuner !

Quand on mange végétalien à l'hôtel, le plus simple est de prendre un verre de jus de fruits et du pain blanc tartiné de confiture ou des céréales du commerce mangées telles quelles. Mais en plus de ne pas constituer un repas équilibré, ces aliments ont tous un fort index glycémique. Ils risquent donc d'entraîner une hypoglycémie en milieu de matinée. Il est donc prudent de prévoir alors une collation, par exemple avec une poignée d'oléagineux et une pomme, ou de carrément proposer les oléagineux au petit-déjeuner, par exemple sous forme de purée de cacahuète, comme dans les traditionnels sandwichs purée de cacahuète & confiture des Américains. On peut aussi prévoir d'emporter, en prévision de petits-déjeuners hors du domicile, des briquettes de boisson végétale, des gourdes de purée de pomme ou d'autres aliments que l'enfant aime manger le matin.

[111] *À l'heure du goûter*, Martine Camillieri, Tana éditions, 2005.

10 à 20 minutes

Cookies et biscuits

Cookies simplissimes

Dans un saladier (ou un bocal si on souhaite préparer un « kit SOS cookies »), verser 100 g de farine de blé, 60 g de sucre, 30 g de pépites de chocolat, 1 pincée de bicarbonate de sodium et éventuellement 1 cuillerée à café de carbonate de calcium. Quand le besoin de cookies se fait sentir, allumer le four à 175 °C environ et verser le contenu du bocal dans un saladier. Mélanger puis ajouter 3 cuillerées à soupe d'huile de colza cuisson (ou moitié huile et moitié purée d'oléagineux) et 3 cuillerées à soupe d'eau (il en faut un peu moins si la farine est blanche, un peu plus si elle est complète). Avec les mains mouillées, former 10 fines galettes et les espacer sur une feuille de cuisson (tapis en silicone ou papier cuisson). Cuire environ 15 minutes. Laisser reposer 5 minutes avant de décoller les cookies et de les laisser refroidir sur une volette à pâtisserie ou un torchon propre.

Cookies aux flocons d'avoine

Dans un robot, réduire en poudre 180 g de flocons d'avoine – si on n'a pas de robot, utiliser 150 g de farine de blé. Dans un saladier (ou un bocal si on souhaite préparer un « kit SOS cookies »), verser la farine, 2 pincées de bicarbonate de sodium, 1 pincée de sel et éventuellement 1 cuillerée à café de carbonate de calcium. Ajouter 100 g de sucre, 1/2 cuillerée à café de cannelle, 50 g de raisins secs, 50 g de flocons d'avoine, puis 50 ml d'eau et 100 ml d'huile de colza cuisson. Former 20 boulettes d'environ 3 cm de diamètre et les répartir sur le papier cuisson en les aplatissant. Cuire environ 15 minutes. Laisser reposer 5 minutes avant de décoller les cookies et de les laisser refroidir sur une volette de pâtisserie ou un torchon propre.

Biscuits basiques

Allumer le four à 180 °C et préparer une plaque chemisée d'une feuille de cuisson. Dans un saladier, mélanger 250 g de farine de blé, 90 g de sucre, 2 pincées de bicarbonate de sodium et éventuellement 1 cuillerée à café de carbonate de calcium. Ajouter 2 cuillerées à soupe d'huile de colza cuisson (30 g) et 70 g d'eau aromatisée à la fleur d'oranger (on peut aussi utiliser de l'eau aromatisée avec un peu d'extraits de vanille). Bien mélanger et laisser la pâte reposer pendant 2 minutes. Étaler la pâte sur un plan de travail fariné, découper des formes et les disposer sur la feuille de cuisson. Cuire pendant environ 15 minutes puis sortir la plaque de cuisson du four. Laisser reposer 5 minutes avant de transférer les biscuits sur une volette de pâtisserie ou un torchon propre.

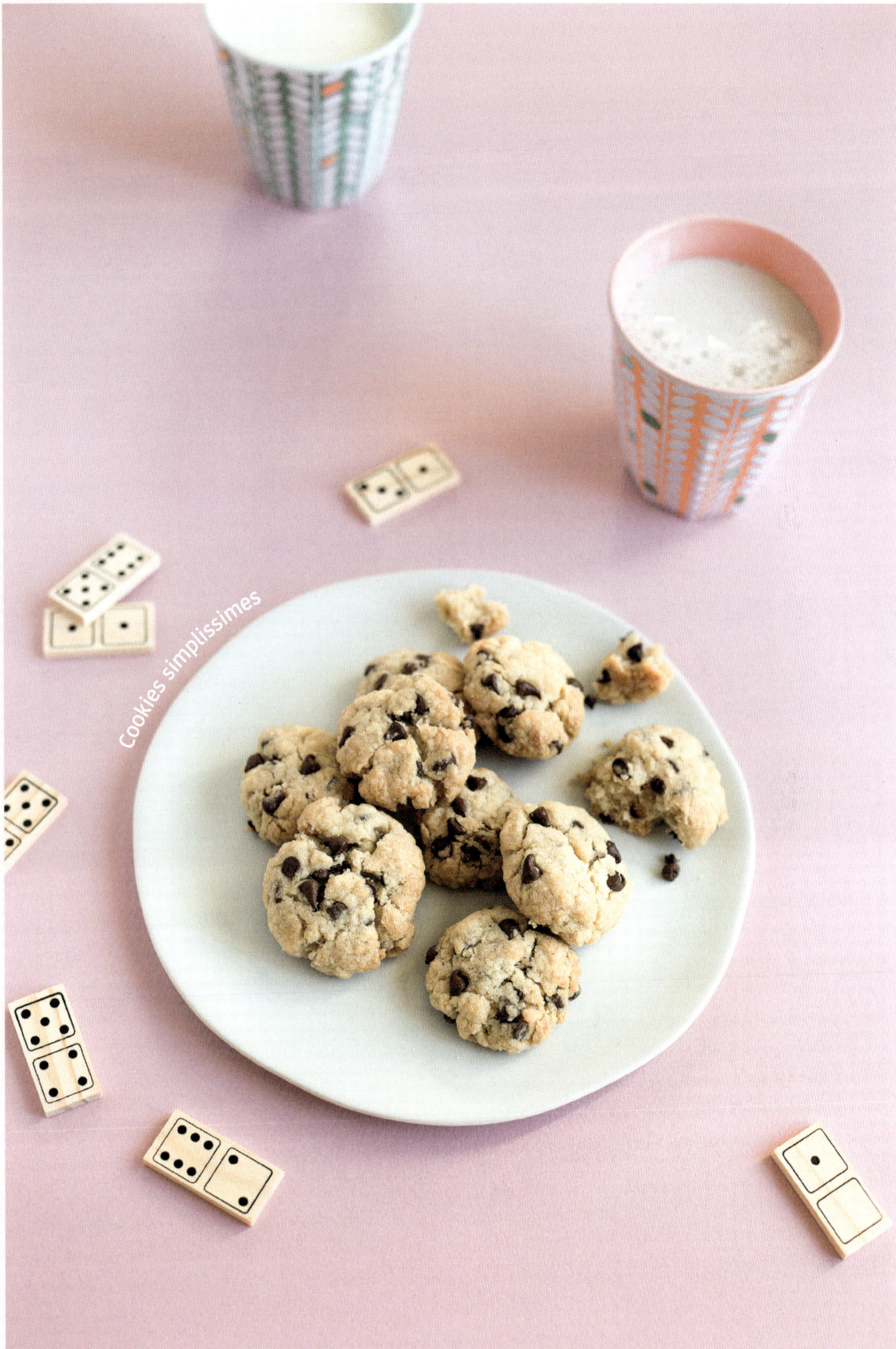

Cookies simplissimes

10 à 20 minutes

Biscuits longs à la vanille

Ces biscuits secs et peu sucrés sont conçus pour être proposés aux bébés dès 6 mois, même si idéalement on évite au maximum le sucre aussi longtemps que possible. Préchauffer le four à 180 °C et préparer une plaque chemisée d'une feuille de cuisson. Dans un saladier, mélanger 250 g de farine de blé, 75 g de sucre, 4 pincées de bicarbonate de sodium et éventuellement 1 cuillerée à café de carbonate de calcium. Ajouter ½ cuillerée à café d'extrait de vanille, 50 g d'huile de cola cuisson et 120 g d'eau. Transférer le mélange dans une poche à douille munie d'une douille unie de 1 cm de diamètre. Sur la feuille de cuisson, former une trentaine de traits de pâte d'environ 5 cm de long. Faire cuire 15 minutes à 180 °C. Laisser reposer 5 minutes hors du four avant de retourner les biscuits puis les remettre au four pendant 5 minutes pour bien sécher le dessous. Enfin, laisser reposer 5 minutes hors du four et transférer les biscuits sur une volette de pâtisserie ou un torchon propre.

Canistrelli

Ces biscuits traditionnels sont peu sucrés et l'alcool du vin blanc s'évapore à la cuisson. Ils peuvent donc également être proposés aux bébés.
Pour une plaque de biscuits, mélanger 250 g de farine de blé blanche, 70 g de sucre, ½ sachet de poudre à lever, le zeste d'1 citron (ou 3 cuillerées à soupe de graines d'anis vert) et éventuellement 1 cuillerée à café de carbonate de calcium. Ajouter 70 g de vin blanc et 70 g d'huile de colza cuisson et mélanger pour former une boule de pâte. Si besoin, par exemple si la farine est semi-complète, ajouter plus de vin blanc et d'huile, en conservant toujours autant de vin blanc que d'huile. Étaler sur 1 cm d'épaisseur et couper en 30 losanges ou en carrés à l'aide d'une roulette à pizza ou d'un couteau sans dents. Répartir les morceaux de pâte sur une feuille de cuisson et cuire environ 15 minutes à 180-190 °C. Les biscuits doivent devenir légèrement blonds.

Astuce pour étaler une pâte à la bonne épaisseur

Pour étaler une pâte à tarte ou à biscuits, on peut utiliser un rouleau à pâtisserie ajustable, vendu avec des anneaux correspondant aux épaisseurs voulues. On peut alors confier le rouleau à un enfant : même s'il appuie fort, la pâte ne sera pas étalée trop finement. Une autre solution, quand on a un rouleau normwal, est de placer à gauche et à droite de la pâte une baguette de l'épaisseur souhaitée.

Crèmes dessert

La crème dessert au chocolat maison est une recette parfaite pour un dessert improvisé. Chaude, elle est prête en 1 minutes et on peut s'en servir comme fondue au chocolat, en y trempant des morceaux de fruit ou de biscuit. Froide, (compter au moins 1 heure) c'est une crème dessert classique qui peut se conserver quelques jours au réfrigérateur.

Crème dessert au chocolat

Dans une casserole, mélanger soigneusement, à l'aide d'un fouet, 80 g de sucre (135 ml), 50 g de cacao en poudre non sucré (115 ml), 25 g de fécule (de pomme de terre, de maïs, etc. – 50 ml) et éventuellement une cuillerée à café de carbonate de calcium. Ajouter progressivement, tout en mélangeant, 500 ml de lait de soja nature non sucré (ou 50 g de purée d'amande blanche et 450 ml d'eau). Faire chauffer sur feu moyen tout en mélangeant au fouet. Au début, on peut mélanger de temps en temps, mais au bout de 5 minutes, mieux vaut rester devant la casserole, car le mélange épaissit assez brusquement. Laisser refroidir à couvert pour éviter la formation d'une peau sur le dessus.

Crème dessert à la vanille

Remplacer les 50 g de cacao en poudre par 1 cuillerée à soupe d'extrait de vanille.

Crème dessert à la noisette

Remplacer les 50 g de cacao en poudre par 1 pincée de cannelle, et la purée d'amande blanche par de la purée de noisette.

Crème dessert à la châtaigne

Remplacer les 50 g de cacao et les 25 g de fécule par 60 g de farine de châtaigne (150 ml) et ajouter une cuillerée à café d'extrait de vanille.

Porridge

Pour une portion, mélanger dans une casserole 1 cuillerée à soupe de sucre, 20 g de purée d'amande blanche (1 cuillerée à soupe un peu bombée), 50 g de flocons d'avoine (150 ml) et éventuellement 1/4 cuillerée à café de carbonate de calcium. Ajouter 180 ml d'eau bouillante. Couvrir et laisser cuire 5 minutes avant de servir. Si l'on choisit des flocons d'avoine « baby » (instantanés), on peut remplacer les 5 minutes de cuisson par 5 minutes de repos, dans le bol couvert d'une assiette pour conserver la chaleur du mélange. On peut servir parsemé d'une pincée de cannelle et d'une demi-pomme coupée en dés, d'un peu de granola, de coulis de chocolat…

Variante sans oléagineux

Remplacer la purée d'amande et l'eau par du lait de soja nature non sucré.

La purée d'amande blanche

La purée d'amande est un ingrédient coûteux à l'achat, mais qui se conserve longtemps dans un placard, même une fois le pot entamé. Elle permet de préparer un lait végétal express (voir page 256) qui au final ne coûte pas plus cher que le lait d'amande du commerce tout en étant sans sucre, sans additif et sans déchet. Au bout de plusieurs semaines, le contenu du pot de purée d'amande peut se séparer avec une couche huileuse au-dessus et une couche solide au fond ; on peut quand même l'utiliser, en mélangeant vigoureusement.

10 à 20 minutes

Pancakes et crêpes

Pancakes

Pour 12 pancakes, mélanger 250 g de farine de blé (500 ml), 1 sachet de poudre à lever, 50 g de sucre (80 ml), 20 g d'huile de colza pour cuisson (1,5 cuillerée à soupe) et éventuellement 1 cuillerée à café de carbonate de calcium. Ajouter progressivement, tout en mélangeant, 350 g d'eau ou de lait végétal (350 ml). Déposer de petites louches de pâte dans une poêle antiadhésive huilée.

Crêpes

Pour 8 crêpes, mélanger 200 g de farine de blé blanche (400 ml), 50 g de sucre (80 ml), 55 g d'huile de colza cuisson (4 cuillerées à soupe), un peu d'extrait de vanille ou d'eau de fleur d'oranger (facultatif) et éventuellement 1 cuillerée à café de carbonate de calcium. Ajouter, un par un, 2 verres de lait de soja nature non sucré (450 ml). Si possible, laisser reposer la pâte au moins 10 minutes avant de cuire les crêpes dans une poêle antiadhésive huilée. Ajouter un peu d'eau à la pâte si les crêpes sont trop épaisses à votre goût.

Sucettes de crêpe

Pour environ 6 « sucettes », prévoir 6 piques apéritifs, 1 crêpe, 1 cuillerée à soupe de tartinade sucrée (confiture, pâte à tartiner choco-noisette ou crème de marrons) et éventuellement 1 banane ou une poignée de framboises. Étaler une fine couche de tartinade sur la crêpe. Si désiré, aligner une banane épluchée ou une poignée de framboises sur un bord de la crêpe tartinée. Rouler la crêpe garnie. À travers la crêpe, planter un pic apéritif dans chaque fruit. Découper entre chaque pique pour séparer les sucettes.

Boules d'énergie

Pour 12 boules, mixer 18 dattes dénoyautées (100 g) avec 40 ml d'eau (40 g). Ajouter 125 g de poudre d'amande (ou noisette, noix, ou un mélange), $^1/_4$ de cuillerée à café d'extrait de vanille et du cacao non sucré selon votre goût. Le plus pratique est de mélanger avec les mains, et on peut en profiter pour manger la pâte qui s'y colle... On peut ensuite se laver les mains pour les nettoyer puis les mouiller afin de former des boulettes sans que la pâte ne colle trop aux mains. Autre solution : déposer la pâte sur une assiette et la tasser à la main ou avec le dos d'une cuillère. Placer 10 minutes au congélateur afin qu'elle devienne plus ferme puis découper en carrés avec un couteau, ou en formes diverses avec des emporte-pièces.
Voir une autre recette de boule d'énergie page 276.

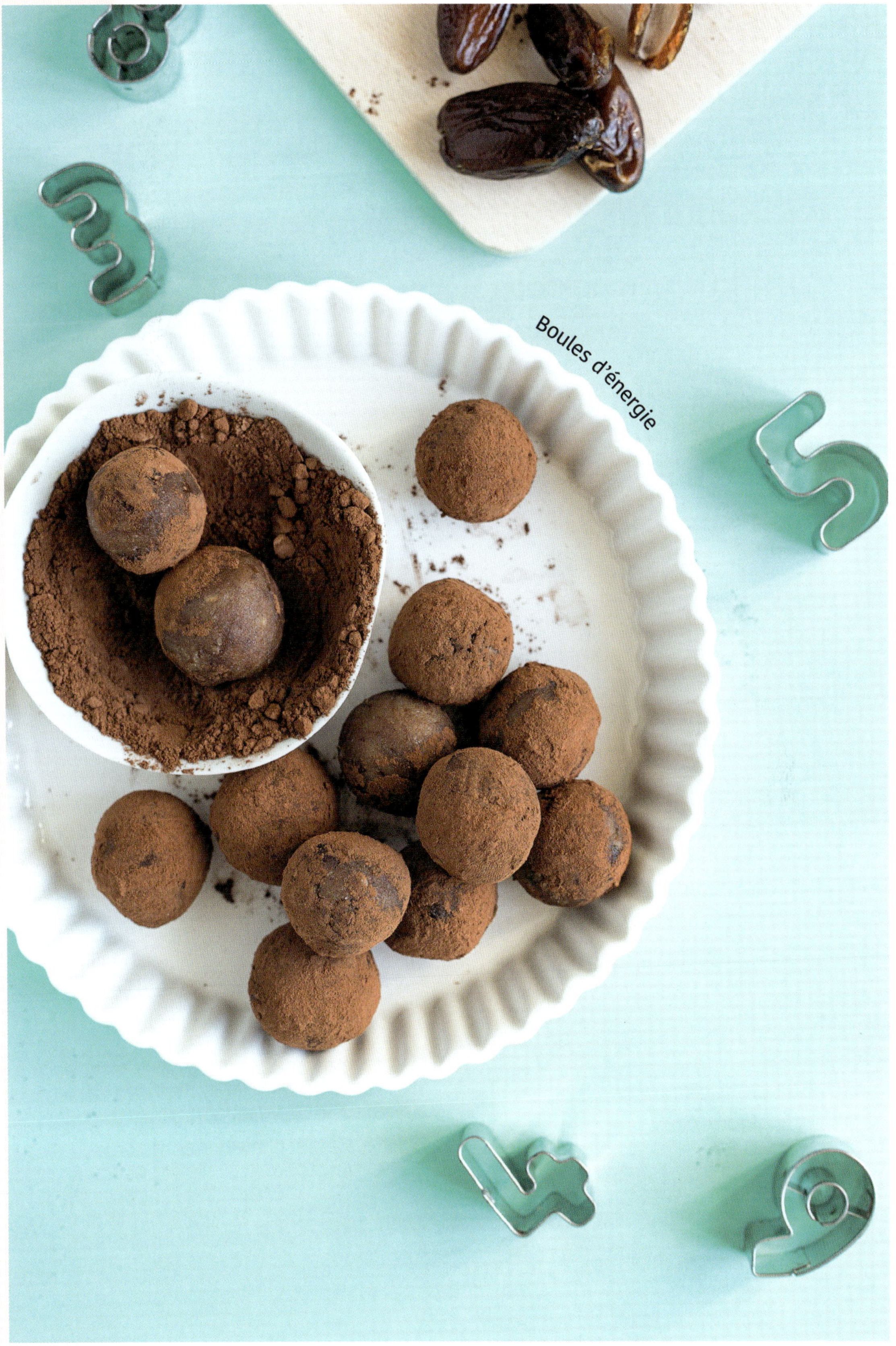
Boules d'énergie

Prêt en 1 heure

Flans à base d'agar-agar

On peut trouver dans le commerce des sachets de préparation pour flan entremet. Elles sont généralement végétales, et il peut être pratique d'en avoir un paquet en stock.
En cas de besoin express, il suffit d'y ajouter du lait de soja non sucré (ou un lait d'oléagineux express, voir page 256) et cuire quelques minutes avant de verser dans des ramequins et laisser refroidir. Mais on peut aussi préparer ces flans à partir d'ingrédients du placard, ce n'est pas beaucoup plus long.
Pour mouler ces flans qui ne cuisent pas au four, on peut utiliser de petits moules individuels avec fond amovible. Ils sont en plastique, mais ont un couvercle qui permet de les empiler dans le réfrigérateur. On peut aussi utiliser des moules individuels à flan en métal, sans couvercle ni fond amovible, mais d'une forme évasée qui rend le démoulage facile en utilisant une assiette à dessert comme couvercle, puis en maintenant l'assiette contre le moule et en retournant l'ensemble.
Pour un dessert plus spécial, mais sans effort, on peut napper les flans d'un peu de coulis de fruit rouge (vendu tout prêt dans le commerce), de sirop d'agave ou d'un autre sirop selon les goûts.

Flans soja vanille

Dans une casserole, mélanger soigneusement au fouet 2 sachets de sucre vanillé, 3 cuillerées à soupe de fécule (20 g), 1/2 cuillerée à café d'agar-agar en poudre (1 g) et éventuellement 1 cuillerée à café de carbonate de calcium. Incorporer 400 ml de lait de soja sucré et aromatisé à la vanille et porter à ébullition. Continuer à cuire en mélangeant au fouet jusqu'à ce que le mélange épaississe. Verser dans 4 moules et laisser refroidir, en couvrant si on ne souhaite pas la formation d'une croûte sur le dessus.

Flans amande vanille

Dans une casserole, mélanger 3 cuillerées à soupe (45 g) de purée d'amande blanche, 1 cuillerée à café d'extrait de vanille, 50 g de sucre (80 ml), 3 cuillerées à soupe de fécule (20 g), 1/2 cuillerée à café d'agar-agar en poudre (1 g) et éventuellement 1 cuillerée à café de carbonate de calcium. Incorporer 350 ml d'eau (bouillante, pour accélérer la cuisson) et cuire en remuant jusqu'à épaississement du mélange. Verser dans 4 moules et laisser refroidir, en couvrant si on ne souhaite pas la formation d'une croûte sur le dessus.

Variante sans amande Remplacer la purée d'amande et l'eau par 400 ml de lait de soja nature.

Flans à la noisette

Dans la recette précédente, remplacer la purée d'amande par de la purée de noisette, et l'extrait de vanille par 1 pincée de cannelle en poudre.

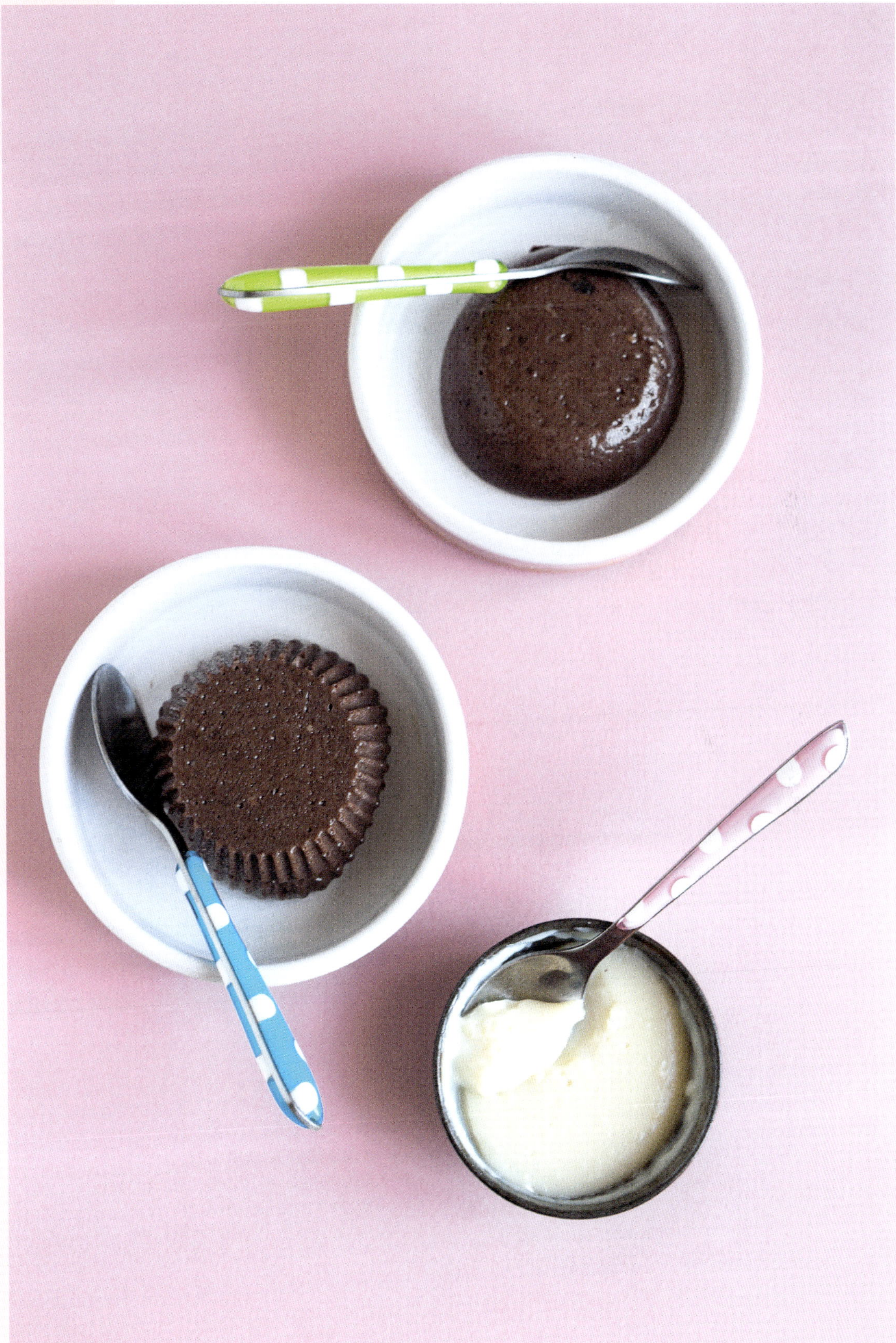

Prêt en 1 heure

Flans au cacao

Dans une casserole, mélanger 3 cuillerées à soupe (25 g) de cacao en poudre non sucré, 80 g de sucre (135 ml), 1 cuillerée à soupe de fécule (7 g), 1/2 cuillerée à café d'agar-agar en poudre (1 g) et éventuellement 1 cuillerée à café de carbonate de calcium. Incorporer 400 ml de lait de soja nature non sucré (ou 3 cuillerées à soupe de purée d'amande blanche et 350 ml d'eau) et cuire en remuant jusqu'à épaississement du mélange. Verser dans 4 moules et laisser refroidir, en couvrant si on ne souhaite pas la formation d'une croûte sur le dessus.

Astuce pour l'agar-agar en poudre

Pour limiter le coût et les déchets, j'achète l'agar-agar en sachets de 50 g.
Un sachet entamé se conserve longtemps dans un placard et, comme les épices, il peut être utilisé après sa date de durabilité minimale.
Je dose l'agar-agar avec des cuillères-mesure. 1/4 cuillerée à café correspond à 0,5 g, 1/2 cuillerée à café correspond à 1 g, 1 cuillerée à café correspond à 2 g.

Semoule et riz au « lait »

Gâteau de semoule

Dans une casserole, mélanger 50 g de semoule fine (70 ml), 40 g sucre (70 ml), 2 cuillerées à café d'extrait de vanille et éventuellement 1 cuillerée à café de carbonate de calcium. Tout en remuant, ajouter progressivement 50 g de purée d'amande blanche et 450 g d'eau bouillante pour accélérer la cuisson. Faire cuire à feu moyen tout en remuant avec une cuillère jusqu'à épaississement du mélange, ce qui prend 5 à 10 minutes. Verser dans des ramequins individuels ou un grand moule puis laisser refroidir pour que le mélange se solidifie.
Le refroidissement va plus vite si on utilise des moules individuels.
Version simplissime : remplacer la purée d'amande et l'eau par du lait de soja nature. On peut alors tout mesurer avec une petite tasse ou une mesure de 1/4 cup (63 ml). Dans une casserole, faire cuire jusqu'à épaississement 1 mesure de semoule, 1 mesure de sucre, 7 mesures de lait de soja et 2 cuillerées à café d'extrait de vanille.

Version sans gluten

Remplacer les 50 g de semoule par 75 g (100 ml) de polenta instantanée.

Riz au « lait »

Pour 6 personnes, dans une casserole, verser 1 l de lait végétal : 1 l de lait de soja nature non sucré ou le mélange de 100 g de purée d'amande blanche et 900 ml d'eau. Fendre 1 gousse de vanille en deux et la placer dans le lait, puis faire chauffer jusqu'à frémissement pendant 10 à 15 minutes afin de faire infuser la vanille. Sortir la gousse du lait à l'aide d'une cuillère puis gratter l'intérieur avec le bout de la cuillère pour récupérer les graines de vanille. Mettre les graines dans le lait (pour la gousse, on peut la rincer brièvement puis la placer dans un bocal de sucre). Ajouter 150 g de riz rond (blanc ou semi-complet), 100 g de sucre et éventuellement 1,5 cuillerée à café de carbonate de calcium. Cuire en remuant de temps en temps jusqu'à ce que le riz soit moelleux. Verser dans des ramequins puis laisser refroidir à couvert.

Les laits végétaux

En cuisine de manière générale, j'évite le lait de riz et la plupart des autres laits végétaux du commerce, car ils sont vendus assez cher et n'offrent pas grand-chose de plus qu'un mélange de sucre, d'eau et d'additifs, n'apportant ni nutriments, ni liant, ni onctuosité aux recettes. Le seul lait végétal que j'achète pour cuisiner est le lait de soja nature non sucré, en vérifiant sur la liste des ingrédients qu'il est composé uniquement de soja et d'eau. Je peux aussi acheter d'autres laits végétaux, en boisson plaisir au même titre que les jus de fruits et autres boissons aromatisées.

Prêt en 1 heure

Tartes

Tarte amandine

Allumer le four à 180 - 190 °C. Étaler finement une pâte à tarte (4 mm d'épaisseur), la placer dans un moule huilé, la piquer et la mettre au four pour qu'elle précuise pendant qu'on prépare la garniture. Dans un saladier, mélanger 200 g de poudre d'amande avec 100 g de sucre, puis incorporer 200 g de yaourt végétal nature. Verser sur le fond de tarte précuit. Éplucher 3 poires, les découper en quartiers ou en tranches fines et les répartir sur le fond de tarte. Faire cuire environ 30 minutes, pour que les poires deviennent moelleuses et qu'un couteau planté dans la frangipane ressorte propre. Laisser refroidir avant de démouler.

Tarte aux pommes

Allumer le four à 180 -190 °C. Étaler finement une pâte à tarte (4 mm d'épaisseur), la placer dans un moule huilé, la piquer et la mettre au four pour qu'elle précuise pendant qu'on prépare la garniture. Épépiner 4 pommes et les couper en fines tranches. Sur le fond de tarte précuit, étaler 200 g de compote de pommes, ajouter les tranches de pomme et faire cuire environ 30 minutes.
Quand les pommes sont presque cuites, dans une petite casserole, faire bouillir 50 ml d'eau avec 1 cuillerée à soupe de sucre et $^1/_2$ cuillerée à café d'agar-agar. Quand on sort la tarte du four, étaler délicatement ce glaçage sur les pommes à l'aide d'un pinceau de cuisine. Laisser refroidir avant de démouler.

Tarte aux fraises

Préparer une crème pâtissière en mélangeant au fouet, dans une casserole, 30 g de fécule, 50 g de sucre blond, 10 g d'huile au goût neutre et 2 cuillerées à café d'extrait de vanille puis en ajoutant progressivement 250 g de lait de soja nature.
On peut remplacer l'huile et le lait de soja par 2 cuillerées à soupe de purée d'amande blanche et 230 g d'eau. Cuire environ 10 minutes tout en remuant, jusqu'à obtenir une crème épaisse. Transférer dans un récipient hermétique et laisser refroidir. Allumer le four à 180-190 °C. Étaler une pâte à tarte sablée dans un moule huilé, la faire cuire au four environ 20 minutes puis la laisser refroidir. Rincer puis sécher 500 g de fraises. Retirer leur pédoncule. Quand la pâte et la crème pâtissière sont froides, étaler la crème sur la pâte puis ajouter les fraises. Conserver au frais.

Version sans fraises

Remplacer les fraises par des fruits au sirop égouttés, séchés avec un torchon propre et coupés en morceaux. Ou éplucher, épépiner et couper en dés 500 g de pommes. Dans une poêle, les cuire avec une cuillerée d'huile et une cuillerée de sucre en remuant régulièrement.

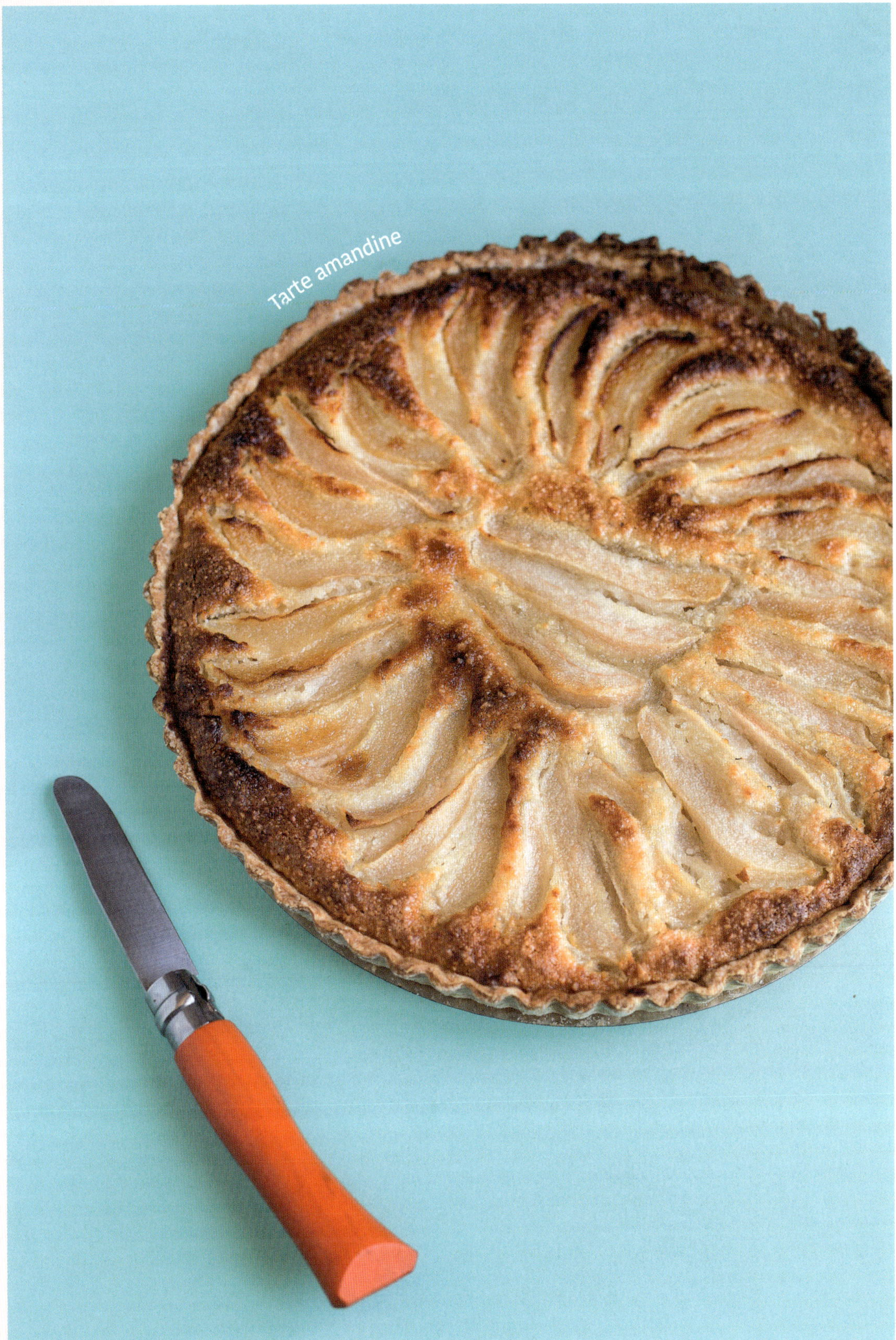
Tarte amandine

Prêt en 1 heure

Muffins et autres petits gâteaux

Pour démouler facilement les muffins sans utiliser de coupelles en papier jetables, j'utilise comme moules des plaques en silicone fabriquées en France. On en trouve notamment sous les marques Guy Demarle ou de Buyer. Ces moules me servent aussi pour congeler des sauces ou des portions de légumineuses cuites (voir page 187). Les recettes suivantes sont pour 15 mini muffins ou 8 muffins de taille normale.

Muffins à la pomme

Dans un saladier, mélanger 100 g de farine de blé, 100 g de sucre, 1/2 sachet de poudre à lever et éventuellement 1,5 cuillerée à café de carbonate de calcium. Ajouter 100 g de purée de pomme, 50 g d'huile de colza cuisson, 50 g d'eau, 1/2 cuillerée à café d'extrait de vanille et 1/2 pomme épépinée (pas besoin de la peler) coupée en tout-petits dés. Ajouter un peu d'eau si besoin, verser dans les moules huilés et faire cuire à 200 °C pendant environ 20 minutes. Les gâteaux sont cuits quand une pique plantée au milieu ressort propre.

Muffins aux pépites de chocolat

Dans un saladier, mélanger 100 g de farine de blé, 60 g de sucre, 1/2 sachet de poudre à lever, 25 g de pépites de chocolat et éventuellement 1,5 cuillerée à café de carbonate de calcium. Ajouter 120 g de lait de soja nature et 10 g d'huile. Verser dans les moules huilés et faire cuire à 200 °C pendant environ 20 minutes. Les gâteaux sont cuits quand une pique plantée au milieu ressort propre.

Muffins tout chocolat

Dans une casserole, faire fondre 75 g de chocolat noir pâtissier puis mélanger pour qu'il soit bien lisse. Retirer du feu et y incorporer 100 g de purée de pomme (ou de yaourt de soja nature) et 50 g d'eau. Dans un saladier, mélanger 100 g de farine de blé, 80 g de sucre, 50 g de pépites de chocolat, un peu d'extrait de vanille et 1/2 sachet de poudre à lever. Mélanger les deux préparations, ajouter un peu d'eau si besoin, verser dans les moules huilés et faire cuire à 200 °C pendant environ 20 minutes. Les gâteaux sont cuits quand une pique plantée au milieu ressort propre.

Financiers

Pour 2 plaques de mini financiers, mélanger 75 g de farine de blé, 1/4 de sachet de poudre à lever, 50 g de poudre d'amande, 100 g de sucre, 25 g de purée d'amande, 25 g d'huile pour cuisson, puis ajouter 100 g de yaourt de soja nature ou de lait de soja nature non sucré et, si besoin, 25 g d'eau. Verser dans les moules huilés et faire cuire environ 15 minutes à 180 °C.

Version sans soja

Mélanger 50 g de farine de blé, 1 cuillerée à café de fécule, 1/4 de sachet de poudre à lever, 80 g de sucre, 80 g de purée d'amande, puis ajouter 80 g de purée de pomme (compote de pomme sans sucre ajouté) et 40 g d'eau. Cuire comme indiqué précédemment.

Astuces pour la poudre à lever

Aussi appelée « levure chimique », la poudre à lever est composée de bicarbonate de sodium, d'un ingrédient acide, et d'un ingrédient comme la fécule. Pour limiter les coûts et les déchets, on peut l'acheter en pot ou la faire soi-même en mélangeant 50 g de bicarbonate de sodium, 100 g de crème de tartre (en magasins spécialisés ou en pharmacie) et 30 g de fécule. Il suffit alors de remplacer 1 sachet de poudre à lever par 1 cuillerée à soupe de mélange.

Sinon, une solution très simple est de remplacer un sachet par 1 cuillerée à café de bicarbonate versée avec les ingrédients secs de la recette, et 1 cuillerée à soupe de vinaigre (ou 2 cuillerées à café de jus de citron) versée avec les ingrédients liquides de la recette. Attention, le mélange commence immédiatement à gonfler donc il ne faut pas attendre avant de le faire cuire.

Prêt en 2 heures et +

Gâteaux tout simples

Gâteau au yaourt

Allumer le four à 180-190 °C.
Huiler et fariner un moule à gâteau (moule à cake, moule à savarin, moule à charlotte…). Dans un saladier, mélanger 3 pots de farine, 1 sachet de poudre à lever, et éventuellement 1,5 cuillerée à café de carbonate de calcium, 2 pots de sucre, 2 pots de yaourt de soja (ou autre entremet végétal type flan ou crème dessert), $1/2$ pot d'huile, 1 pot d'eau et 1 cuillerée à café d'extrait de vanille. Verser dans un moule huilé et fariné et cuire jusqu'à ce qu'un couteau planté au milieu ressorte propre.

idée

Si on n'a pas de pot de yaourt individuel, on peut utiliser une mesure de 125 ml (par exemple 1/2 *cup*).

Gâteau César

Le nom de ce gâteau vient du cocktail présenté par César à son fils Marius dans le film éponyme[112] de Marcel Pagnol. Allumer le four à 180-190 °C. Huiler et fariner un moule à gâteau. Dans un saladier, mélanger 200 g de farine de blé, 200 g de sucre, 1 sachet de poudre à lever et éventuellement 1,5 cuillerée à café de carbonate de calcium. Puis incorporer 200 g de lait de soja nature non sucré et 2 cuillerées à soupe d'huile. Ajuster le goût, ajouter d'éventuels ingrédients complémentaires (1 pomme coupée en petits dés par exemple). Verser immédiatement dans le moule et enfourner au moins 45 minutes, jusqu'à ce qu'une pointe plantée au milieu ressorte sèche. Laisser tiédir avant de démouler. Laisser refroidir, sur une grille ou sur un torchon, avant de découper en tranches.
Version sans lait de soja : utiliser 200 g de yaourt de soja nature ou d'entremet végétal type flan ou crème dessert et ajouter environ 50 g d'eau, pour avoir la texture normale d'une pâte à gâteau.

Gâteau au chocolat

Réaliser la recette du gâteau César en ajoutant 125 g de pépites de chocolat et 50 g de cacao en poudre non sucré. Attention : j'utilise du cacao bio et équitable, dont le goût est moins intense que celui de la marque Van Houten. Si vous utilisez du cacao Van Houten, commencez par en mettre seulement la moitié de la quantité indiquée, puis ajoutez-en si le goût manque d'intensité.

Gâteau à la noix de coco

Allumer le four à 180-190 °C. Huiler et fariner un moule à gâteau. Dans un saladier, mélanger
150 g de farine de blé, 150 g de sucre, 1 sachet de poudre à lever, et éventuellement 1,5 cuillerée à café de carbonate de calcium. Ajouter 125 ou 150 g de noix de coco râpée sèche, 4 cuillerées à soupe (50 g) d'huile de colza cuisson, 300 g de jus de fruit (ananas par exemple). Verser la pâte dans le moule et éventuellement ajouter des fruits (framboises, dés d'abricot, dés d'ananas…). Enfourner au moins 45 minutes, jusqu'à ce qu'une pointe plantée au milieu ressorte sèche. Laisser tiédir avant de démouler. Laisser refroidir, sur une grille ou sur un torchon, avant de découper en tranches.

[112] *Marius*, Marcel Pagnol, 1931

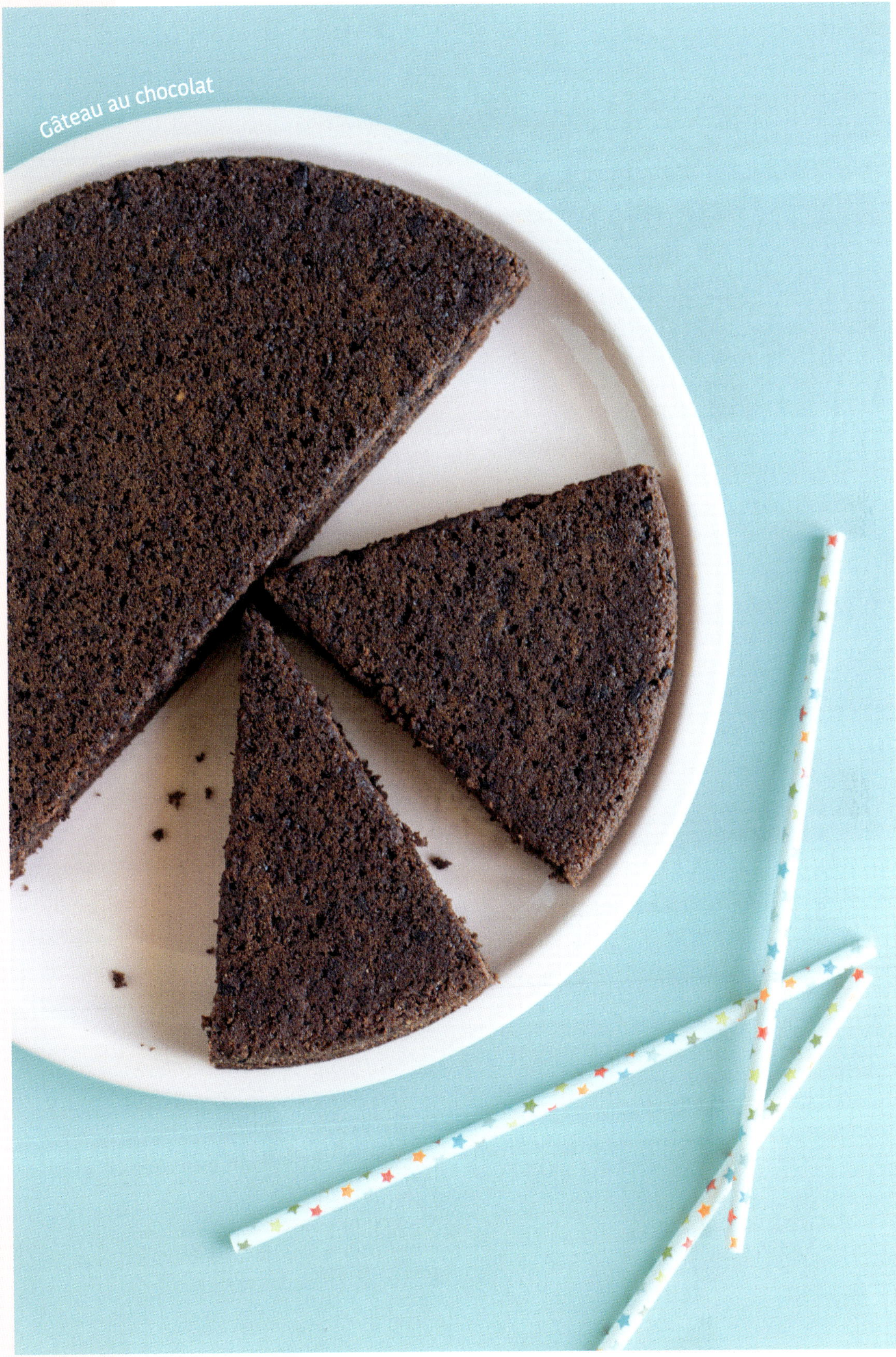
Gâteau au chocolat

GÂTEAU À LA POMME et à la crème de marrons

Ingrédients pour 4/6 personnes (un moule de 18 cm de diamètre

• 1 pomme • 300 g de crème de marrons (purée de châtaignes sucrée et vanillée) • 150 g de farine de blé • 1 sachet de poudre à lever • 1 cuillerée à soupe (15 ml) d'huile (tournesol désodorisée ici) • de l'eau ou du lait de soja nature

Allumer le four à 180-190 °C, huiler le moule. Retirer le trognon de la pomme et la découper en tranches plutôt fines. Dans un saladier, mélanger la crème de marrons, la farine, la poudre à lever et l'huile. Ajouter assez d'eau ou de lait de soja pour former une pâte à gâteau puis la verser dans le moule. Planter les tranches de pomme dans la pâte. Faire cuire environ 30 minutes, jusqu'à ce qu'une lame plongée dans le gâteau ressorte propre. Laisser tiédir avant de démouler et refroidir avant de déguster. Ce gâteau est encore meilleur le lendemain.

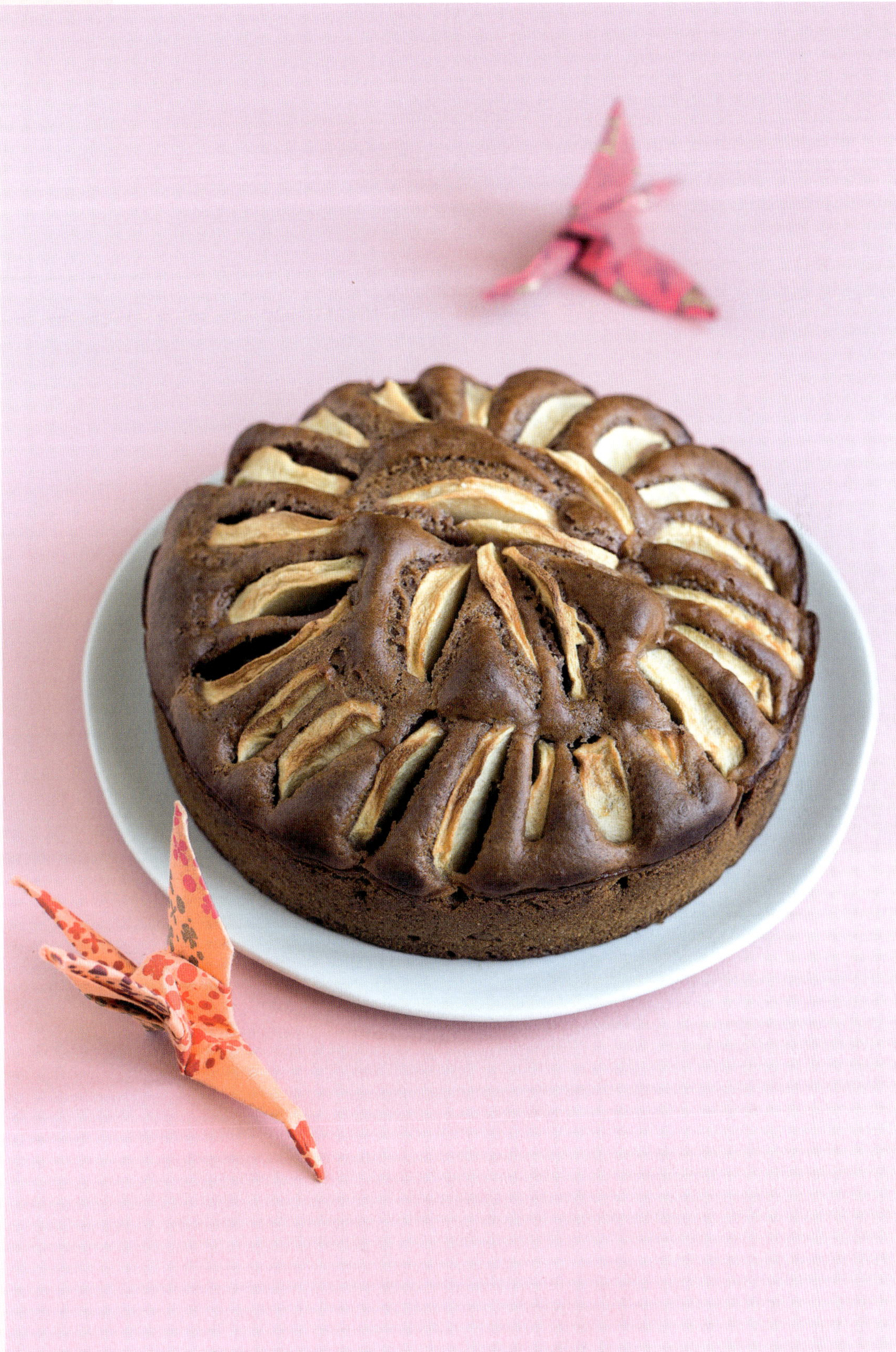

Gâteau au yaourt marbré

Ingrédients pour 4/6 personnes (un moule de 18 cm de diamètre) : 2 pots de yaourt de soja nature (2 x 100 g), 2 pots de sucre blond (2 x 75 g), de la vanille, 2 cuillerées à soupe de cacao en poudre (13 g), 4 cuillerées à soupe d'huile neutre pour cuisson (2 x 27 g), 3 pots de farine de blé blanche (190 g), 1 sachet de poudre à lever.

Allumer le four à 180 °C. Huiler le moule. Dans un saladier, mélanger 1 yaourt, 1 pot de sucre, de la vanille et 2 cuillerées à soupe d'huile. Dans un second saladier, mélanger 1 yaourt, 1 pot de sucre, 2 cuillerées à soupe de cacao amer en poudre et 2 cuillerées à soupe d'huile. Dans un troisième récipient, mélanger 3 pots de farine de blé blanche et 1 sachet de levure. Répartir la moitié du mélange sec dans chaque saladier de mélange liquide. Ajouter de l'eau si besoin – je mets $^1/_2$ pot d'eau dans chaque saladier. Dans un moule rond huilé, verser $^1/_3$ du mélange à la vanille puis $^1/_3$ du mélange au chocolat et recommencer jusqu'à épuisement des mélanges. Quand on verse le dernier tiers de chaque pâte, ne pas racler : ce qui reste alors dans le saladier formera la 4e couche de chaque couleur. Cuire à 180 °C jusqu'à ce qu'une pointe plongée au milieu ressorte propre. Laisser tiédir avant de démouler et de laisser refroidir sur une grille ou un torchon propre.

Gâteau renversé aux poires

Ingrédients pour 4/6 personnes (un moule de 22 cm de diamètre) : 200 g de farine de blé, 160 g de sucre, 1 sachet de poudre à lever, 4 ou 5 poires (450 g en tout), 1 cuillerée à café d'extrait de vanille

Allumer le four à 180-190 °C. Si le moule n'est pas à charnière, placer un rond de papier cuisson au fond. Huiler le moule (et le papier cuisson éventuel). Dans un saladier, mélanger la farine, le sucre et la poudre à lever. Éplucher et couper en tranches les deux premières poires. Disposer les tranches au fond du moule. Enlever le trognon des autres poires et les mixer (on peut conserver la peau), par exemple avec un mixeur plongeant. Dans le saladier, ajouter la purée de poire et l'extrait de vanille. Mélanger et ajouter assez d'eau (environ 50 ml) pour obtenir une texture de pâte à gâteau. Remplir le moule de pâte en déposant d'abord des cuillerées de mélange entre chaque tranche de poire, puis en versant doucement le reste de pâte dessus. Faire cuire environ 30 minutes, jusqu'à ce qu'une lame plongée dans le gâteau ressorte propre. Laisser tiédir avant d'ouvrir la charnière. Passer une lame entre le gâteau et le fond du moule et retourner le gâteau sur le plat de service ou, si le gâteau n'est pas consommé dans la journée, sur une grille (volette à pâtisserie) afin qu'il ne se colle pas au plat de service pendant le stockage. Ce gâteau est aussi délicieux le lendemain, voire le surlendemain.

Gâteau renversé à l'ananas

Ingrédients pour 4/6 personnes (un moule à manqué de 22 cm de diamètre) : 100 g de sucre blanc ou blond (pour le caramel), 6 tranches d'ananas (225 g d'ananas, frais ou en conserve), 200 g de farine de blé, 100 g de sucre, 1 sachet de poudre à lever, 200 g de yaourt de soja, 3 cuillerées à soupe de rhum, 1 cuillerée à café d'extrait de vanille, 100 g d'eau.
Allumer le four à 200 °C. Dans une grande casserole ou dans une poêle, étaler le sucre blanc ou blond en couche fine et le chauffer jusqu'à ce qu'il fonde puis devienne un caramel doré. Il est inutile de remuer pendant ce temps, si on veut malgré tout remuer il faut le faire en inclinant la casserole et surtout pas en utilisant une cuillère. Verser le caramel dans le moule à manqué en l'inclinant pour napper le fond et les parois du moule. Poser le moule sur un dessous-de-plat et immédiatement répartir les morceaux d'ananas au fond du moule, en les maintenant quelques secondes dans le caramel pour qu'ils s'y collent. Dans un saladier, mélanger la farine, le sucre complet et la poudre à lever. Ajouter le yaourt de soja, le rhum, la vanille et l'eau. Mélanger puis verser la pâte délicatement sur les fruits. Faire cuire environ 30 minutes, jusqu'à ce que le dessus soit doré et qu'un couteau planté au milieu du gâteau ressorte propre. Laisser tiédir quelques minutes avant de démouler le gâteau sur le plat de service. Si on a laissé refroidir complètement le gâteau avant de le démouler, il faut placer le moule dans un grand récipient contenant de l'eau bouillante, afin de chauffer l'extérieur du moule et faire fondre le caramel.

Variante sans soja

Remplacer les 200 g de yaourt par 150 g de crème de coco (composée à 90 % de noix de coco) et 50 g d'eau.

Prêt en 2 heures et +

GÂTEAU DOUCEUR

à la noix de coco

Joliment bicolore quand on teinte la pâte au sucre roux, facile à réaliser, il se tient parfaitement. Il est donc idéal en pique-nique, y compris pour y planter des bougies d'anniversaire.

Ingrédients pour le fourrage coco
• 100 g de sucre blond • 30 g de fécule (4 cuillerées à soupe) • 100 g de noix de coco râpée (250 ml) • 300 ml de lait végétal (par exemple du lait de coco composé à 60 % de noix de coco)

Ingrédients pour le gâteau
• 200 g de farine de blé blanche (400 ml)
• 200 g de sucre roux (ou $^2/_3$ sucre blond et $^1/_3$ de sucre complet, 330 ml en tout) • 1 sachet de poudre à lever • 20 g d'huile (1,5 cuillerée à soupe)
• 1 cuillerée à café d'extrait de vanille • 200 g de lait de soja nature (200 ml)

Allumer le four à 180 °C. Huiler et fariner un moule à manqué ou un grand moule à cake. Dans une casserole, préparer le fourrage coco : mélanger le sucre, la fécule et la noix de coco râpée puis incorporer le lait végétal. Faire cuire sur feu moyen en remuant jusqu'à épaississement. Dans un saladier, mélanger les ingrédients secs du gâteau (farine, sucre, poudre à lever). Dans un bol, mélanger les ingrédients liquides du gâteau (huile, vanille, entremet). Incorporer les ingrédients liquides au mélange sec et verser la moitié de la pâte à gâteau dans le moule. Recouvrir du fourrage coco (même s'il est encore chaud) puis du reste de pâte à gâteau. Enfourner pendant 40 minutes. Laisser tiédir pendant 15 minutes avant de démouler. Éventuellement, saupoudrer de noix de coco râpée pour décorer.

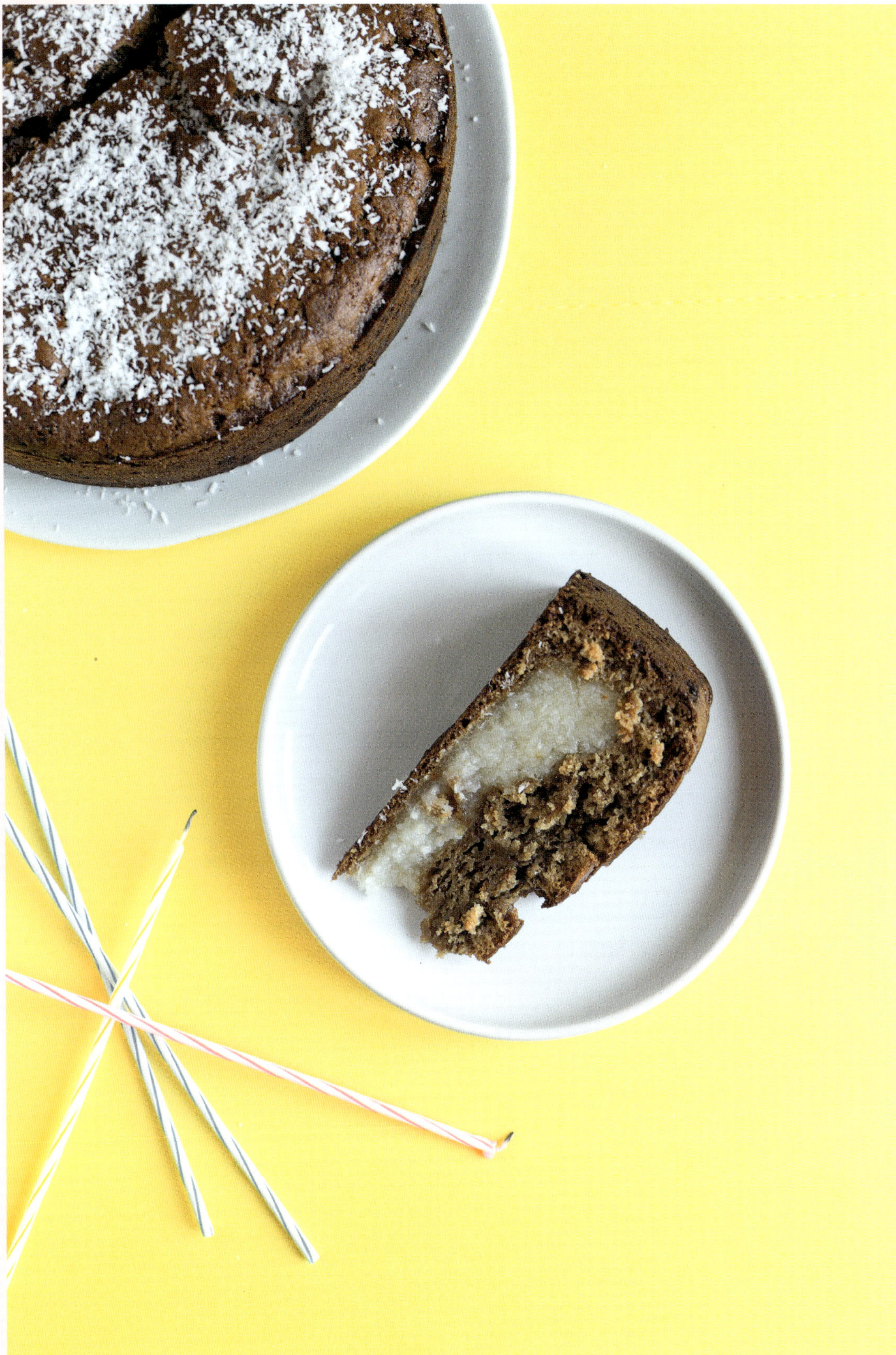

Prêt en 2 heures et +

Flans à cuire au four

Flan pâtissier

Ingrédients pour 6 personnes (moule de 20 à 25 cm de diamètre) : 1 pâte à tarte, 120 g de fécule, 200 g de sucre blond, 50 g d'huile au goût neutre, 2 cuillerées à soupe d'extrait de vanille, 1 l de lait de soja nature.
Préchauffer le four à 200 °C. Si le moule est à charnière, y étaler un peu d'huile. Sinon, le chemiser le moule avec du papier cuisson. Étaler la pâte à tarte et la placer dans le moule pour qu'elle couvre le fond et les parois verticales. Réserver au frais. Dans une casserole d'au moins 1,5 l, mélanger la fécule, le sucre et l'huile puis ajouter progressivement le lait de soja tout en remuant bien. Faire chauffer à feu moyen/fort tout en remuant jusqu'à ce que le mélange devienne épais comme une crème dessert – attention, ça arrive assez brusquement, donc il faut remuer sans cesse. Incorporer l'extrait de vanille et verser cette crème sur le fond de tarte et lisser avec une spatule. Le moule ne doit pas être rempli à ras bord sinon ça va déborder pendant la cuisson. Enfourner jusqu'à ce que le dessus forme une peau dorée. Laisser refroidir complètement avant de démouler et couper en parts.

Far aux pruneaux

Ingrédients pour 6 personnes (un petit plat à gratin) : 200 g de farine de blé ou de riz, 100 g de sucre, 1 cuillerée à soupe d'extrait de vanille, 1 l de lait de soja (ou 100 g purée d'amande blanche et 900 g eau), 100 à 200 g de pruneaux.
Dans un saladier, mélanger les ingrédients. Verser le tout dans un moule huilé et enfourner 40 minutes à 200 °C. Laisser refroidir complètement avant de découper.

Flan magique à la noix de coco

Ce flan est très rapide à réaliser : on mélange tous les ingrédients, et pendant la cuisson ils donneront les deux couches d'un flan. Pour un démoulage facile et un joli contraste de couleur, il faut napper le moule de caramel, ou de sirop de datte si on en a. Ensuite, le plus dur est d'attendre que le flan cuise et refroidisse...

Ingrédients pour un moule à cake : 100 g de sucre pour le caramel, 150 g de sucre pour le flan, 70 g de fécule, 100 g de noix de coco râpée, un bouchon de rhum (ou un peu de vanille), 400 ml de crème de coco (composée à 90 % de noix de coco), 250 g d'eau. Allumer le four à 180-190 °C. Dans une grande casserole, étaler le sucre pour le caramel en une fine couche. Faire chauffer jusqu'à ce que le sucre fonde puis devienne un caramel doré. Verser le caramel dans le moule à cake, en l'inclinant pour napper le fond et les parois. Pendant que le sucre du caramel chauffe, dans un saladier mélanger le sucre du flan, la fécule et la noix de coco râpée. Puis ajouter un peu de vanille ou un bouchon de rhum, 400 ml de crème de coco, le rhum, la crème de coco et l'eau. Faire cuire 50 minutes puis laisser complètement refroidir. Je démoule ce flan juste avant de le servir.

Variante sans crème de coco

remplacer la crème de coco et l'eau par 600 ml de lait de coco (composé à 60 % de noix de coco).

Desserts sans four

Tarte au chocolat

Préparer 80 g de chapelure très fine en écrasant au pilon 9 biscottes. Faire fondre 40 g de chocolat noir pâtissier avec 20 g de sucre et 40 g d'eau. Mélanger les deux préparations à la main et tasser le tout au fond du moule chemisé de papier cuisson. Placer au frais. Faire fondre 200 g de chocolat avec 200 g de lait de soja nature (ou lait végétal), 60 g de sucre, une petite pincée de bicarbonate de sodium et un peu d'extrait de vanille. Le bicarbonate de sodium sert à neutraliser la force du chocolat, il ne faut pas en mettre trop. Pendant que le chocolat fond, on peut répartir sur le fond de tarte 1 poire coupée en tranches fines ou 125 g de framboises. Bien mélanger la préparation chocolatée pour qu'elle soit bien lisse, puis la verser doucement sur le fond de tarte. Réfrigérer au moins 3 h. Après plus de 6 h au frais, il arrive que la garniture se fendille, on peut masquer les fissures en ajoutant des fruits sur le dessus, ou en parsemant la tarte de noix de coco râpée.

Mousse au chocolat

Dans une casserole sur feu doux, verser 50 g d'eau (ou de lait végétal), 60 g de sucre, une petite pincée de bicarbonate de sodium et ajouter 200 g de chocolat noir pâtissier coupé en morceaux. Chauffer jusqu'à ce que la majorité du chocolat soit fondue, puis mélanger jusqu'à obtenir un coulis lisse. Goûter et, si le goût est trop fort en chocolat, ajouter une minuscule pincée de bicarbonate. Pendant que le chocolat fond, dans un saladier, fouetter en neige 150 g d'aquafaba (le liquide visqueux présent dans une ou deux boîtes de pois chiches au naturel). Verser le mélange chocolaté dans un autre saladier et incorporer petit à petit la neige, délicatement, à l'aide d'une grande cuillère. Mettre la mousse au réfrigérateur pendant au moins 8 heures ou au congélateur pendant 3 heures afin qu'elle devienne ferme.

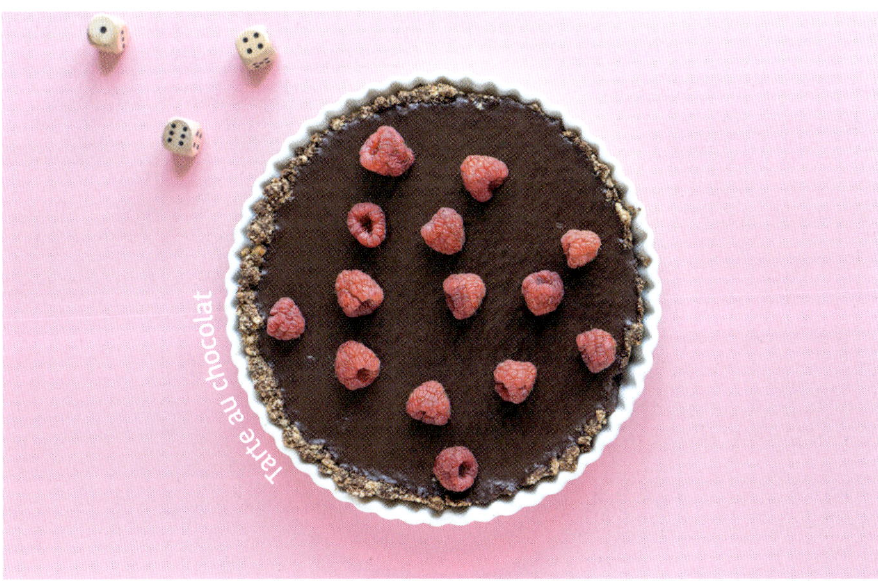

Tarte au chocolat

Prêt en 2 heures et +

Glaces individuelles

Pour préparer des glaces individuelles, je recommande les moules à bâtonnets glacés en inox de la marque Onyx, en particulier la référence Paddle, dont le portoir et les moules prennent un espace minimal dans le congélateur. Avec les quantités des recettes ci-dessous, on obtient 3 glaces entières ou 6 mini glaces. Pour obtenir des mini glaces, il faut remplir à moitié les moules et veiller à enfoncer le bâtonnet au maximum dans le moule.
Une autre solution, pour des glaces individuelles zéro déchet et faciles à stocker au congélateur, est d'acheter des moules à glace en silicone qui ressemblent à un tube relié à son petit couvercle, par exemple de la marque Joyoldelf.

Glace crémeuse et fruitée

Dans un bol, mélanger 150 g de confiture (100 ml) et 200 g de yaourt ou de lait de soja non sucré (200 ml) puis verser dans les moules. Laisser au moins 8 h au congélateur.

Glace au chocolat

Dans une casserole sur une plaque de cuisson, faire chauffer 200 g de lait de soja non sucré avec 2 cuillerées à soupe de sucre (ou de sirop d'agave) et 150 g de chocolat pâtissier cassé en morceaux. Cesser de chauffer quand le lait est chaud. Bien mélanger et laisser le chocolat finir de fondre. Mélanger à nouveau et laisser tiédir avant de verser dans les moules. Laisser au moins 8 h au congélateur. Variante : remplacer le lait de soja par un autre lait végétal, par exemple du lait d'amande express (voir page 256).

Glace à l'eau

Mélanger 100 g de sirop au choix (maison ou du commerce) et 160 g d'eau, puis verser dans les moules. Laisser au moins 8 h au congélateur.

Glace à l'eau et aux fruits

Séparer le jus et les fruits d'une boîte de fruits au sirop, par exemple des pêches. Couper les fruits en tout petits dés et les placer dans les moules de façon à les remplir, mais sans tasser. Ajouter assez de jus pour recouvrir les morceaux. Tapoter les moules pour vérifier qu'il ne reste plus de poches d'air dedans. Laisser au moins 8 h au congélateur.

Glace à la vanille simplissime

Dans un bol, mélanger 300 g de crème dessert à la vanille et 1 cuillerée à soupe d'huile de colza raffinée ou autre huile neutre en goût. Si possible, ajouter un petit peu d'extrait de vanille. Verser dans les moules et laisser au moins 8 h au congélateur.

Glace vanille cajou

Dans un bol, mélanger 300 g de crème de cajou liquide (voir page 256) avec 60 g de sucre et 2 cuillerées à café d'extrait de vanille. Attendre quelques minutes pour que le sucre soit complètement dissous, puis verser dans les moules. Laisser au moins 8 h au congélateur.

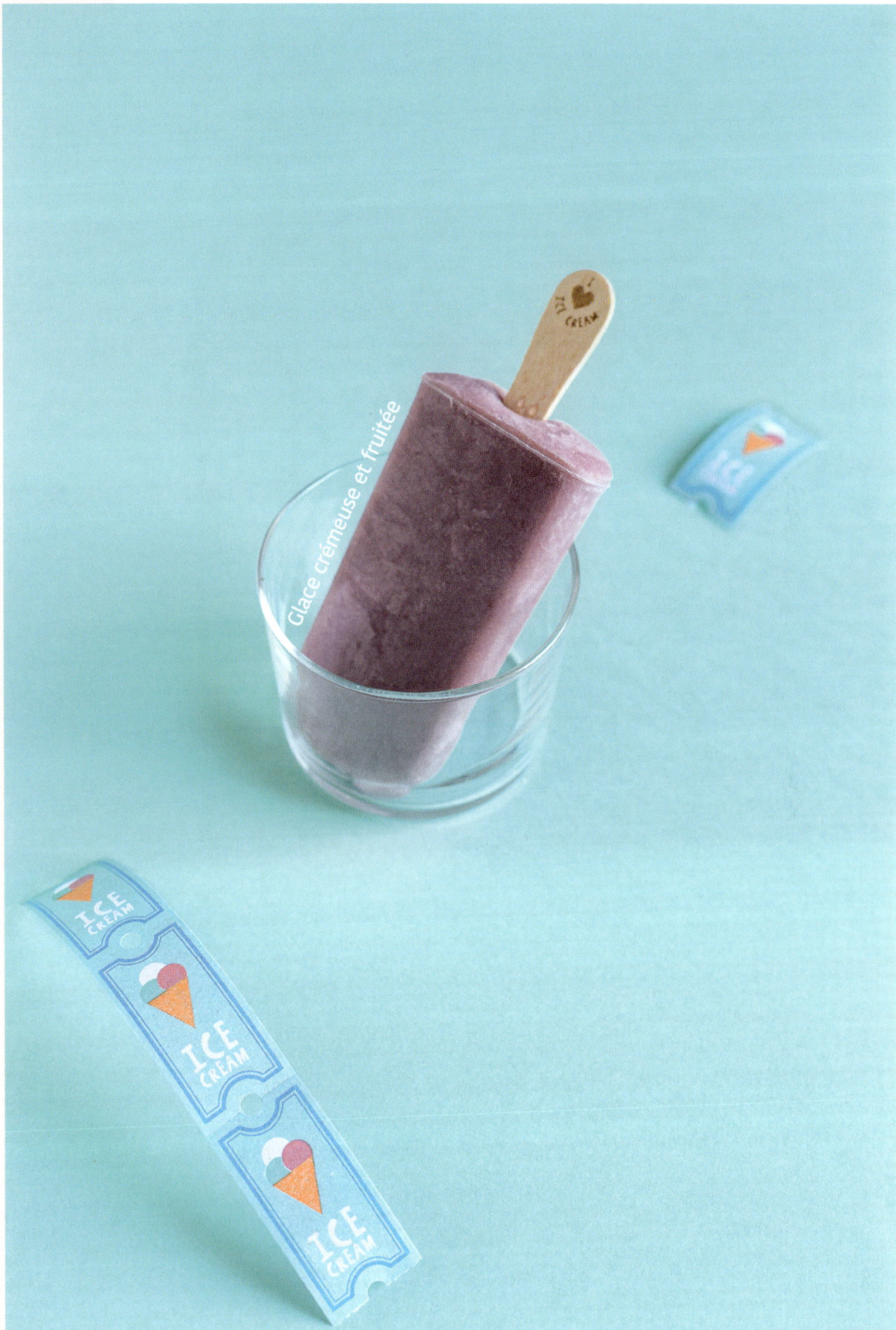

Glace crémeuse et fruitée

Et si on n'a pas de moule ? Avec une banane et deux bâtonnets à glace, on peut faire deux glaces ! Si on n'a pas de bâtonnets à glace, on peut utiliser des petites cuillères, en plantant le manche d'une cuillère dans chaque demi banane.

Glace banane pralin

Éplucher une banane et la couper en deux puis planter un bâtonnet dans chaque moitié et congeler 2 heures (ou plus) en les plaçant sur un morceau de papier cuisson. Dans un bol, mélanger 1 grosse cuillerée à café de purée d'oléagineux avec 1 grosse cuillerée à café de sirop d'agave et ½ cuillerée à café d'eau. Préparer une assiette creuse en y mettant une poignée de pralin. Quand les demi-bananes sont bien dures, utiliser un pinceau de cuisine ou une cuillère pour mettre du mélange tout autour. Puis rouler les bananes dans le pralin. Déguster tout de suite ou conserver au congélateur.

Glace banane chocolat

Éplucher une banane et la couper en deux puis planter un bâtonnet dans chaque moitié et congeler 2 heures (ou plus) en les plaçant sur un morceau de papier cuisson.

Faire fondre 20 g de chocolat avec 2 cuillerées à café d'eau. Prendre chaque banane glacée, la placer au-dessus du bol et utiliser une cuillère pour verser du chocolat fondu sur la banane. On peut ensuite rouler délicatement dans de la noix de coco râpée. Déguster tout de suite ou conserver au congélateur.

Idées sucrées à emporter, par exemple pour le goûter

- Cookies aux flocons d'avoine + dés de pomme roulés dans de la noix de coco râpée ou de la cannelle.
- Clémentine + mélange de fruits secs « étudiant ».
- Abricot frais (dénoyauté) + energy ball.
- Amandes + pépites de chocolat noir + banane.
- Purée de pomme (par exemple dans une gourde lavable Squiz) + pain + tartinade.
- Yaourt végétal (par exemple dans une gourde lavable) + pomme entière à croquer + cookies aux pépites de chocolat.

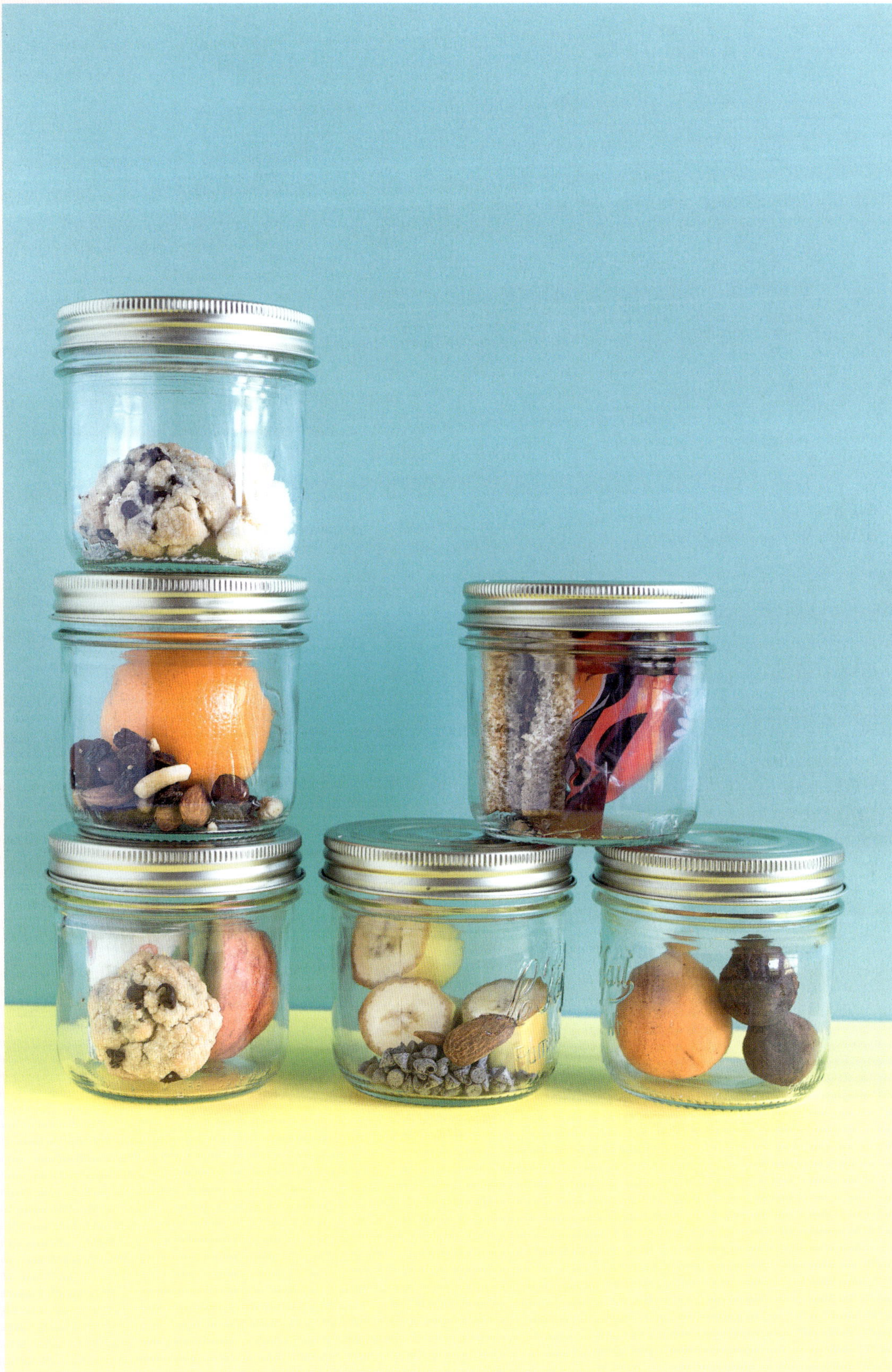

- de 20 minutes

Recettes salées pour tous les jours

100 % ingrédients du placard

Riz aux lentilles corail

Faire cuire dans de l'eau bouillante salée 150 g de riz long semi-complet avec 50 g de lentilles corail. Pendant ce temps, réchauffer un bocal de ratatouille. Égoutter le riz aux lentilles corail et ajouter un peu d'huile avant de le servir avec les légumes.

Risotto aux cèpes séchés

Dans un bocal ou un petit saladier, mélanger 300 g de riz, 30 g de cèpes séchés coupés en tout petits morceaux, 2 cuillerées à café de sel aux plantes ou 1 cube de bouillon de légumes, 1 cuillerée à soupe d'oignons séchés, 1/2 cuillerée à café de levure diététique, 6 pincées de fécule ou de farine (de riz ou de blé) et éventuellement 1 cuillerée à café de carbonate de calcium. Faire revenir dans 3 cuillerées à soupe d'huile (d'olive ici) puis ajouter environ 800 ml d'eau bouillante et cuire en remuant de temps en temps. La quantité d'eau à ajouter dépend du riz, de la puissance du feu...
Et, si on en a, on peut verser 25 ml de vin blanc à la place d'une partie de l'eau. On peut remplacer le riz par de l'orge mondé, mais la cuisson sera un peu plus longue, il faudra environ 1 l d'eau, et les grains resteront croquants en bouche

Idée Idéalement, préparer des bocaux avec les ingrédients déjà mesurés (sauf l'huile), à sortir les soirs d'urgence.

Pâtes aux lentilles corail

Verser 100 g de lentilles corail dans de l'eau bouillante salée puis, 5 minutes après, ajouter 400 g de pâtes semi-complètes, par exemple des spirales. Attention, il faut adapter le délai de 5 minutes au temps de cuisson des pâtes : il faut que les lentilles corail cuisent 20 minutes, et que les pâtes cuisent juste assez longtemps pour avoir la consistance souhaitée (al dente ou fondantes). Quand les pâtes (et les lentilles corail) sont cuites, égoutter le tout. Ajouter 2 cuillerées à soupe d'huile de colza cuisson et 2 cuillerées à soupe d'huile de sésame grillé.

Pâtes à l'ail

Mettre 400 g de pâtes à cuire dans de l'eau bouillante salée. Éplucher 2 gousses d'ail et les couper en tout petits dés. 3 minutes avant la fin de la cuisson des pâtes, faire chauffer 2 cuillerées à soupe d'huile d'olive dans une petite casserole et y faire dorer l'ail. Mélanger avec les pâtes cuites égouttées. Servir avec du parmesan végétal.

Pâtes au pesto de pistaches

(Ou cacahuètes, noisettes, graines de courge...) d'après une recette de Simona Restivo[113] : mettre 400 g de pâtes à cuire dans de l'eau bouillante salée. Dans un robot, mixer grossièrement 150 g de pistaches décortiquées avec 4 cuillerées à soupe d'huile d'olive. Saler au goût (1 cuillerée à café de sel si les pistaches ne sont pas du tout salées). Mélanger aux pâtes cuites et égouttées. On peut aussi utiliser ce pesto avec des légumes, dans des crêpes salées, sur une pizza...

Pâtes crémeuses à la cacahuète

Mettre 400 g de spaghetti à cuire dans de l'eau bouillante salée. Pendant ce temps, mélanger dans un blender, ou dans un saladier avec un mixeur plongeant ou un fouet, 4 cuillerées à soupe de purée de cacahuète avec 120 ml d'eau, 1/2 cuillerée à café de sel et éventuellement 1 cuillerée à café de carbonate de calcium. Égoutter les pâtes, les remettre dans la casserole, ajouter la sauce et mélanger. Servir avec une soupe de légumes issue d'une conserve.

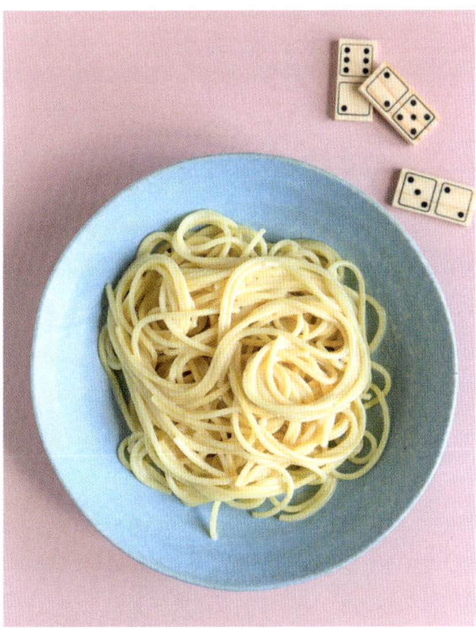

Omelette de pois chiches

Pour une « omelette » fine, mélanger 80 g de farine de pois chiche, 1 cuillerée à café de sel, éventuellement 1 cuillerée à café de carbonate de calcium, 1 cuillerée à soupe d'huile (colza cuisson) puis ajouter 200 ml de lait de soja nature non sucré (en deux fois si on mélange à la fourchette, en une fois si on mixe au blender) et faire cuire à feu moyen dans une poêle à crêpe antiadhésive huilée. Retourner quand tout le dessus est bien pris ; pour cela, faire glisser l'omelette sur une grande assiette puis poser la poêle par-dessus (intérieur face à l'omelette) et avec la main couverte d'un gant de cuisson, tenir fermement le fond de l'omelette tout en retournant l'ensemble pour que l'assiette se retrouve en haut, il suffit alors de retirer l'assiette et de remettre la poêle sur le feu pour finir de cuire l'autre face.

113 *Tout pistache* paru en 2009 aux éditions Albin Michel

- de 20 minutes

Bouillie de sarrasin

Dans une casserole, mélanger avec un fouet 60 g de farine de sarrasin, 1 cuillerée à café de sel, éventuellement 1 cuillerée à café de carbonate de calcium. Incorporer 200 g de crème de cajou liquide et 200 g d'eau (bouillante, pour accélérer la cuisson). Porter à ébullition et cuire une dizaine de minutes, sans cesser de remuer avec une cuillère en bois. En fin de cuisson, on obtient une bouillie très épaisse. Servir chaud, éventuellement en formant une montagne dont la pointe est un cratère dans lequel on dépose une noix de margarine végétale (ou un petit glaçon d'huile congelée). S'il reste de la bouillie, la laisser refroidir dans un bol puis la couper en tranches et la faire dorer dans une poêle avec un peu d'huile et de sucre.

Kesra

Mélanger 500 g (780 ml) de semoule de blé fine, 1 cuillerée à café de sel et 100 g (110 ml) d'huile neutre (colza cuisson) puis ajouter environ 200 ml d'eau. Pétrir puis séparer en 2 boules de pâte. Une à la fois, les étaler sur 1 cm d'épaisseur et faire cuire dans une poêle antiadhésive en retournant la galette quand elle est un peu dorée dessous (indice : le dessus est alors devenu mat). Pendant que les galettes cuisent, faire réchauffer et mixer une conserve de soupe avec un peu de légumineuses en conserve (les égoutter avant de les ajouter dans la soupe). Si on ne souhaite pas manger de soupe, préparer une tartinade (voir page 245) et ouvrir une conserve de légumes (maïs, poivrons marinés...).

Avec le réfrigérateur ou le panier de légumes

Une astuce est de préparer à l'avance de quoi compléter sans effort les repas de la semaine :

- Crudités prêtes à manger : carottes épluchées et coupées en bâtonnets ou râpées, radis débarrassés de leurs fanes, concombre tranché, salade lavée... à conserver dans un bocal ou autre récipient hermétique, avec éventuellement 1 cuillerée d'eau pour que les crudités ne sèchent pas.

- Légumineuses prêtes à utiliser : à conserver au maximum 3 jours dans un bocal hermétique, égouttées ou avec leur liquide de cuisson.

- Sauces ou tartinades : à conserver dans un bocal hermétique ; voir page 245 pour les recettes.

Voici d'autres idées rapides avec des légumes :

Bruschetta : Couper deux tomates en petits dés et les placer dans une passoire avec $^{1}/_{4}$ de cuillerée à café de sel. Mélanger et laisser égoutter. Faire griller 4 tranches de pain et les frotter avec un morceau de gousse d'ail épluchée. Presser les dés de tomate avec les mains pour éliminer l'excès d'eau puis les mélanger, dans un bol, avec 1 cuillerée à soupe d'huile d'olive et quelques feuilles de basilic déchirées en morceau. Répartir sur les tranches de pain et servir.

Poêllée de courgette, fenouille, noix de cajou

Couper un bulbe de fenouil en petits dés. Couper 2 courgettes en tranches, puis couper les tranches en quatre. Dans une poêle avec 2 cuillerées à soupe d'huile, faire cuire le fenouil pendant 5 minutes puis ajouter les courgettes. En fin de cuisson, ajouter 2 poignées de noix de cajou et saler au goût. Servir avec de la polenta ou des tortillas.

Pâtes en sauce tomate express

Mettre à cuire 400 g de pâtes, par exemple des spaghetti, dans de l'eau bouillante salée. Enlever le pédoncule de 5 petites tomates (500 g en tout), éplucher 1 petite gousse d'ail. Dans un blender ou un robot, mixer les tomates avec l'ail, 1/2 cuilerée à café de sel et 50 g d'huile (4 cuillerées à soupe). Verser dans une poêle et cuire une dizaine de minutes, le temps que les pâtes soient prêtes, puis y incorporer les pâtes cuites et égouttées. Servir avec des oléagineux à grignoter.

Pâtes aux légumes sautés et graines de tournesol

Mettre à cuire 400 g de pâtes courtes, par exemple des spirales, dans de l'eau bouillante salée. Couper 2 petites courgettes (300 g en tout) en tranches d'environ 5 mm d'épaisseur. Dans une grande poêle, mélanger 2 cuillerées à soupe d'huile, 2 cuillerées à soupe de graines de tournesol et les tranches de courgette. Cuire environ 10 minutes en remuant régulièrement. Saler au goût et servir avec les pâtes égouttées.

Pâtes aux champignons

Mettre à cuire 400 g de pâtes courtes dans de l'eau bouillante salée. Couper en tranches 250 g de champignons frais. Dans une poêle, faire cuire les champignons pour qu'ils rendent leur eau (la vider si elle ne s'évapore pas) et qu'ils cuisent. Quand ils sont cuits, ajouter 200 ml de crème épaisse de soja, saler au goût et éteindre le feu en attendant que les pâtes soient presque cuites. Égoutter les pâtes, les ajouter dans la poêle et cuire le tout 5 minutes avant de servir.

Velouté vert à l'amande

Couper 2 courgettes en dés. Dans une casserole, placer les dés de courgette, 2 cubes de bouillon de légumes et de l'eau bouillante jusqu'à la hauteur des courgettes. Cuire une dizaine de minutes puis ajouter 2 cuillerées à soupe de purée d'amande blanche et mixer. Servir chaud ou froid.

Soupe complète Dans une casserole, faire chauffer une cuillerée à soupe d'huile et ajouter 1 bol de légumes coupés en dés (environ 300 g). Cuire quelques minutes à découvert. Pendant ce temps, faire bouillir de l'eau (une bouilloire peut être plus rapide qu'une casserole). Ajouter du sel ou du bouillon de légumes, et 4 cuillerées à soupe de lentilles corail ou 2 cuillerées à soupe de farine de pois chiche ou 100 g de légumineuses déjà cuites. Puis verser de l'eau bouillante jusqu'à arriver au niveau des légumes. Faire cuire pendant 15 minutes, puis mixer ou servir tel quel.

Minestrone d'hiver Découper en petits dés un oignon, un panais et deux carottes. Dans une grande casserole, faire dorer les dés de légumes avec 2 cuillerées à soupe d'huile. Ajouter 200 g de lentilles ou de haricots blancs cuits, 1 poignée de pâtes à potage, 1 cube de bouillon de légumes et de l'eau bouillante à hauteur des légumes. Cuire pendant une dizaine de minutes.

- de 20 minutes

Tartelettes carotte et pois chiches

Préchauffer le four à 190 °C. Pour 1 pâte feuilletée (environ 24 tartelettes), mixer (grossièrement ou non) 160 g de carotte crue coupée en petits morceaux, 4 cuillerées à soupe d'huile (de colza cuisson), 4 cuillerées à soupe d'eau, 4 pincées de sel, et si on le souhaite 1 cuillerée à café de carbonate de calcium. Ajouter 200 g de pois chiches égouttés et mixer à nouveau. Faire une purée grossière ou bien lisse, au choix. Détailler la pâte en petits ronds (avec un petit verre ou un emporte-pièce rond de 5 cm de diamètre), ou en petits carrés (en faisant un quadrillage au couteau). Répartir les morceaux de pâte sur une feuille de cuisson et les piquer avec une fourchette. Déposer des cuillerées de purée sur les morceaux de pâte. Enfourner pendant environ 10 minutes, jusqu'à ce que la pâte soit cuite (les bords deviennent dorés). Je prépare toujours plus de purée que nécessaire, car sous prétexte de faire valider le goût à mes enfants avant de la répartir sur la pâte, ils en mangent une bonne quantité à la cuillère.

Avec le congélateur

On peut anticiper les repas d'urgence en garnissant le congélateur de préparations maison ou du commerce :

- Légumes prêts à cuisiner (maison ou sachet acheté tout prêt) : à cuire à la vapeur, à l'étouffée, à la poêle, ou à cuire à l'eau si on veut faire une soupe, ou au four avec de l'huile et des aromates si l'on a le temps.

- Steaks de lentilles, nuggets de pois chiche et autres galettes ou boulettes végétales prêtes à cuire ou à réchauffer. Je les congèle, espacés, sur une feuille de cuisson (papier cuisson ou toile de cuisson en silicone). Puis je les transfère dans un sachet en tissu fin (sac à vrac) afin de récupérer la feuille de cuisson.

- Plat cuisiné (tartinades et sauces épaisses, tajine, lasagnes...) préparé en double, pour en manger la moitié frais et congeler l'autre moitié. Je les congèle dans des moules à muffin en silicone, puis je les transfère dans un sac à vrac afin de récupérer les moules. Pour les décongeler et les réchauffer en même temps, je les place avec 2 cuillerées à soupe d'eau, dans une casserole couverte. Pour les décongeler s'ils doivent être mangés froids, je les sors la veille et les stocke au réfrigérateur, ou je les place dans un sachet hermétique et les plonge dans un grand bol d'eau bouillante puis, au bout de 5 minutes, je retire le sachet et je le masse pour homogénéiser la température ; et si besoin je le replonge encore 5 minutes dans le bain chaud.

Pâtes aux petits pois et à la ricotta végétale

mettre 400 g de pâtes courtes et un peu creuses, par exemple des *orechiette*, à cuire dans de l'eau bouillante salée. Sortir 160 g de petits pois du congélateur. Préparer de la ricotta d'amande ou de soja (voir page 246). 5 minutes avant la fin de la cuisson, ajouter les petits pois dans la casserole. Égoutter les pâtes et les petits pois, et incorporer la ricotta végétale.

Et pour d'autres idées prêtes en moins de 20 minutes, voir les menus issus du supermarché page 280 et les recettes à base de reste page 260.

IDÉES SALÉES sans réchauffage

Ces idées sans réchauffage sont parfaites pour les pique-niques, mais fonctionnent aussi parfaitement en plat à la maison, voire en collation si on aime manger salé. Personnellement, je les utilise aussi au petit-déjeuner...

Tartinades et sauces épaisses

On peut les manger avec du pain, des gressins ou des crudités : carotte en bâtonnet, chou-fleur en bouquets, céleri-branche, radis, poivron en lanières, concombre en bâtonnet, tranches de champignons frais...
On peut aussi les délayer avec un peu d'eau et les utiliser comme sauce chaude avec des pâtes, sauce froide avec des légumes rôtis...

Houmous

Dans un robot, un blender, ou un saladier avec mixeur plongeant, mixer 200 g à 250 g de pois chiches cuits et égouttés avec $^1/_2$ gousse d'ail, $^1/_2$ cuillerée à café de sel, 2 cuillerées à café de jus de citron (10 g), 25 g de purée de sésame et 4 cuillerées à soupe d'huile (55 g, j'utilise moitié huile d'olive et moitié huile de colza désodorisée). Si besoin, ajouter jusqu'à 4 cuillerées à soupe d'eau (on peut utiliser l'eau contenue dans la conserve des pois chiches).
Variante : remplacer les pois chiches par une autre légumineuse cuite et égouttée, comme des haricots blancs, noirs ou rouges, ou un légume cuit, comme la betterave, la carotte, le céleri-rave ou le potimarron. Habituellement je double les quantités et je conserve dans un récipient hermétique pendant quelques jours. Le houmous se congèle également très bien : je le répartis dans des moules à muffin en silicone, et les place au frigo la veille du jour où je veux l'utiliser.

Rillettes de lentilles à l'artichaut

Émincer 1 oignon et le faire cuire à la poêle dans une cuillerée à soupe d'huile d'olive. Mixer grossièrement 250 g de lentilles vertes cuites et égouttées avec l'oignon cuit, 250 g d'artichauts à l'huile (assez peu égouttés) et $^1/_2$ cuillerée à café de bouillon en poudre (type Herbamare ou Sapori). On peut remplacer les artichauts à l'huile par 230 g de cœurs d'artichaut (égouttés) et 20 g d'huile.

Pâté de lentilles au poireau

Émincer 1 poireau (ou le vert de 2 poireaux pas trop gros) et le faire cuire à la poêle avec 2 cuillerées à soupe d'huile. Mixer au robot avec 300 g de lentilles vertes cuites et égouttées, 1 gousse d'ail, 1 poignée de graines de tournesol décortiquées (ou d'autres oléagineux ou 2 cuillerées à soupe de purée de noisettes), du sel et du poivre.

Ricotta d'amandes

Mélanger 120 g de poudre d'amande, 1 cuillerée à soupe de jus de citron, 1/2 cuillerée à café de sel, 60 g d'eau et laisser reposer au moins 15 minutes (si possible toute une nuit au frais afin que le goût s'unifie). La ricotta d'amande se conserve quelques jours au frais dans un récipient couvert. On peut remplacer la poudre d'amande par des noix de cajou mixées dans un hachoir électrique pour les réduire en poudre.

Ricotta de tofu aromatisée

Assaisonner 250 g de ricotta de tofu (voir recette page 255) en mixant au robot 1 gousse d'ail avec 1/2 cuillerée à café de sel, 1 cuillerée à soupe d'huile d'olive et une poignée de ciboulette (ou autre herbe aromatique : coriandre, basilic...) puis en ajoutant la ricotta et en mixant pour homogénéiser.

Fromage frais de soja

Faire égoutter du yaourt de soja nature dans une étamine, une serviette de table en tissu ou du papier absorbant placé dans une passoire, au-dessus d'un saladier. Le temps d'égouttage dépend de la quantité de yaourt à égoutter : 2 heures pour 100 g de yaourt, au moins 8 heures pour 400 g de yaourt. Le fromage frais obtenu correspond à la moitié du yaourt initial. On peut l'assaisonner comme la ricotta de tofu, ou simplement avec 1 cuillerée à café de sel pour 200 g de fromage frais. On peut aussi en faire un fromage frais solide en le mélangeant à 40 g de margarine végétale. Variante sans yaourt : mélanger 400 ml de lait de soja nature avec 4 cuillerées à café de jus de citron (20 g), laisser cailler pendant quelques minutes puis égoutter comme indiqué précédemment.

Crème épaisse de soja

Fouetter ou mixer 150 ml de yaourt de soja nature avec 2 à 4 cuillerées à soupe (25 à 50 g) d'huile neutre et 1 belle pincée de sucre. Pour information, les crèmes de soja du commerce contiennent généralement au moins 1/2 cuillerée à café de sucre par briquette de 200 g.

Mayonnaise de soja

Fouetter ou mixer 50 g de yaourt de soja nature, 1 cuillerée à soupe de moutarde (15 g), 1 cuillerée à soupe de vinaigre (15 g), 1/4 de cuillerée à café de sel, 1 pincée de curcuma en poudre (facultatif, pour la couleur) et 100 ml d'huile neutre (90 g).

Crème de haricots blancs façon mayonnaise

Mixer soigneusement, au mixeur plongeant ou au blender, 75 g de haricots blancs cuits et égouttés avec 1 cuillerée à soupe de moutarde, 2 cuillerées à soupe de vinaigre (ou 1 cuillerée à soupe de jus de citron) et 75 ml d'huile neutre, saler et poivrer au goût. Il faut mixer soigneusement pour faire disparaître la peau des haricots blancs et obtenir une texture totalement lisse.

Crème de carottes

Mixer soigneusement, au mixeur plongeant ou au blender, 100 g de haricots blancs cuits et égouttés avec 150 g de carottes cuites. Saler au goût. On peut manger cette préparation chaude, en tant que purée, ou l'utiliser froide, comme tartinade.

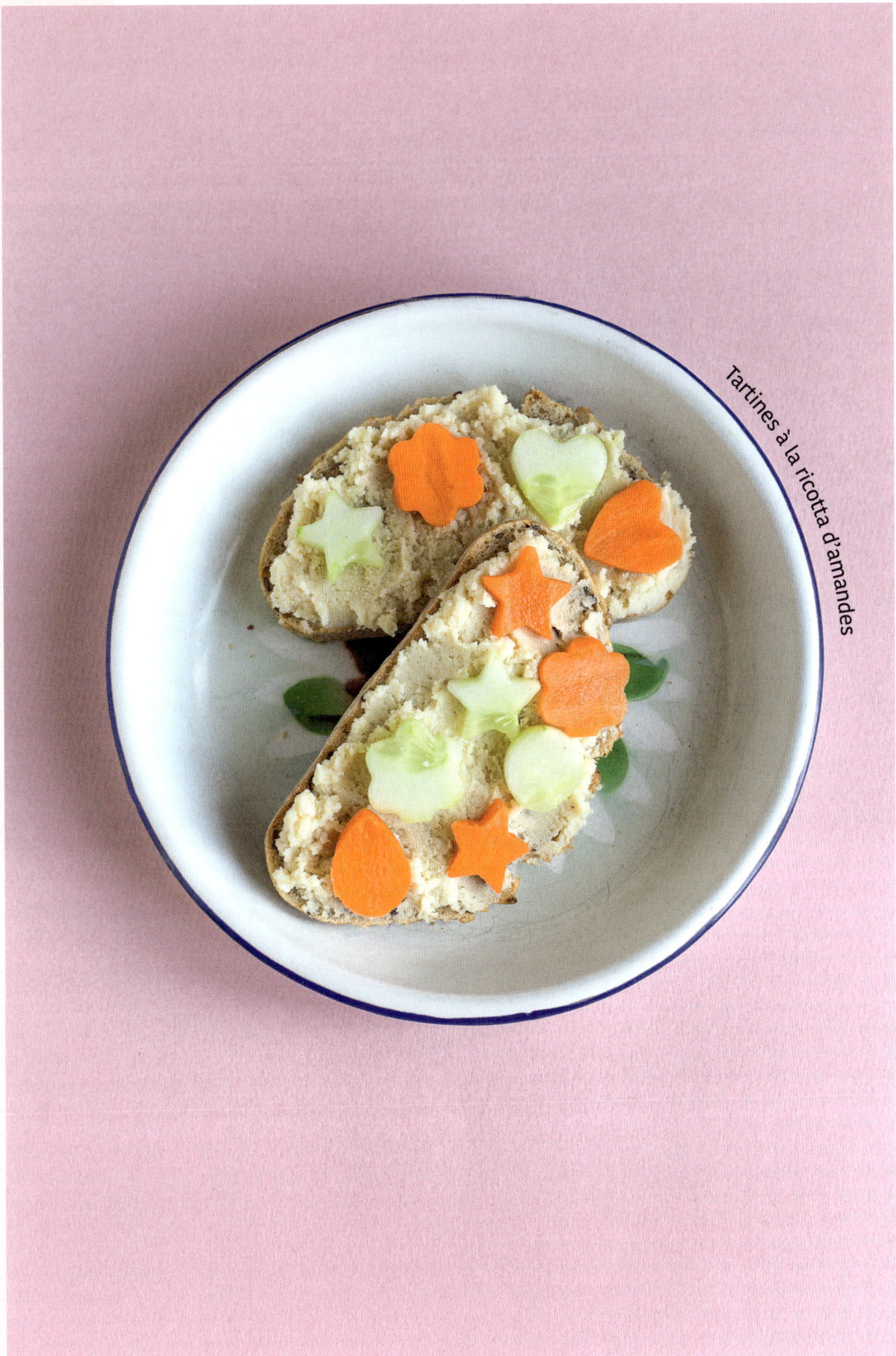

Tartines à la ricotta d'amandes

Crème de petits pois

Mixer soigneusement, au mixeur plongeant ou au blender, 100 g de haricots blancs cuits et égouttés avec 100 g de petits pois cuits (si possible frais ou surgelés, pour une couleur bien verte). Saler au goût. On peut manger cette préparation chaude, en tant que purée, ou l'utiliser froide, comme tartinade.

Tartinade Shrek

Mixer soigneusement, au mixeur plongeant ou au blender, 250 g de pois cassés cuits et égouttés (correspondant à 100 g de pois cassés secs) avec 1 cuillerée à soupe d'huile, 1/2 cuillerée à café de sel (si les pois cassés ont été cuits sans sel) et 1 poignée de feuilles de basilic ou de menthe.

Astuce pour mettre plus de tartinade dans un sandwich

Si on met une couche épaisse de tartinade d'un côté du sandwich, elle risque de couler hors du sandwich quand on croquera dedans, surtout s'il y a aussi une autre garniture (feuille de salade, carottes râpées...). Séparer la tartinade en deux en tartinant chaque tranche de pain en couche pas trop épaisse avant d'ajouter la garniture et d'assembler le sandwich.

Sandwichs

- Sandwich avec purée de cacahuètes, pincée de sel et carottes râpées.
- Sandwich avec houmous et tranches d'avocat.
- Sandwich avec rillettes de lentilles et feuilles de salade.
- Sandwich avec fromage frais de soja et tranches de radis.
- Sandwich avec tofu brouillé et tranches de concombre.
- Sandwich avec omelette de pois chiche et tranches de tomate.
- Wrap (tortilla roulée) avec crème épaisse de soja, haricots rouges en conserve, égouttés et légèrement écrasés à la fourchette, crudités.

Salades composées

- Riz, maïs, radis, lentilles.
- Pommes de terre, haricots verts, tofu fumé, olives noires.
- Pommes de terre, champignons, graines de courge et vinaigrette à ajouter au dernier moment.
- Taboulé.
- Petites pâtes (tortillons, anneaux), dés de tomate fraîche, olives noires, pignons, huile d'olive.
- Petites pâtes, lentilles vertes cuites et égouttées, dés de tomate fraîche, vinaigrette à la moutarde.
- Petites pâtes, maïs en boîte, tomates séchées coupées en fines lamelles (avec des ciseaux de cuisine), herbes fraîches hachées (avec des ciseaux dans un verre) : basilic et/ou menthe.
- Carottes râpées (ou autre crudité), pois chiches avec ou sans cumin, vinaigrette, éventuellement le tout servi séparément.
- Lentilles vertes, oignon haché, vinaigrette à la moutarde
- Patates douces, brocolis, pois chiches, graines de courge, sauce au yaourt et purée de sésame
- Quinoa, lentilles, olives noires.
- Quinoa, petits morceaux de melon, petits morceaux de chair de concombre (éplucher et retirer les graines de concombre avant de le couper en petits dés) ou laitue, dés de tomate ou suprêmes d'orange.
- Haricots noirs, maïs, tomate, lanières de laitue, éventuellement dés d'avocat.

Tartes et cakes salés

Les recettes de cette partie sont pour 6 personnes.

Quiche aux lentilles corail

Allumer le four à 180-190 °C. Chemiser un moule à tarte de 22 cm de diamètre avec une feuille de cuisson. Faire revenir 2 oignons (300 g) émincés avec 2 cuillerées à soupe d'huile. Pendant ce temps, dans un robot assez grand, mixer 150 g de lentilles corail (sèches). Ajouter les oignons cuits, 600 g de lait de soja nature non sucré (ou 200 ml de crème de cajou et 400 g d'eau), 1 cuillerée à café de sel et éventuellement 1 cuillerée à café de carbonate de calcium. Verser sur une pâte à tarte salée et faire cuire pendant 30 minutes.

Quiche aux courgettes

Couper un peu moins de 300 g de courgettes (2 petites courgettes) en tranches d'environ 5 mm d'épaisseur et les faire cuire dans une grande poêle avec 3 cuillerées à soupe d'huile, en remuant régulièrement. Cette cuisson prend environ 10 minutes. Pendant ce temps, allumer le four à 180-190 °C. Étaler une pâte à tarte dans un moule de 30 cm de diamètre et la placer dans le four pour la précuire. Dans un blender ou un saladier, mélanger 30 g de fécule avec 300 ml de lait de soja nature, 2 cuillerées à café de sel aromatisé aux plantes (ou 1 cube de bouillon de légumes), 1/4 de cuillerée à café de curcuma et éventuellement 1 cuillerée à café de carbonate de calcium. Quand le fond de tarte est devenu mat (il ne doit pas devenir coloré), y verser le mélange aromatisé puis répartir les tranches de courgette. Faire cuire pendant 30 minutes.

Quiche à la courge

Cuire 250 g de courge au four ou à l'étouffée, puis la presser entre les mains pour retirer un maximum d'eau et la réduire en purée. Ajouter 40 g de farine de pois chiche, 1/2 cuillerée à café de sel et éventuellement 1 cuillerée à café de bicarbonate de sodium. Précuire une pâte à tarte, y étaler la préparation, parsemer de graines de courge et cuire à 180-190 °C pendant 15 minutes.

Astuce pour précuire une pâte à tarte

Avec une pâte maison, on peut simplement piquer la pâte dans le moule et la mettre à précuire dans le four. Mais avec une pâte à tarte du commerce, les bords de la pâte ont tendance à s'affaisser. Pour l'éviter, il suffit de disposer une feuille de cuisson pour couvrir l'intérieur de la pâte, on plaquant bien la feuille au contact de la pâte, en particulier dans les coins. Une fois la pâte précuite, on enlève cette feuille et on coule la garniture sur le fond de tarte.

CAKE AUX petits pois

Faire revenir 200 g d'oignon (1 gros oignon) dans une poêle avec 2 cuillerées à soupe (30 g) d'huile de cuisson-friture. Dans un saladier, mélanger 175 g de farine de blé, 75 g de farine de pois chiche, 1 sachet de poudre à lever, 2 cuillerées à café de sel et éventuellement 1 cuillerée à café de bicarbonate de sodium. Ajouter la poêlée d'oignons, 150 g de petits pois frais ou surgelés, 45 g d'huile de cuisson et 250 ml de lait de soja nature non sucré. Verser dans un moule à cake chemisé de papier cuisson et cuire à 180-190 °C pendant 45 minutes. Laisser refroidir complètement (au moins 3 h, sinon le cake est friable) avant de couper en tranches.

Astuce

Pour un gros cake bien bombé, le moule doit être rempli aux 3/4. Pour un moule à cake de 24 cm de long, il faut doubler les quantités de cette recette.

Pissaladière sans anchois

Émincer 6 oignons (environ 1 kg en tout) et les cuire dans une poêle avec 2 cuillerées à soupe d'huile d'olive, jusqu'à obtenir une compotée. Allumer le four à 200 °C. Mixer 1 cuillerée à soupe de câpres (égouttés) avec 1 petite poignée d'olives vertes (dénoyautées), puis les mélanger à la compotée d'oignons. Si besoin, ajouter un peu de sel. Étaler une pâte à pain ou une pâte à pizza pour obtenir un rectangle de la taille de la plaque de cuisson. Couvrir de compotée d'oignon assaisonnée, décorer d'olives noires et enfourner pour environ 20 minutes, le temps que la pâte cuise. Déguster chaud ou froid.

Tarte aux légumes d'hiver

Sur une pâte à tarte ou à pizza, étaler au choix : de la fondue de poireau mélangée à de la béchamel, du chou vert poêlé et mélangé à de la crème de cajou, une compotée d'oignon assaisonnée avec du thym... Puis cuire au four à 200 °C pendant environ 20 minutes, jusqu'à ce que la pâte soit cuite.

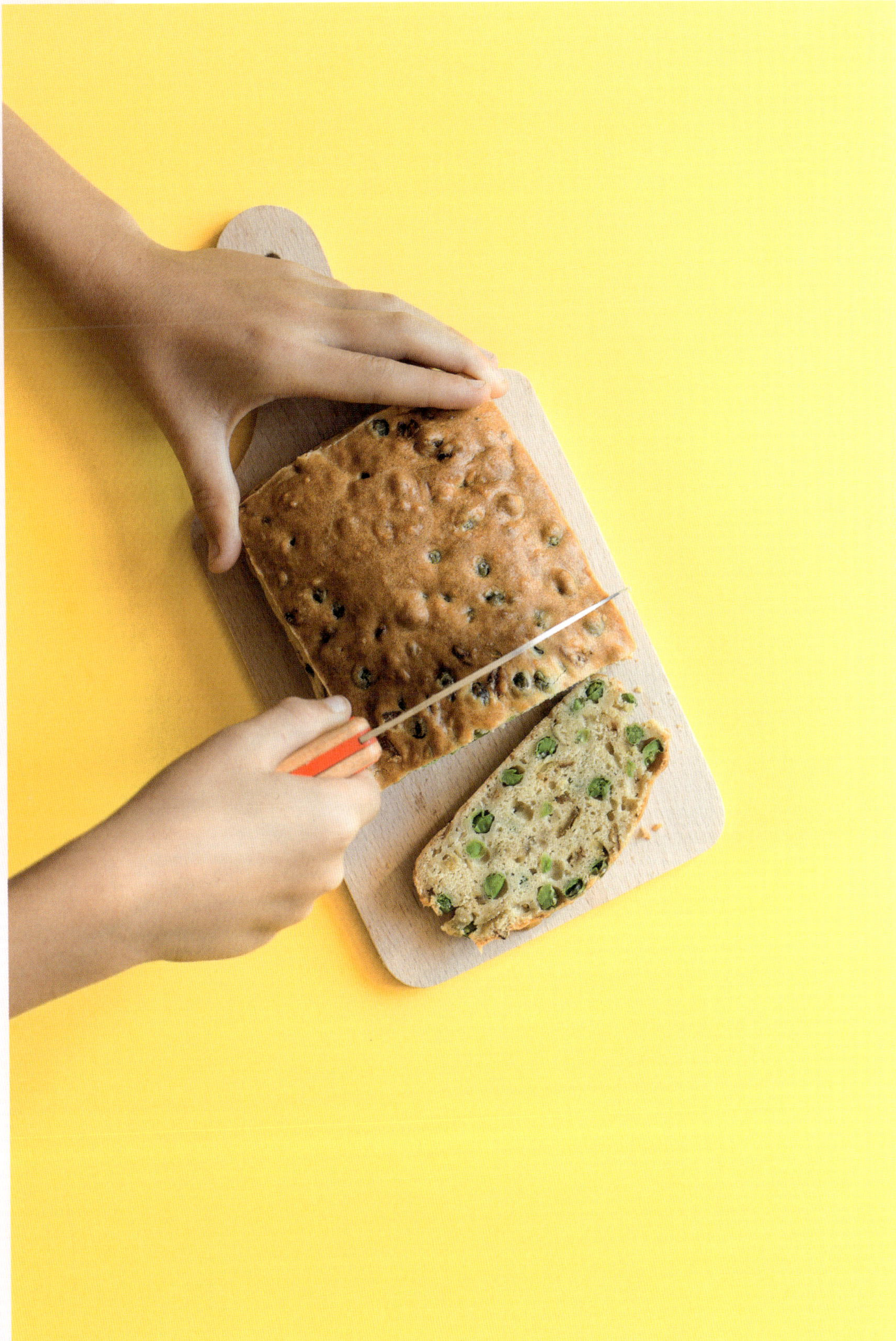

IDÉES PAR ingrédient

Légumes feuilles

Blette

- émincée grossièrement et poêlée avec de l'ail, du curry (ou du curcuma), des raisins secs ou des pommes de terre ou des pois chiches,
- émincée finement et incorporée à une sauce tomate utilisée dans des lasagnes ou sur du riz.

Chou blanc

- émincé finement, avec des dés de pommes, des cerneaux de noix et une vinaigrette,
- coleslaw (voir recette page 271),
- émincé grossièrement et cuit à l'étouffée avec des pommes de terre coupés en dés et du tofu fumé coupé en allumettes.

Chou kale

- pesto vert (mixé avec ail, basilic, huile d'olive et éventuellement graines de tournesol ou autre oléagineux),
- chips (enrobé d'huile et d'épices puis cuit au four).

Chou rouge

- risotto coloré, avec du chou rouge cuit dans de l'eau pour la colorer fortement[114],
- purée mauve, en écrasant 400 g de pommes de terre cuites à l'eau avec 200 g de chou rouge cuit à l'eau et finement mixé (on peut par exemple utiliser le chou cuit pour obtenir le bouillon de risotto coloré),
- salade sucrée salée comme avec le chou blanc,
- pizza blanche chou rouge et oignons (voir recette page 265).

Chou vert

- poêlé puis cuit à l'étouffée avec des oignons et un autre ingrédient (rondelles de carottes, châtaignes en bocal ou allumettes de tofu fumé),
- cuit avec oignon et ail puis mélangé à de la crème (idéalement à base de noix de cajou) et servi avec des pâtes,
- cuit et préparé comme précédemment, mais au lieu d'un mélange avec des pâtes, étalé sur une pâte à tarte et cuit au four.
- pizza chou vert et carotte (voir page 265)

Épinard

- poêlé avec des pommes de terre ou des pois chiches,
- tombé et assaisonné avec de l'huile de sésame grillé,
- en petite quantité dans un smoothie aromatisé avec du cacao, du kiwi ou de la menthe.

Laitue

- en feuille entière dans un sandwich,
- émincée grossièrement et mélangée à une salade composée puis servie telle quelle ou emballée dans un pain pita ou autre wrap.

Mâche

- à la vinaigrette,
- avec du tofu brouillé,
- dans un sandwich.

[114] *Cuisiner en couleurs*, Sandrine Costantino, Éditions La Plage, 2017

Légumes fruits

Aubergine

- frite et ajoutée dans de la sauce tomate pour pâtes, dans un gratin ou sur une pizza,
- Frite et servie avec du riz et une sauce sucrée salée (sauce soja sucrée ou miso blanc par exemple),
- épluchée en alternance et coupée en tranches (fines dans le sens de la longueur ou épaisses dans le sens de la largeur) puis rôtie et servie tartinée (sauce tomate et ail frais haché, sauce sucrée au miso...), proposée telle quelle ou emballée dans un pain pita ou autre wrap.

Concombre

- tzatziki,
- coupé en allumettes ou en rubans (retirer les extrémités, couper en deux dans la longueur puis détailler en rubans avec un épluche-légumes) et mariné avec de la sauce soja puis égoutté et servi avec des graines de sésame,
- salade composée avec tomates et laitue, petits dés dans un taboulé, bâtonnets (sans graines) à tremper dans une tartinade,
- en smoothie avec de la pomme, de la menthe et du jus de citron.

Courge

- rôtie en tranches,
- gnocchi de potimarron (voir recette page 266),
- tempura (voir recette page 265),
- sauce fromagère (voir page 266),
- en dés dans un plat en sauce : curry, tajine...

Courgette

- sautée avec de l'ail et des amandes, ou de l'aneth et des pignons,
- farcie,
- soupe veloutée avec du bouillon de légumes et de la purée d'amande, ou du curry et du lait de coco.

Olive

- pissaladière,
- tapenade sans anchois,
- une pizza,
- à picorer à l'apéritif

Petits pois, edamame, fève fraîche

Cuits à l'eau ou à la vapeur puis mangés tels quels ou intégrés à :

- un ragoût (avec pommes de terre, tofu fumé et coulis de tomates),
- un riz sauté multicolore (avec mini dés de carotte et autres ingrédients colorés, comme des haricots rouges ou du maïs),
- un risotto.

Poivron

- lamelles crues à tremper dans une tartinade,
- épépiné puis rôti, épluché et mélangé à de l'huile et mangé sur du pain ou en salade méchouia avec des tranches de tomate fraîche.

Tomate

- sauce express (voir page 243),
- bruschetta,
- en tranches dans une salade,
- en beignet , coupée en petits dés, salée, pressée pour éliminer l'eau puis mélangée à de l'ail haché, des herbes fraîches et de la farine de pois chiches,
- à la provençale (coupée en deux, parsemée de chapelure et cuite ou four).

Légumes racines

La betterave, la carotte, le céleri-rave, le chou-rave, le navet et le panais peuvent se manger coupés en tranches crues à tartiner avec une sauce épaisse ou à disposer sur une tranche de pain, en bâtonnets à tremper, râpés dans un wrap, une poêlée de légumes ou une pâte à gâteau, coupés en dés et rôtis, mélangés avec de la pomme de terre en purée ou en paillasson, en soupe ou encore en gratin.

Pour la patate douce, on peut la rôtir en frites ou la rôtir entière puis la couper en deux et la garnir de restes (sauce, tofu haché...).

Légumes tiges et légumes bourgeons

Artichaut

• mangé feuille à feuille comme si on était un dinosaure, puis les feuilles tendres comme un bouquet à croquer, puis le cœur coupé comme des mini parts de gâteau très chic que l'on déguste en faisant semblant de prendre le thé.
• en rillettes avec des lentilles (voir page 245).

Asperge

• vapeur, servi avec de la mayonnaise végétale,
• poêlée avec de l'ail.
• tiges d'asperge verte coupées en tronçons de 5 mm d'épaisseur et cuisinées come des petits pois

Brocoli

• soupe, avec de la purée de cajou et du bouillon de légumes,
• rôti, servi chaud ou en salade tiède,
• sauté avec de l'ail et de la sauce soja.

Céleri-branche

• en petite quantité dans une soupe de légumes ou un couscous
• en tronçons trempés dans du houmous ou tartinés de purée d'oléagineux et parsemés de raisins secs.

Chou-fleur

• rôti,
• à la sicilienne (voir recette page 266)
• mixé avec de la crème végétale et des aromates (levure de bière maltée, paprika fumé, ail frit...) et utilisé comme une sauce.

Fenouil

• braisé,
• émincé finement et mélangé avec du jus d'orange,
• coupé en petits dés et poêlé avec d'autres légumes.

Oignon

• en tarte, après l'avoir pré cuit à la poêle avec un peu d'huile d'olive et du thym,
• mijoté avec du tofu fumé et servi avec du riz.

Poireau

• émincé finement puis cuit doucement à l'étouffée jusqu'à être fondant et ajouté dans du riz ou un gratin de pâtes ou de pommes de terre,
• mixé dans dans un pâté de lentilles (voir recette page 245)

Légumineuses

On peut utiliser les légumineuses entières dans les plats, mixées dans les soupes, les tartinades, les sauces de pâte et les purées de légumes. On peut aussi les cuisiner sous forme de farine dans des galettes (panisses, socca, omelette de pois chiche), des cakes salés ou sucrés (remplacer 1/4 de la farine de blé par de la farine de pois chiche ou de lupin convient généralement bien) ou sous la forme de pâtes du commerce (pâtes de lentilles corail ou de pois cassés par exemple).

Pois chiches rôtis

Allumer le four à 200 °C. Dans un saladier, mélanger pois chiches égouttés avec un peu d'huile et d'aromates (curry, paprika fumé, herbes de Provence...). Les étaler en une seule couche sur une feuille de cuisson et enfourner 10 minutes. Mélanger puis cuire encore 10 minutes, jusqu'à ce que les pois chiches soient dorés.

Steak de lentilles ou de haricots noirs

Dans un saladier, mélanger 1 gousse d'ail et 1 oignon coupés en morceaux. Ajouter 200 g de lentilles vertes ou haricots noirs cuits et égouttés, 25 g d'eau. Mixer pour obtenir une purée grossière (j'aime bien quand il reste de petits morceaux d'oignons et de légumineuses). Incorporer 2 cuillerées à café de ketchup, $\frac{1}{2}$ cuillerée à café de sel (la quantité est à adapter en fonction du sel apporté par les légumineuses) et 100 g de farine (de blé, de riz ou d'avoine). Laisser reposer au moins 10 minutes (on peut conserver ce mélange 2 jours dans un récipient hermétique). Déposer 4 tas de pâte dans une poêle bien huilée – ne pas chercher à trop étaler les tas, ils doivent bien faire 2 cm d'épaisseur. Retourner les galettes quand une belle croûte s'est formée dessous. Patience : si votre galette se déchire c'est que vous n'avez pas attendu assez longtemps... Laisser cuire moins longtemps la deuxième face.

Ricotta de tofu

Mixer au robot ou écraser avec une passoire à mailles fines 200 g de tofu ferme nature. Ajouter 50 g de yaourt de soja nature, 1 cuillerée à café de jus de citron, $\frac{1}{2}$ cuillerée à café de sel et 1 pincée de sucre.

Béchamel végétale

Dans une casserole, faire cuire pendant 2 minutes 100 g de farine de blé ou de riz avec 2 cuillerées à soupe d'huile de friture, puis saler, poivrer, ajouter de la muscade râpée et ajouter 1 l de lait de soja nature. Cuire environ 10 minutes tout en remuant.

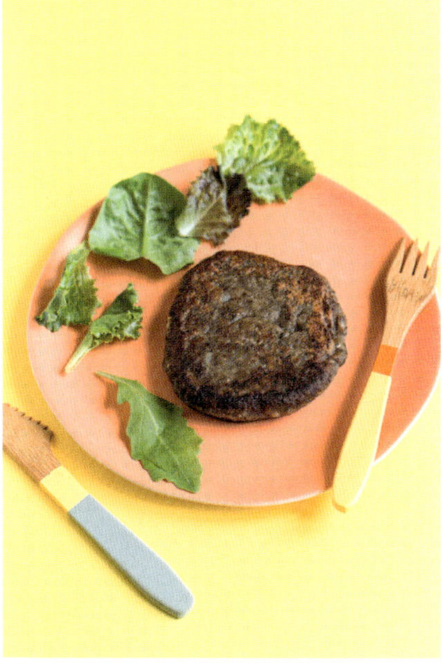

Oléagineux

On peut intégrer des oléagineux dans les pâtes à tarte et à gâteau, en sauce, pour ajouter du croquant aux plats (poêlée de légumes, salade…).

Parmesan végétal

Mixer 70 g d'oléagineux (amandes mondées, graines de chanvre décortiquées, noix de cajou, graines de courge si l'on ne craint pas la couleur verte…), 10 g de levure de bière diététique (en paillettes) et 1 cuillerée à café de sel. Si les oléagineux sont sous forme de poudre, on peut se contenter de tout mélanger dans un bol, en sablant avec les doigts pour réduire en poudre les paillettes de levure de bière.

Lait d'oléagineux express

Pour 100 ml de lait végétal express, mixer dans un blender (ou avec un mixeur plongeant dans un récipient étroit à bords hauts) 10 g de purée d'oléagineux (une petite cuillerée à soupe de purée d'amande blanche ou de purée de noix de cajou) avec 90 g d'eau.

Crème de cajou liquide

Pour obtenir 200 ml de crème, faire cuire 60 g de noix de cajou avec 150 ml d'eau bouillante, à couvert, pendant 10 minutes, puis mixer le tout au mixeur plongeant jusqu'à ce que le mélange soit parfaitement lisse. Si on a plus de temps, on peut remplacer la cuisson de 10 minutes par un repos d'au moins 2 heures au frigo.
Si on a moins de temps et qu'on a de la purée de noix de cajou (vendue en bocal dans les magasins bio), mixer 90 g de purée de noix de cajou avec 110 g d'eau, le résultat sera plus riche et plus lisse.

Petit-suisse végétal

Dans un blender ou un grand bol, mélanger 400 g de yaourt de soja nature avec 4 cuillerées à soupe de purée d'amande blanche (60 g) et 1 cuillerée à café de sucre. Laisser reposer 5 minutes pour que le sucre se dissolve puis mélanger à nouveau et verser dans une étamine (ou une serviette de table) posée sur une passoire au-dessus d'un bol. Placer au réfrigérateur pendant environ 8 heures puis répartir le mélange égoutté dans 5 mini pots. Pour démouler de la même manière que les petits-suisses du commerce, il faut découper une étamine en 5 disques permettant de couvrir l'intérieur des petits pots avant d'y verser la préparation. Couvrir et conserver au réfrigérateur.

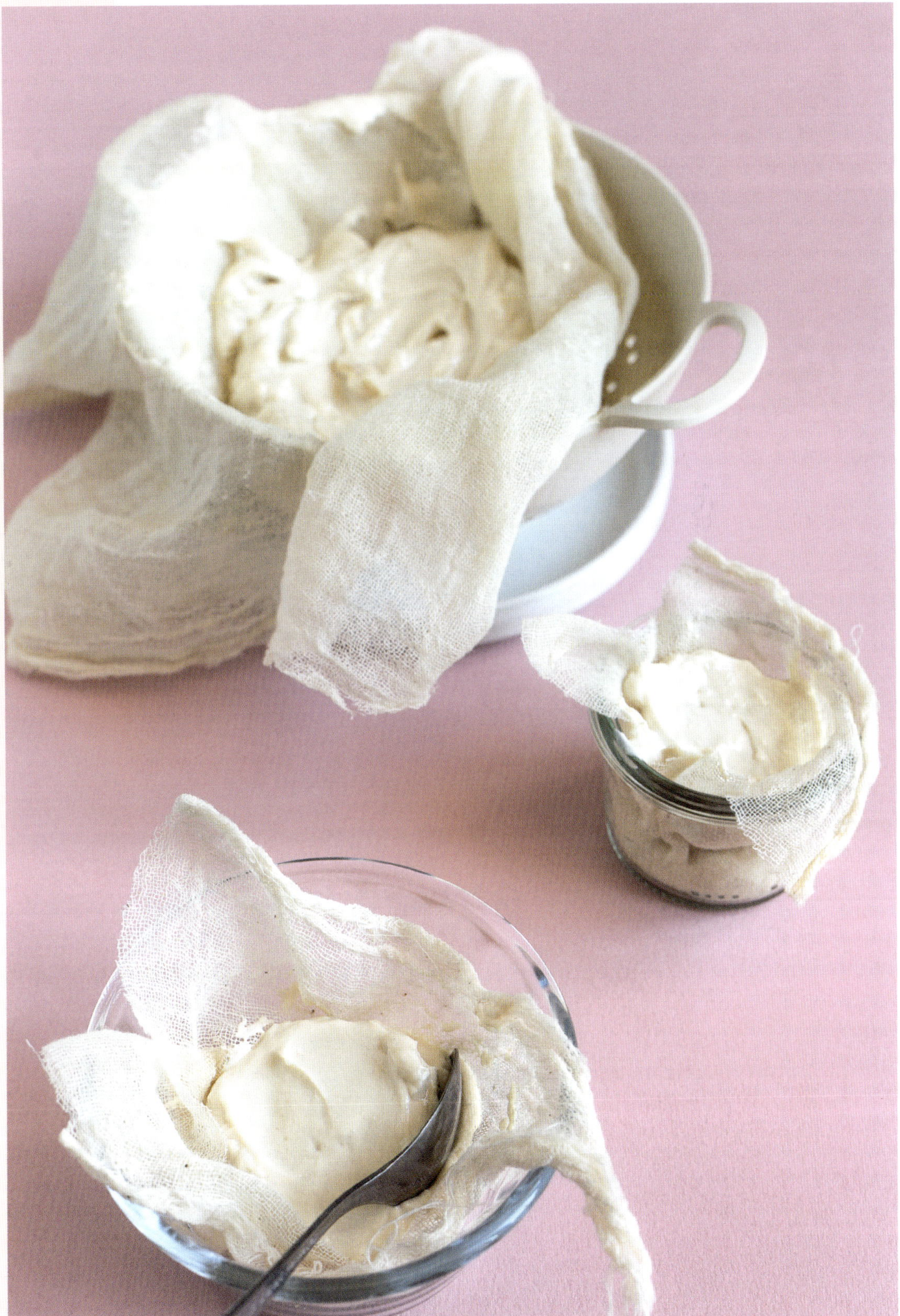

Céréales et compagnie

Polenta instantanée

Dans une grande casserole, mélanger 2 à 4 cuillerées à soupe (environ 40 g) d'huile de colza raffinée, 1 cuillerée à café de sel (6 g), éventuellement 1 cuillerée à café de carbonate de calcium, 250 ml de polenta instantanée (semoule de maïs précuite, 150 g), 250 ml d'eau froide ; mélanger et commencer à mettre sur feu moyen, en remuant avec une cuillère en bois. Pendant ce temps, faire bouillir de l'eau puis ajouter 750 ml d'eau bouillante. Continuer à remuer environ 2 minutes jusqu'à épaississement. Ensuite, on peut soit continuer à cuire quelques minutes en remuant, soit couvrir et éteindre le feu pour laisser finir de cuire pendant environ 10 minutes.

Semoule de blé pour couscous

Dans un saladier (ou une casserole) avec couvercle, verser 2 cuillerées à soupe d'huile (30 g), 1 cuillerée à café de sel, éventuellement 1 cuillerée à café de carbonate de calcium et 375 ml (240 g) de semoule de blé moyenne (blanche ou semi-complète, précuite). Ajouter 500 ml d'eau bouillante, mélanger, couvrir et laisser gonfler pendant environ 5 minutes.

Riz cuit à la japonaise

Dans une casserole, verser un volume de riz et 2 volumes d'eau. Couvrir et laisser cuire pendant une dizaine de minutes, jusqu'à ce que le riz ait absorbé toute l'eau et soit quasiment cuit. Éteindre le feu et laisser reposer 5 à 10 minutes.

Millet

Dans une casserole, verser 160 g de millet (250 ml), 320 g d'eau bouillante et 1/2 cuillerée à café de sel. Couvrir et laisser cuire pendant une dizaine de minutes, jusqu'à ce que le millet ait absorbé toute l'eau et soit cuit.

Galette de flocons d'avoine

Dans une casserole avec couvercle (ou un autre récipient résistant à la chaleur), mélanger 100 g de flocons d'avoine avec 200 g d'eau et 1/2 cuillerée à café de sel aromatisé aux herbes (ou de bouillon de légumes). Couvrir et laisser reposer environ 5 minutes, pour que les flocons absorbent toute l'eau et qu'on obtienne un mélange malléable. Faire chauffer une poêle antiadhésive avec un peu d'huile. Former 4 galettes : le plus simple est de déposer dans la poêle un emporte-pièce rond d'environ 5 cm de diamètre et d'y presser 1/4 du mélange, puis de soulever l'emporte-pièce et de recommencer. Retourner les galettes quand le dessous est doré, afin de faire dorer l'autre face.

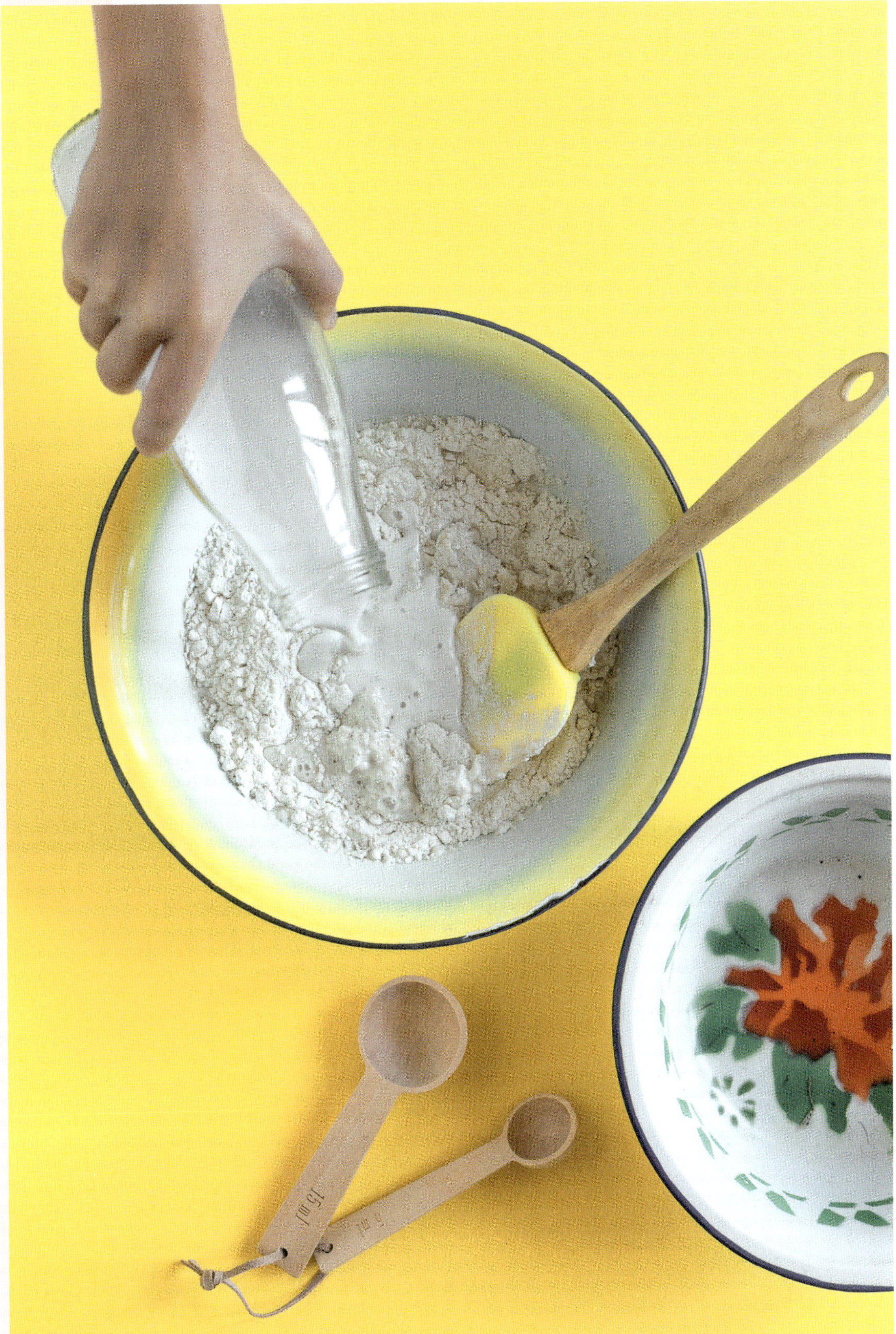
15 ml
5 ml

Pâte à tarte

Dans un saladier, mélanger 200 g de farine de blé, 3 cuillerées à soupe d'huile, 80 g d'eau, 1 grosse pincée de sel. Pour une version sucrée, remplacer le sel par 50 g de sucre.

Pâte à tarte sans gluten

Dans un saladier, mélanger 160 g de farine de riz (semi-complet), 40 g de fécule, 40 g d'huile (3 cuillerées à soupe), 80 g d'eau environ, 1 grosse pincée de sel. Pour une version sucrée, remplacer le sel par 50 g de sucre. Étaler la pâte entre deux feuilles de cuisson, ou avec les doigts sur le moule à tarte chemisé d'une feuille de cuisson.

Pâte sablée

Dans un saladier, mélanger 200 g de farine de blé, 50 g de sucre, 1 pincée de sel, 100 ml d'huile et 20 g d'eau.

Pâte à pizza

Mélanger 300 g de farine de blé, 1/2 cuillerée à café de sel, 1 sachet de levure de boulangerie déshydratée, 1 cuillerée à soupe d'huile d'olive et 150 ml d'eau. Laisser lever 30 minutes dans un endroit tiède. Si on prévoit de laisser lever la pâte plus longtemps, mettre seulement 1/2 sachet de levure de boulangerie.

Autres végétaux

Champignons

- Crus, en tranches ou en chapeau avec une tartinade et des herbes fraîches.
- Sautés puis mélangés à une tartinade (yaourt égoutté ou houmous) puis emballés dans des galettes (façon quesallidas).
- Sautés puis servis avec de la béchamel.

Algues

Dans une pâte à tarte, des crackers, de la soupe miso, de l'enrobage pour tofu pané...

Cuisiner les restes

Poêlée de légumes

- La mixer en soupe, en ajoutant des aromates (oignon cuit à la poêle, épices...), de la crème végétale ou des haricots en boîte ou des tomates en boîte, et des pâtes à potage.
- La mixer avec de la purée de cacahuète pour en faire une tartinade ou une sauce (ajouter un peu d'eau en fonction de la texture souhaitée).

Pâté végétal

- En garnir la moitié d'une pâte feuilletée, et refermer l'autre moitié par-dessus pour former un chausson puis cuire au four.
- Le tartiner sur un fond de tarte puis ajouter des légumes ou une autre garniture déposée dessus. Exemple : 1 pâte à tarte, 200 g de tartinade végétale, 500 g de légumes coupés en tranches et déposés tels quels (tomates, carotte coupée en fines lamelles) ou préalablement poêlés. Ou en chausson avec 2 pâtes feuilletées si ça attire plus les convives.

Soupe

- L'utiliser à la place du lait végétal dans une pâte à crêpes, pancakes ou gaufres salées.
- La mélanger avec des flocons d'avoine, laisser gonfler puis cuire comme des steaks végétaux.
- La mélanger à de la purée de cacahuète et la servir comme sauce avec des pâtes.

Dhal et autres plats de légumineuses

Mixé avec des oléagineux pour obtenir un pâté végétal.

Pain

En général, je râpe le pain sec au robot puis je le tamise avec une passoire fine, afin de le transformer en chapelure.

Polenta

- Encore chaude, sucrer la polenta au goût et la déposer dans des ramequins puis laisser prendre au froid, à la manière d'un gâteau de semoule. Elle sera parfaite pour le petit-déjeuner ou un dessert du lendemain. On peut ajouter, en même temps que le sucre, de la pulpe d'orange (reste d'un jus d'orange pressé, en retirant les pépins et tout morceau fibreux) pour obtenir un dessert parfumé à l'orange.
- On peut laisser refroidir le reste de polenta directement dans la casserole, mais si possible, lisser le dessus avant que la polenta refroidisse. Puis démouler et couper en bâtonnets (à réchauffer à la poêle par exemple) ou en dés (à piquer sur des brochettes).

Riz

- Avec un reste de riz nature (juste salé), le mélanger avec de la purée d'amande, du sucre vanillé et un peu d'eau pour obtenir un riz au lait.
- Avec un reste de riz assaisonné, préparer des croquettes : ajouter un peu de fécule et des ingrédients au choix (tofu haché à la fourchette, légumes râpés, purée d'oléagineux...).

  Avec les mains mouillées, former de petites galettes. Les faire cuire dans une poêle huilée ou au four sur une feuille de cuisson.

Légume charnu cuit

Avec un reste de cœur d'artichaut, de betterave, de carotte ou de chou-fleur cuit, préparer une tartinade en mixant le légume cuit avec des haricots blancs cuits ou de purée d'oléagineux et en ajoutant des aromates : sel aux herbes, paprika fumé.

RECETTES POUR FAIRE AIMER un aliment

J'ai mis dans cette partie certaines de nos recettes de tous les jours, ainsi que des recettes que l'on fait moins souvent, mais qui peuvent aider à apprivoiser un aliment inconnu.

MANGER AVEC LES DOIGTS

Manger avec les doigts, légumes cachés

Nuggets de pois chiches

Éplucher 1 gousse d'ail, la couper en deux et retirer le germe. Éplucher 1 oignon et le couper en dés. Dans une casserole, faire frire l'ail et l'oignon dans 1 cuillerée à soupe d'huile. Éteindre le feu, ajouter 300 g de pois chiches cuits et égouttés, 1 cuillerée à soupe de purée de noix de cajou, d'amande ou de cacahuète, ½ cuillerée à café de sel et réduire en purée avec un mixeur plongeant (on peut aussi mixer le tout dans un robot). Ajouter un petit peu d'eau si besoin. Avec une grande cuillère puis à la main, incorporer assez de farine pour former une pâte : environ 150 g de farine de blé (ou de flocons d'avoine préalablement mixés pour obtenir une farine). Si possible, laisser reposer un peu au frais pour que la pâte se raffermisse et colle moins (on peut la laisser 2 jours au frigo dans une boîte hermétique). Détailler en 20 boulettes légèrement aplaties, éventuellement les rouler dans de la chapelure, puis faire frire. On peut congeler les boulettes avant ou après friture.

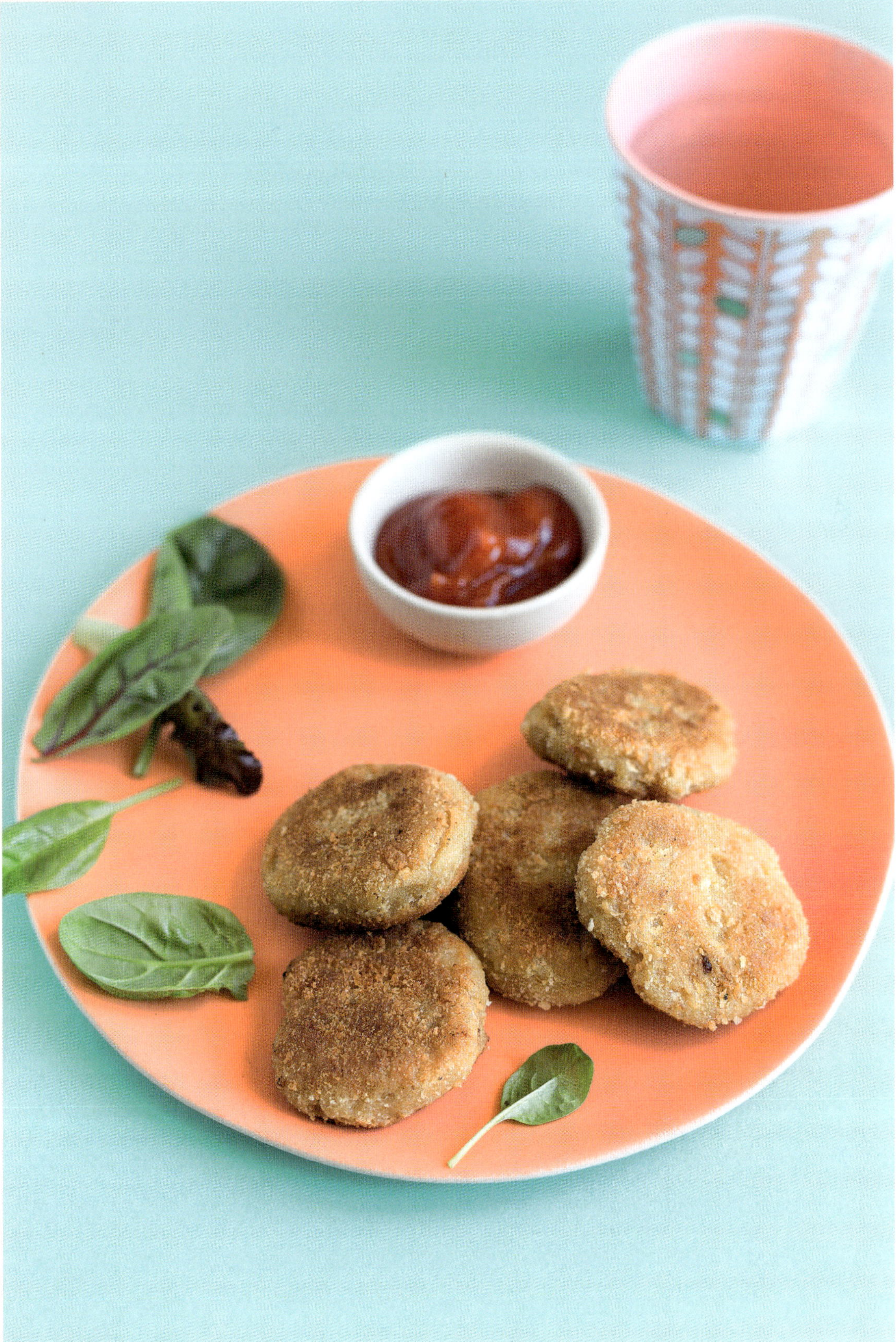

Paillassons

Râper autant de pommes de terre épluchées que d'un légume racine de couleur neutre (panais, céleri-rave, navet…). Mélanger, saler et ajouter quelques cuillerées de farine (10 g de farine pour 100 g de légumes râpés). Faire chauffer une poêle avec de l'huile de friture et déposer des cuillerées de mélange puis appuyer un peu sur chaque tas pour le tasser. Quand le dessous est doré, retourner les paillassons pour dorer l'autre face. Servir immédiatement.

Autres idées

- Tartelettes à la purée (voir page 244).
- Pâte à tarte ou à pizza obtenue en mixant du chou-fleur ou des haricots blancs cuits puis en ajoutant de la farine et du sel (et pour la pizza, de la levure).
- Muffins salés, gaufres salées, pancakes salés ou blinis obtenus en remplaçant le lait végétal par de la soupe.
- Restes de muffins, pancakes ou blinis salés coupés en morceaux et cuits au four pour obtenir des croûtons ou des crackers salés.
- Tarte soleil obtenue en garnissant une pâte feuilletée de purée assaisonnée, en recouvrant d'une autre pâte feuilletée, en découpant des rayons et en les torsadant, puis en cuisant le tout au four.

Manger avec les doigts, légumes visibles

Légumes rôtis

On peut rôtir quasiment tous les légumes, en les coupant en morceaux si besoin, ce qui est très pratique pour vider le bac à légumes avant de retourner en courses, mais aussi pour faire coexister dans le plat des légumes connus et des légumes à faire aimer. On peut éventuellement les couper en bâtonnets et les servir avec du ketchup pour rappeler la forme des frites. Dans un saladier, mélanger à la main environ 1 bol de légumes coupés en morceaux avec 1 cuillerée à soupe d'huile de cuisson et 1 pincée de sel. Répartir sur une lèchefrite, éventuellement chemisée d'une feuille de cuisson pour faciliter le nettoyage. Cuire à 190 °C en remuant de temps en temps, jusqu'à ce que les légumes soient un peu dorés à l'extérieur.

Variante sans huile

Il n'y a pas besoin d'huile pour rôtir une courge coupée en deux ou en tranches, ou une patate douce coupée en deux ou fendue en profondeur dans la longeur

Tempura de légumes

Utiliser des légumes assez fins pour qu'ils cuisent en même temps que la pâte (pétales de fleur de courgette, courge coupée en tranches de 2 mm) ou précuits à la vapeur (brocoli, chou-fleur, haricots verts...). Dans un bol, mélanger 100 g de farine, 150 g de bière blonde et 1/2 cuillerée à café de sel. Tremper les légumes dans la pâte et faire cuire dans de l'huile de friture. Égoutter et manger chaud.

Pizza chou vert et carotte

Émincer finement un oignon, couper une carotte en lanières grâce à un couteau économe, retirer la tige épaisse des feuilles d'1/4 de chou vert, les rouler et les trancher en lanières fines puis les recouper en 3 pour qu'elles soient plutôt courtes. Dans une poêle, faire cuire les légumes avec 1 cuillerée à soupe d'huile, jusqu'à ce qu'ils soient cuits, mais encore croquants. Dans un bol, mélanger 4 cuillerées à soupe de purée de noix de cajou, 3 cuillerées à soupe d'huile et 1 cuillerée à soupe d'eau, saler et poivrer. Sur une pâte à pizza, étaler la sauce blanche puis répartir les légumes poêlés. Enfourner à 200 °C afin que la pâte à pizza cuise.

Pizza chou rouge et oignon

Procéder comme pour la pizza précédente, en supprimant les lanières de carotte, en remplaçant le chou vert par du chou rouge et en utilisant comme sauce blanche de la crème épaisse de soja.

Mini brochettes

Alterner cubes aimés et cubes à faire aimer. Exemple : pruneau et tofu fumé ; feta de tofu et betterave ; pastèque et concombre.

Autres idées

- Épi de maïs cuit à l'eau.
- Edemame au restaurant japonais.
- Rouleau de printemps avec des cheveux d'ange (en riz, sarrasin, lentille...), de la salade en lanières (rouler la feuille et couper des bandes fines), de la menthe fraîche et un ingrédient moelleux, juteux et aimé (ici betterave) ; sauce soja + beurre de cacahuète pour tremper.
- Crêpes coréennes : galette garnie de légumes râpés, par exemple du panais et de fines tranches de cébette
- Tarte salée garnie de légumes (voir page 250).
- Rouleaux : tranches d'aubergine ou de courgette enrobées d'huile et rôties puis garnies d'une tartinade aimée et roulées.
- Chips de maïs utilisées comme cuillères pour prendre un dé de légume dans l'assiette (betterave par exemple).
- Chips de légume racine ou de kale.
- Nems de légumes.
- Bricks garnis de purée de pomme de terre et de petits pois (ou de câpres)

- de 20 minutes

ASSOCIER AVEC DES CÉRÉALES ET COMPAGNIE

Associer à des pâtes

Sauce fromagère

Mixer 200 g de courge cuite, 70 g de purée de noix de cajou, 2 cuillerées à soupe de levure diététique en paillettes, 1 cuillerée à café de sel et 1/2 cuillerée à café d'ail séché. Ajouter de l'eau jusqu'à obtenir la consistance souhaitée (environ 300 g d'eau).

Idée

On peut remplacer la courge par un autre légume cuit, comme de la carotte ou du chou-fleur, voire de la betterave ou des haricots blancs.

Sauce bolognaise aux lentilles

Éplucher et couper en petits dés 1 oignon et 1 carotte. Dans une poêle huilée, faire blondir l'oignon et la carotte. Ajouter 100 g de lentilles sèches (lentilles corail ou lentilles vertes) et 500 g de sauce tomate (recette page 270). Couvrir et laisser cuire 20 minutes.

Chou-fleur à la sicilienne

Détailler 1 chou-fleur en petits bouquets et les faire cuire à la vapeur ou à l'eau. Éplucher et émincer 2 oignons et 2 gousses d'ail. Dans une sauteuse (ou une grande casserole) avec plusieurs cuillerées à soupe d'huile, faire revenir l'oignon et l'ail. Quand ils sont blonds, ajouter le chou-fleur, saler et bien poivrer. Couvrir et laisser cuire encore un peu pour que le chou-fleur soit très moelleux. Pendant ce temps, mettre 400 g de pâtes (par exemple des spirales) à cuire dans une casserole. Dans une petite poêle, mélanger un peu d'huile et 1 petit bol de chapelure puis faire chauffer jusqu'à ce que la chapelure soit dorée. Ajouter les pâtes égouttées dans la sauteuse, mélanger puis servir aussitôt, parsemé de chapelure frite.

Gnocchi de potimarron

Attention, cette préparation est longue : il vaut mieux s'y mettre au moins à deux, pour bavarder tout en formant les gnocchis. Faire cuire au four 500 g de potimarron, environ 20 minutes à 180 °C. Presser les tranches pour éliminer de l'eau s'il y en a, retirer les graines, couper en morceaux et mixer (on peut conserver la peau si elle n'est pas trop épaisse). Saler cette purée épaisse et y ajouter 300 à 500 g farine de blé. On doit obtenir une pâte élastique qui ne colle pas. L'étaler sur 1 cm d'épaisseur, découper des lanières de 1 cm de large et les découper en tranches de 1 cm. Sur une fourchette farinée, presser chaque cube de pâte pour lui donner la forme d'un gnocchi. Étaler les gnocchis sur un plateau recouvert d'un torchon. Ils peuvent patienter quelques heures, mais il faut les cuire le jour même sinon ils seront durs. Faire bouillir un grand volume d'eau salée et y plonger les gnocchi. Ils sont cuits au bout de quelques minutes, quand ils remontent à la surface. Les récupérer avec une écumoire et les mélanger immédiatement à un peu de sauce ou d'huile pour ne pas qu'ils se collent les uns aux autres.

Autres idées

- Chou vert aux noix de cajou : Retirer le trognon du chou ainsi que la tige épaisse de chaque feuille. Couper les feuilles en lanières. Émincer de l'oignon, couper de l'ail. Faire cuire le tout dans une poêle avec un peu d'huile. Puis enrober de crème liquide de cajou. Mélanger à des pâtes et servir immédiatement ou faire gratiner au four.
- Pesto vert vegan mixé au robot avec des épinards, de la mâche, du kale ou du brocoli cuit.
- Pâtes en sauce tomate cuite avec des légumes racine râpés (carotte, panais....)
- Pâtes en sauce tomate servie avec des tranches d'aubergine frite.
- Soupe avec petites pâtes à potage.
- Nouilles, légumes et tofu ou cacahuètes sautés au wok.
- Gratin d'aubergine lointainement inspiré d'une moussaka, obtenu en faisant rôtir au four des tranches d'aubergine enrobées d'huile puis en superposant dans un plat à gratin les tranches d'aubergine et un mélange de sauce tomate et de tofu fumé émietté. Napper ensuite le tout de crème végétale et de levure diététique avant de faire cuire au four.
- Lasagnes vert blanc rouge obtenues en alternant des feuilles de pâte à lasagne, de la sauce tomate et de la béchamel mélangée à des épinards (ou du vert de blette) poêlés avec de l'ail, puis en nappant de béchamel et en cuisant au four.
- Lasagnes d'automne obtenues en alternant des feuilles de pâte à lasagne avec de la crème végétale, des noix concassées et des tranches de courge préalablement cuites au four, puis en cuisant au four.
- Gratin d'aubergines obtenu en alternant des tranches d'aubergine rôties, de l'huile d'olive, de la sauce tomate et des tranches de pain de mie et en cuisant au four.

Associer à du riz

Voici quelques idées :

- Riz pilaf à l'oignon, puis au blanc de poireau, puis au poireau.
- Risotto à la courge et au safran.
- Maki, onigiri garni d'épinard au sésame, de poivron rôti puis pelé et mariné dans un peu d'ail cru et d'huile d'olive, d'avocat, de concombre, de potimarron rôti, de betterave.
- Risotto aux champignons ou avec purée ou légumes hachés.
- Galette de riz farcie à la purée.
- Croquettes de riz panées.
- Riz garni de joyaux : grains de maïs, raisins secs gonflés dans de l'eau chaude, carottes coupées en tout petits dés...

Associer à des pommes de terre

Purées colorées

- Pour 2 ou 3 doses de pomme de terre, incorporer une dose de légume cuit et mixé :
- du chou rouge pour une purée mauve,
- du radis rose pour une purée rose clair,
- de la betterave pour une purée rose,
- du haricot blanc pour une purée qui ne change pas de couleur.

OMELETTE DE POIS CHICHE aux pommes de terre

Pour une grosse « omelette » aux pommes de terre, éplucher 500 g de pommes de terre (3 pommes de terre moyennes), les couper en dés, rincer et sécher puis les faire cuire dans une poêle avec de l'huile de friture. Pendant ce temps, mélanger au fouet ou au blender 160 g de farine de pois chiche, 2 cuillerées à café de sel, éventuellement 1 cuillerée à café de carbonate de calcium, 2 cuillerées à soupe d'huile de colza cuisson et 400 ml de lait de soja nature non sucré. Dans une poêle à crêpes antiadhésive huilée, sur feu moyen, verser les pommes de terre sautées et un peu de leur huile de cuisson, puis verser doucement le mélange à la farine de pois chiche. Quand quasiment tout le dessus de l'omelette n'est plus liquide, retourner avec précaution selon la méthode indiquée page 241 et faire cuire encore quelques minutes. Servir immédiatement.

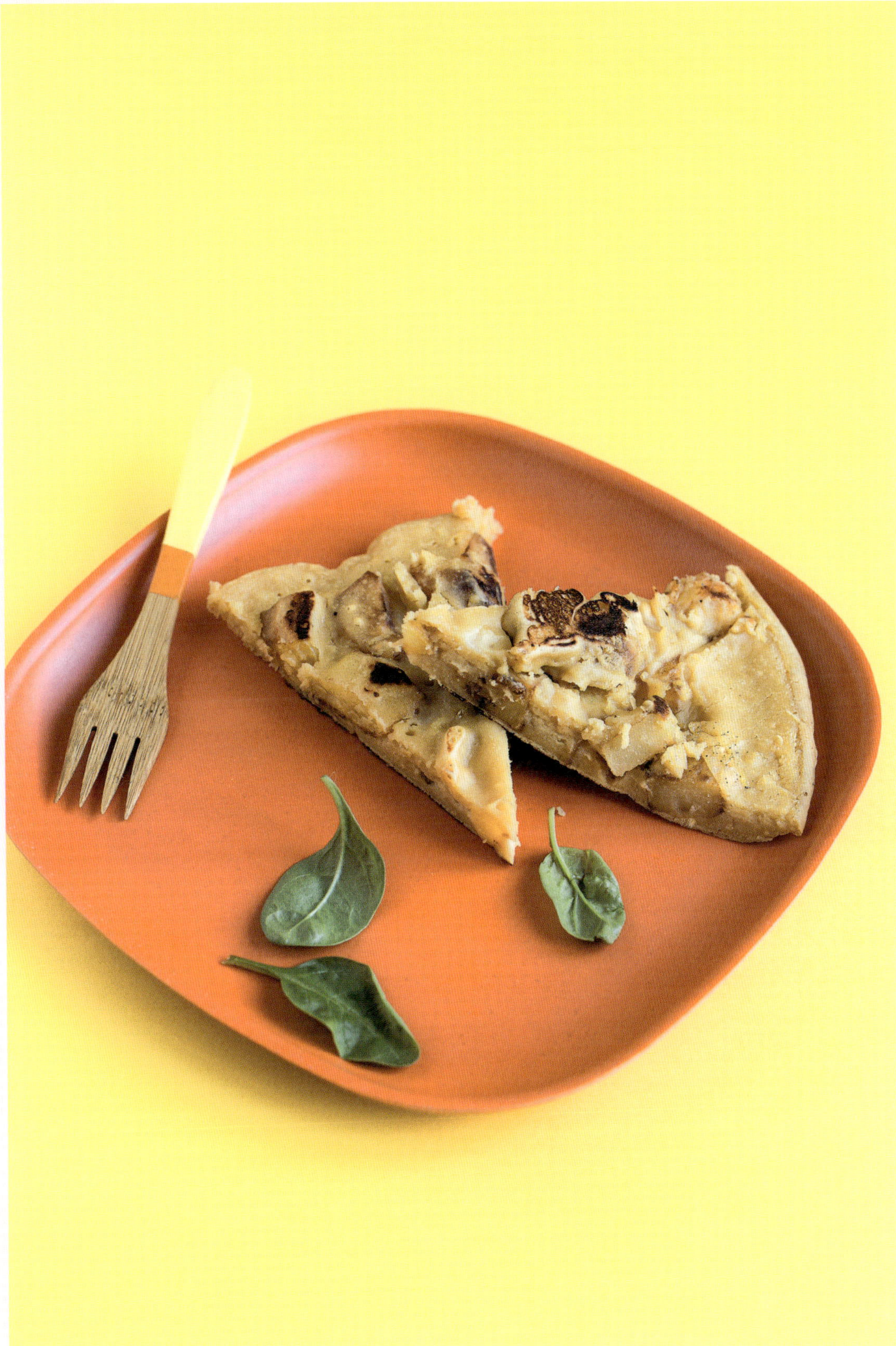

Ajouter des saveurs phares

Tajine de légumes

Éplucher 1 oignon et le couper en petits dés. Dans une sauteuse sur feu moyen, mélanger 4 cuillerées à soupe d'huile, du ras-el-hanout et l'oignon. Couper 3 carottes en dés et les ajouter dans la sauteuse. Faites tremper 1 poignée d'amandes dans un bol d'eau. Éplucher et couper en dés un troisième légume (pomme de terre, patate douce, tranche de courge, panais...) et l'ajouter quand l'oignon et les carottes ont un peu cuit. Au bout de quelques minutes, ajouter un verre d'eau, environ 250 g de pois chiches cuits et égouttés, ajouter éventuellement du sel. Couvrir et laisser cuire à feu doux. Un peu plus tard, ajouter les amandes rincées et 1 poignée de pruneaux. Quand les légumes sont moelleux, corriger l'assaisonnement et servir. Il doit rester un peu de jus.

Haricots blancs en sauce tomate

Mélanger des haricots blancs cuits, de la sauce tomate et servir avec du riz ou des pâtes creuses (conchiglie, orechiette...).

Sauce tomate

Dans une sauteuse ou une grande casserole avec couvercle (très important, le couvercle, mais on ne le met pas encore), faire frire 2 gousses d'ail dans $1/2$ verre d'huile d'olive (70 g). Dès que l'ail est blond, prendre le couvercle d'une main, un bocal de 700 ml de coulis de tomate dans l'autre, verser le coulis dans la casserole et couvrir immédiatement pour éviter les projections. Remplir le bocal au tiers avec de l'eau (environ 200 ml), remuer pour récupérer ce qui reste de coulis de tomate et le verser dans la casserole en soulevant brièvement le couvercle. Toujours en soulevant brièvement le couvercle, ajouter 2 cuillerées à café de sucre, 1 cuillerée à café de sel et un peu de poivre. Chauffer à feu moyen jusqu'à ce que la sauce bout puis faire cuire à feu très doux (la sauce doit cuire à tout petits bouillons) pendant au moins 1 heure, si possible 2 heures. en remuant de temps en temps. Quand la sauce est cuite, une couche d'huile doit surnager. Si possible ajouter quelques feuilles de basilic fraiches ou congelées). Goûter la sauce en y trempant un morceau de pain. Si elle est acide, ajouter une pincée de bicarbonate de sodium.

Megadara

Rincer 1 verre de lentilles (idéalement, les faire tremper) et les faire cuire dans une grosse casserole avec 4 verres d'eau et du sel. Pendant ce temps, émincer 4 oignons et les faire frire dans une poêle contenant $1/2$ verre d'huile chaude. Dès qu'ils sont dorés, les retirer de l'huile et les déposer sur une assiette ; ils continueront à brunir un peu avant de refroidir. Quand les lentilles sont à moitié cuites, ajouter 1 verre de boulgour ou de millet, 1 cuillerée à café de curcuma, un peu de gingembre, de girofle, de muscade, de poivre et l'huile de cuisson des oignons. Quand les lentilles et le boulgour (ou le millet) sont cuits, égoutter s'il reste encore de l'eau. Servir avec les oignons frits.

Coleslaw

Couper 1 petit chou blanc (500 g) en 6 quartiers, retirer le trognon et râper les feuilles avec une râpe à très gros trous. Éplucher 1 carotte (120 g) et la râper avec une râpe à trous moyens. Dans un grand saladier, mélanger le chou râpé, la carotte râpée et 2 poignées de noix de cajou (100 g). Dans un blender ou dans un petit saladier avec un mixeur plongeant, émulsionner 100 g de yaourt nature (100 ml), 100 ml d'huile colza cuisson (100 ml), 1 cuillerée à café de moutarde, $^1/_2$ cuillerée à café de jus de citron (ou 1 cuillerée à café de vinaigre de cidre), $^1/_4$ de cuillerée à café de sel et 2 pincées de sucre. Mélanger cette sauce au contenu du saladier puis parsemer avec des herbes ciselées, par exemple de la coriandre fraîche ou surgelée. Placer au frais et laisser les saveurs se mêler pendant 1 h avant de servir. Variante : remplacer le sucre par 1 cuillerée à soupe de raisins secs ou une demi-pomme râpée.

Autres idées

- **Épinards au sésame :** cuire des épinards, ajouter un peu d'huile de sésame grillé, des graines de sésame et laisser refroidir avant de manger froid, par exemple avec du riz.
- **Salade sucrée salée :** émincer du chou (blanc, rouge, kale...) cru et mélanger avec des dés de pomme et une vinaigrette au citron.
- **Poireau béchamel :** les premières fois, n'utiliser que du blanc de poireau, l'émincer et le faire cuire à couvert, sur feu doux. Assaisonner de muscade, d'une pincée de sucre et ajouter une béchamel.
- **Soupe de navets** avec des carottes, du bouillon de légumes, du lait de coco et du curry.
- **Soupe de brocolis** avec du bouillon de légumes et de la crème liquide de cajou.
- **Soupe de fanes de radis** avec de l'ail et de l'oignon préalablement poêlés avec un peu d'huile, et des pommes de terre.
- **Poêlée d'épinard ou de vert de blette avec de l'ail** et du curry (ou du curcuma) et des raisins secs ou des pommes de terre ou des pois chiches.
- **Curry de navet** avec des pommes de terre, des raisins secs et du lait de coco.

Associer à du pain

- Sandwich (voir page 248).
- Mini tartines : récupérer des croûtes de tranches de pain de mie et y étaler une tartinade.

CUISINER AVEC un enfant

Idées funs sans trop d'efforts

Pour ajouter de la fantaisie à la préparation du repas puis à la dégustation, on peut profiter d'une préparation nécessaire au menu, comme une pâte à tarte, mais aussi d'un accessoire présent dans un tiroir (emporte-pièce, douille de pâtisserie).

Avec une pâte à tarte ou à pizza

L'adulte gère la cuisson : pour toutes les préparations suivantes, l'adulte les répartit sur une feuille de cuisson et les fait cuire au four à 180-190 °C pendant et cuire environ 15 minutes, jusqu'à ce que la pâte blondisse

- **Spirales :** étaler une tartinade sur la pâte puis la rouler. Emballer dans un torchon et placer 10 minutes au congélateur puis déballer et couper en tranches.
- **Tartelettes sapin :** découper la pâte en triangles et y étaler une tartinade verte. Décorer avec des graines (sésame, pavot...) ou de mini morceaux de légumes (maïs, carotte, poivron rouge, radis...).
- **Moulins à vent :** couper des carrés d'environ 8 cm de côté dans la pâte. Inciser les coins pour aller jusqu'à mi-chemin du centre du carré. Étaler une tartinade ou de la compote sur la partie non incisée. Rabattre une pointe sur deux au centre du carré.
- **Demi-lunes :** découper la pâte en ronds à l'aide d'un verre. Garnir la moitié de chaque rond, en laissant un espace libre au bord de la pâte. Mouiller le bord en trempant un doigt dans un verre d'eau et en le passant sur le bord, puis rabattre la pâte dessus. Appuyer un peu pour que les deux bords de pâte se collent bien l'un à l'autre.

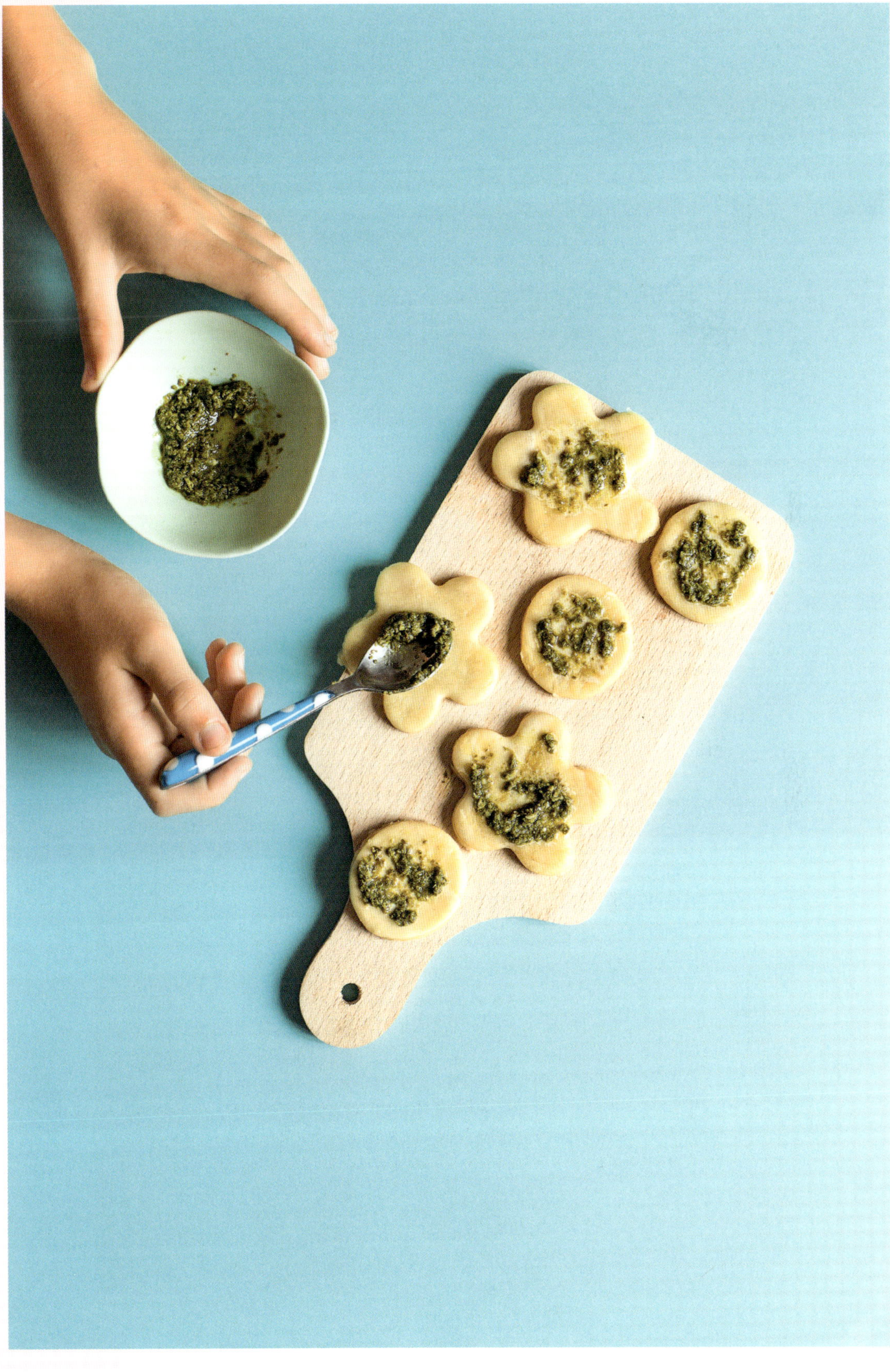

Avec de petits emporte-pièces

• Décoration de tarte en découpant des formes dans les chutes de la pâte.
• Décoration de plat en découpant des formes dans de fines tranches de légume (concombre, betterave, radis noir...) ou de fruit (pomme, melon...). Si le légume est dur (carotte par exemple), on peut le cuire à la vapeur avant de le couper en tranches. On peut aussi réaliser une décoration non comestible en coupant des formes dans de la peau de mandarine.
• Tranches de pomme à motif : couper la pomme en tranches transversales, et utiliser un mini emporte-pièce pour découper la zone contenant les pépins. J'utilise des emporte-pièces en métal pour pâte fimo et veille à ne pas les laisser trop longtemps mouillés, sinon ils rouillent.

Avec une poche à douille en étoile

• Décoration de gâteaux avec une ganache au chocolat (voir page 235).
• Présentation raffinée de tartinades sur des toasts.
• Pommes de terre duchesse, avec des purées de différentes couleurs.
• Jolis biscuits.

Avec un vide-pomme

• Pomme au four : évider la pomme et garnir le trou de frangipane (voir page 222).
• Légumes à pois : couper une betterave en tranches de 1 cm d'épaisseur. Couper une grosse pomme de terre ou un morceau de céleri-rave en tranches de 1 cm d'épaisseur. À l'aide du vide-pomme, faire des trous dans chaque tranche, et remplir chaque trou avec un rond récupéré dans l'autre légume. Saupoudrer d'un peu de sel et d'huile puis faire cuire au four.
• Concombre sans graine : découper des tronçons de concombre et utiliser le vide-pomme pour retirer les graines de chaque tronçon.

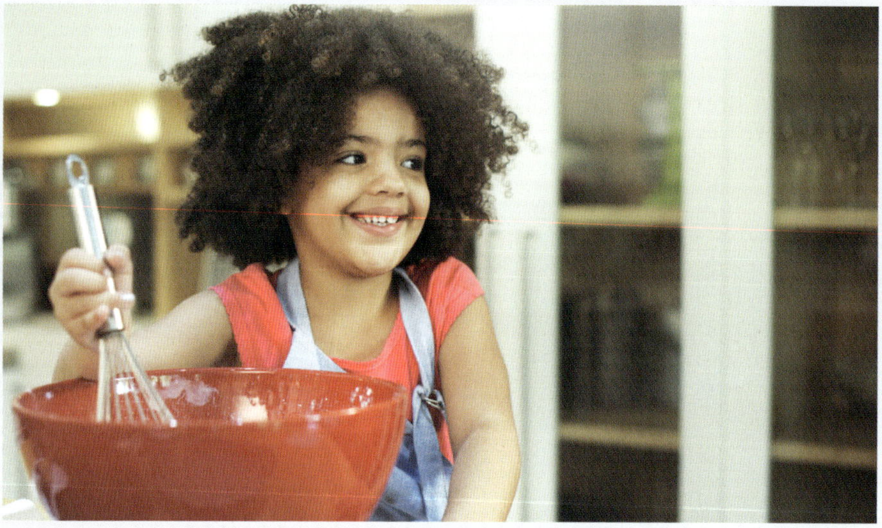

C'EST MOI QUI cuisine

En salé

• **Toasts :** découper des formes dans une tranche de pain de mie en utilisant un emporte-pièce. Tartiner les formes avec de la purée de cacahuète ou une autre tartinade. Décorer avec des tranches de radis rose ou une pincée de petites graines (sésame, tournesol, pavot...).

• **Mini brochettes :** égoutter le contenu d'une petite boîte de maïs. Couper une betterave cuite et un pavé de tofu fumé en petits cubes. Sur des piques apéritifs, alterner les grains de maïs et les cubes. On peut remplacer la betterave par des tomates cerises.

• **Pokéball :** utiliser un reste de riz cuit. Couper des tranches fines dans un concombre, ou égoutter des morceaux de poivron mariné et les couper en ronds avec un petit emporte-pièce. Sur un carré de film étirable ou de linge fin (étamine), déposer un rond puis ajouter une grosse cuillerée à soupe de riz cuit. Refermer le film et tortiller le bout pour que le contenu prenne une forme de boule. Ouvrir le film, déposer la boule sur une assiette et garnir à nouveau le film pour préparer une autre boule. On peut éventuellement découper des bandes d'algues nori avec des ciseaux et appliquer une bande sur chaque boule pour faire la ligne de la pokéball.

En sucré

• **Limonade :** dans un verre, mélanger 1 cuillerée à soupe de sucre (10 g), 2 cuillerées à café de jus de citron (10 g) et 80 ml d'eau. Si on utilise de l'eau bouillante, on obtient un grog anti rhume..

• **Sangria des enfants :** verser le jus d'une grande boîte de pêches au sirop (environ 800 g net, 480 g égoutté) dans un grand bol et déposer les pêches sur une planche à découper. Couper les pêches en morceaux. Dans le saladier, ajouter 15 g de pétales d'hibiscus séchés et 250 ml d'eau. Mélanger et laisser reposer au moins 2 heures, puis retirer les pétales d'hibiscus à l'aide d'une passoire à thé et ajouter les morceaux de pêche. Eventuellement, ajouter un sachet de sucre vanillé.

• Petites pâtes d'amande : mélanger 50 g de poudre d'amandes mondées, 30 g de sirop d'agave et un colorant alimentaire en poudre.
Exemples de couleurs naturelles :
- Jaune avec $^1/_4$ de cuillerée à café de curcuma en poudre.
- Vert clair avec $^1/_8$ de cuillerée à café de thé matcha ou de colorant vert naturel (épinard en poudre).
- Noir : $^1/_4$ de cuillerée à café de
- Rose avec $^1/_4$ de cuillerée à café de colorant rose naturel (betterave en poudre).
charbon végétal activé.
- Orange : $^1/_8$ de cuillerée à café de colorant rose + $^1/_8$ de cuillerée à café de colorant jaune.
- Vert foncé avec $^1/_8$ de cuillerée à café de colorant vert + 1 mini pincée de charbon végétal.

• Glaçage coloré : pour décorer des biscuits, mélanger 1 cuillerée à café de fécule avec 5 à 6 cuillerées à soupe de sucre glace et $^1/_4$ de cuillerée à café de colorant alimentaire liquide. Exemples de couleurs naturelles liquides :
- Rose : jus de betterave (on peut conserver le reste au congélateur, dans un moule à glaçon).
- Jaune : 1 pincée de curcuma en poudre mélangé à $^1/_4$ de cuillerée à café d'eau.
- Vert clair : 1 pincée de matcha mélangée à $^1/_8$ de cuillerée à café d'eau.
- Bleu : colorant à base de spiruline[115].

Découper un morceau de papier cuisson et le rouler pour former un cornet. Appliquer un morceau de scotch pour qu'il tienne bien en place, puis remplir le cornet de glaçage. Avec des ciseaux, couper la pointe du cornet. Appliquer le glaçage sur les biscuits et laisser sécher pendant 8 heures.

• Truffes d'écureuil : mélanger 1 cuillerée à soupe de poudre de noisette ou d'amande avec $^1/_2$ cuillerée à café de confiture ou de crème de marrons. Ajouter un peu de poudre ou de confiture si besoin, pour former une pâte qui se modèle bien. Former des boulettes. On peut les rouler dans du cacao en poudre, de la noix de coco râpée, des graines de sésame, des graines de chanvre décortiquées...

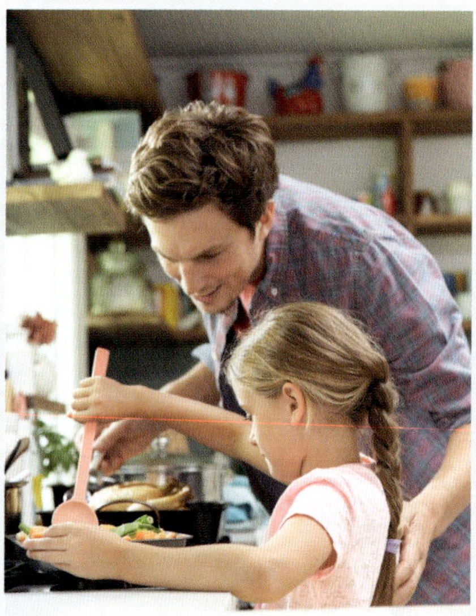

[115] *Cuisiner en couleurs* de Sandrine Costantino et Marie Laforêt (2017) Éditions la Plage

• Banane d'anniversaire :
la banane est disponible toute l'année, et comme elle vient de loin, c'est un fruit spécial. On peut proposer la banane d'anniversaire comme petit-déjeuner d'anniversaire… ou comme jeu n'importe quel autre jour ! Dans une assiette, couper la banane en deux dans la longueur et la garnir de ce qu'on veut : pépites de chocolat, vermicelles de sucre, amandes effilées, pralin, graines de courge, céréales soufflées de petit-déjeuner… et, éventuellement, bougies d'anniversaire, petit parasol en papier ou autres décorations. Si l'on en a envie, on peut alors chanter la chanson classique puis souffler les bougies, réelles ou imaginaires, et applaudir. Bien sûr, on peut remplacer la banane par un autre fruit aimé, comme un oreillon de pêche en conserve.

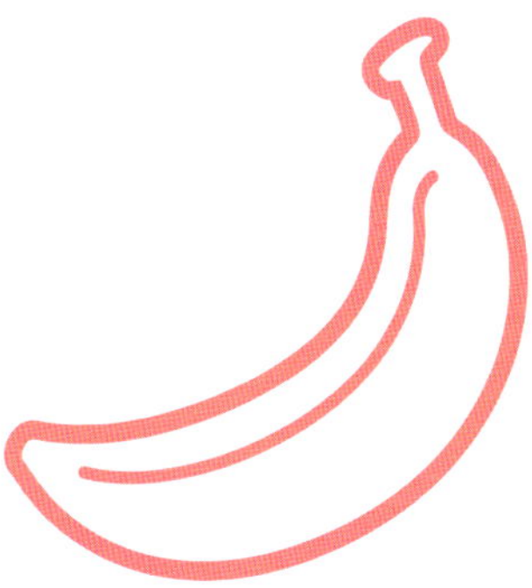

Décorations végétales au rayon pâtisserie

La plupart des décorations pour gâteau vendues au rayon pâtisserie du supermarché contiennent de la cire d'abeille comme agent d'enrobage, de la gomme-laque ou shellac (E904) pour faire briller ou du carmin (E120) comme colorant rouge ou rose. Mais il reste des possibilités pour garnir son tiroir à décorations ! Les billes de sucre argentées, les grains de sucre candi, les amandes effilées, le pralin, les pépites de chocolat noir, la noix de coco râpée, le sucre glace, le cacao en poudre non sucré et certains chocolats en poudre (vérifier l'absence de lait dans les ingrédients).
On peut parsemer ces éléments sur le dessert à décorer ou, dans le cas d'un gâteau plat, utiliser un pochoir pour former un motif. Une dernière astuce : pour répartir une poudre (sucre glace, cacao en poudre) en couche fine et régulière), le plus pratique est de la déposer dans une passoire à thé et de la secouer doucement au-dessus du dessert.

IDÉES DE LIVRE DE CUISINE pour enfant

Ton premier livre de cuisine végane de Ruby Roth paru en 2017 aux éditions L'Âge d'homme : un livre de cuisine très ludique avec des recettes entièrement végétales. Des ingrédients typiques de la cuisine végétale (algues, quinoa…) sont présentés de manière enthousiasmante.

Le Livre des saisons de Jennifer Dalrymple paru en 2013 chez Bayard éditions : un génial livre d'activités pour petits enfants, dans l'univers de Tchà et ses amis. Pour chaque saison, on trouve une histoire et des idées d'activités véganes en lien avec la nature (bricolages, dessins…) et une recette de cuisine végétale.

Goûters sains pour petits héros de Marion Eberschweiler paru en 2015 aux éditions Le chou brave : dans ce livre écrit par des enfants pour des enfants, les illustrations sont dynamiques et les recettes expliquées de manière très simple et adaptée. Elles sont entièrement crues et végétales, tout en étant très alléchantes. La plupart utilisent un robot (ou un extracteur de jus) pour former des pâtes à gâteau, et un blender pour créer crèmes et glaces. On peut l'acheter au format ebook sur le site Académie nature.

Smoothies pour les petits d'Irina Pawassar : pour les fans de smoothies qui veulent partager leur passion avec des enfants, ce petit livre présente de manière simple et ludique les ingrédients nécessaires pour réaliser 20 smoothies végétaux. La plupart des recettes comporte de la banane.

À l'heure du goûter de Martine Camillieri paru en 2005 aux éditions Tana : ce petit livre abondamment illustré de photos présente de nombreuses idées de goûters expérimentaux qu'un enfant peut préparer à la maison et déguster tout de suite. Les recettes sont classées par type d'ingrédients : sucre, chocolat, fruits, laitages, céréales, boissons. Elles ne sont pas véganes (la couverture montre, par exemple, une recette utilisant du Babybel, on trouve une glace en petits-suisses, du miel…), mais elles sont très inspirantes pour libérer sa créativité. Quelques idées sont aussi proposées pour transformer les contenants plastiques en petits jouets ou objets. Une partie des recettes utilise un four micro-ondes.

Voir aussi : ***Veggie kids***, ***Je sais cuisiner pour mes doudous***, ***Veggie comme un grand*** (page 283).

Certains magazines jeunesse proposent également des recettes de cuisine :

• *Pitaya :* magazine alternatif avec une recette végane dans chaque numéro. Les 4 numéros parus sont téléchargeables gratuitement sur le site Académie nature.

• *La petite salamandre* : magazine bimestriel pour les 4-7 ans, moderne et écologique, avec une recette végétarienne dans chaque numéro.

• *Fanette et Filipin :* magazine trimestriel pour 3-10 ans, d'inspiration Steiner, valorisant un mode de vie entièrement naturel, non végane, culturellement centré en Europe du Nord, avec dans chaque numéro une recette végétarienne.

Tirer parti du supermarché

Comment faire si vous ou vos proches ne pouvez faire vos courses qu'en supermarché ? Bien sûr, on peut généralement s'organiser pour aller de temps en temps en magasin bio (y compris sur Internet avec livraison à domicile) pour faire des stocks de certains produits à conserver dans un placard ou au congélateur. Mais dans certains cas, il n'y a que le supermarché. Bonne nouvelle : même dans une petite supérette, on peut trouver de quoi se nourrir autrement !

Substituer rapidement un ingrédient

Plat standard	Plat alternatif
Charcuterie et cubes de fromage apéritifs	Pâté végétal (au rayon diététique), guacamole (au rayon « épicerie du monde »), houmous (vérifier l'absence de produits laitiers), légumes marinés à l'huile (poivrons, artichauts...), chips et autres grignotages salés végétaliens (voir ci-dessous).
Steak haché	Steak ou boulettes végétales (au rayon frais), en veillant à choisir la liste d'ingrédients la plus courte possible.
Cubes de fromage dans une salade	Pignons, noix de cajou ou autres oléagineux.
Fromage râpé	Gratin maison parsemé d'un mélange de levure diététique, de poudre d'amande et de sel (voir la recette de parmesan végétal) ou de chapelure et d'un peu d'huile (on peut également faire frire la chapelure avant de la parsemer sur le plat à gratiner). Pour le goût gras et salé, on peut aussi ajouter au plat des oléagineux grillés.
Beurre	Margarine sans produits laitiers, si possible riche en oméga 3 : Saint-Hubert bio, Fruit d'or 100 % végétal, Bonneterre oméga 3 bio.
Lait de vache	Lait de soja nature non sucré (vérifier sur la liste des ingrédients ou la déclaration nutritonnelle). Le goût particulier du lait de soja s'efface en présence d'autres goûts et s'utilise exactement comme du lait de vache (cuisine, pâtisserie, yaourts faits maison...).
Crème dessert ou yaourt	Crème dessert ou yaourt végétal (au rayon frais ou au rayon bio/diététique).
Chantilly	Pour associer avec du chocolat ou de la banane, chantilly à base de crème de coco (marque Organi en magasin bio, Kara en supermarché) et sucre vanillé (à conserver au réfrigérateur une fois fouettée). Pour associer avec des fruits peu sucrés comme les fraises, « nuage sucré » obtenu avec le liquide d'une boîte de pois chiche mélangé avec du sucre et battu en neige au fouet électrique (à consommer le jour même).

Trouver un repas express en supermarché

Les 7 idées de menu ci-dessous plaisent généralement aux enfants, utilisent des produits couramment vendus en supermarché et sont prêtes en 15 minutes maximum – en comptant le temps de mettre la table !

• **Avec une casserole :** pâtes, sauce tomate aux légumes dans laquelle on incorpore du tofu mixé au robot ou écrasé à la main, tranches de champignons crus à picorer, compote ou fruit au sirop.

• **Avec une poêle :** poêlée de légumes et de céréales surgelés (par exemple sous la marque Tipiak) mélangée avec des légumineuses en bocal, fruits frais en cubes roulés dans de la noix de coco râpée ou du pralin.

• **Avec une casserole et une poêle :** riz, poêlée de légumes surgelée, yaourt au soja nature servi avec des fruits secs (abricots, raisins secs ou pruneaux par exemple) ou autre garniture (pépites de chocolat, sucre vanillé ou pralin par exemple).

• **Avec un mixeur plongeant (ou un blender) et de quoi réchauffer :** mouliné de légumes en brick par exemple) mixé avec des légumineuses en bocal (pois chiches ou haricots blancs ne donneront pas de morceaux visibles après mixage), fruits frais parsemés d'amandes effilées et de pépites de chocolat.

• **Avec un four :** pommes noisette surgelées, légumes crus à picorer (tomates cerises, coupées en 4 pour les petits, bâtonnets de concombre épluché, radis ou bâtonnets de carotte), tofu coupé en bouchées, assaisonné et rôti au four avec les pommes noisette, fruit frais, surgelé ou en conserve.

• **Avec de quoi réchauffer, si on veut manger les roulés chauds :** wrap (tortilla, vendue au rayon « text mex ») garni de yaourt nature ou de chair d'avocat écrasée à la fourchette, haricots en conserve (égouttés) et autres garnitures au choix : maïs en conserve, carottes râpées, salade verte... Dessert au choix parmi les idées précédentes.

• **Avec aucun matériel :** carottes râpées toutes prêtes, taboulé oriental tout prêt, gressins (vérifier l'absence d'œuf) ou pain ou taboulé oriental tout prêt, oléagineux peu salés (cacahuètes ou pistaches par exemple), crème dessert ou « yaourt » à base de soja.

De nombreuses idées de menus à peine moins rapides à préparer sont listées dans la partie précédente (page 188).

Sélectionner la malbouffe de supermarché

Que faire avec des proches qui veulent absolument gâter vos enfants, qui ne veulent pas s'investir dans un mode alimentaire alternatif et ne font leurs courses qu'en supermarché ? Une solution est de leur proposer des choix parmi les moins en désaccord avec nos valeurs. En voici quelques exemples :

Grignotages salés végétaliens et sans huile de palme

- Chips de pomme de terre simplement salées (pour les autres assaisonnements, vérifier sur la liste des ingrédients).
- Chips de légumes.
- Tortillas chips.
- Chips soufflées à la cacahuète (Curly).
- Oléagineux grillés (pistaches, noix de cajou, etc.).
- Gressins italiens ou bios (attention, certains gressins apéritifs au sésame contiennent du lait).

Il existe aussi d'autres spécialités très connues et végétaliennes, mais qui contiennent de l'huile de palme (Pringles, Chipster, Bretzels, Triangolini...). Voir l'article du site VegActu[116] et, comme un changement de composition peut survenir à tout moment, vérifier les étiquettes.

Goûters ou desserts végétaliens et sans huile de palme

- Banane ou autre fruit frais, sec (raisins, abricots, pruneaux, amandes...) ou en conserve (fruits au sirop).
- Gourde de compote.
- Galettes de riz nature (à tartiner de confiture) ou nappées de chocolat noir.
- Pain tartiné de margarine végétale (Saint-Hubert bio ou Fruit d'or 100 % végétal) puis saupoudré de chocolat en poudre ou de chocolat pâtissier (noir) râpé.
- Pain de mie tartiné de confiture.
- Yaourt de soja nature ou aromatisé (au rayon frais). Dans certains magasins, on trouve en plus des entremets comme du dessert liégeois à base de soja (par exemple de la marque Saint-Hubert).
- Crème dessert à la vanille, au chocolat ou à d'autres parfums (au rayon frais en pots individuels, au rayon bio/diététique en brique de taille familiale).

Il existe aussi des spécialités très connues et végétaliennes, mais qui contiennent de l'huile de palme (Oreo, Palmito, Figolu, Petit brun, Spéculos Lotus...). Voir l'article du blog Maman végane, qui a également listé de nombreux biscuits maintenant disponibles dans le rayon diététique/bio des supermarchés : de nombreuses références de biscuits ne comportent ni œuf, ni produit laitier, ni miel. On peut également s'attendre à voir apparaître une plus grande diversité de desserts végétaux. Comme un changement de composition peut survenir à tout moment, il est prudent de vérifier les étiquettes avant d'acheter.

[116] *https://www.vegactu.com/produits/gateaux-aperitifs-vegetaliens-tres-connus-des-omnivores-8908/*

Céréales de petit-déjeuner végétaliennes et sans huile de palme

Les céréales Coco pops, Frosties, Chocapic, Nesquick, Golden Grahams, Weetabix chocolat, Weetabix original ainsi que la plupart des mueslis vendus en grande surface sont végétaliens et ne contiennent pas d'huile de palme. Attention, certains fabricants peuvent enrichir les céréales en vitamine D d'origine animale.

Il existe d'autres céréales très connues ont la composition est végétalienne mais qui contiennent des « huiles végétales », ce qui correspond généralement à de l'huile de palme : Country Crisp chocolat noir, Country Crisp riche en noix, Clusters amandes. Comme pour tout, il faut vérifier la liste des ingrédients, et ne pas hésiter à chercher au rayon bio/diététique qui propose souvent des produits végétaliens.

Bonbons végétaliens

Pour les reconnaître, il faut regarder la liste des ingrédients afin d'éviter ceux contenant de la gélatine, de la cire d'abeille, des produits laitiers, du colorant E120 (rouge cochenille) ou du E904 (shellac). Voici les plus connus :

- Bonbons durs: Arlequin, bonbon Ricola sans miel ni beurre.
- Sucettes : Chupa Chups, Pierrot gourmand sauf celles au goût lacté ou au caramel.
- Bonbons dragéifiés : Dragibus, Fizz Ball, Skittles, Tic Tac sauf les couleurs rouge et rose, qui contiennent du colorant E120.
- Bonbons fils et rubans : Scoubidou, Acidofilo, Pasta basta, Longfizz.
- Bonbons en collier à croquer (sous réserve que le colorant rose ne soit pas E120, le rouge cochenille).
- Pastilles : Pez, Vichy.

Les bonbons étant à limiter tout particulièrement, je n'ai pas pris la peine de trier ceux qui étaient exempts de matière grasse végétale, c'est-à-dire (généralement) d'huile de palme.

Les friandises de fête foraine

Bonne nouvelle : la barbe à papa et les chouchous/pralines ne contiennent pas d'ingrédients d'origine animale ! On n'a même pas à craindre la présence de carmin (E120) dans les pralines rouges, la barbe à papa rose, les pommes d'amour, les sucettes et les bonbons durs vendus sur les stands de fête foraine, car les colorants y sont artificiels – à la différence de certains équivalents vendus dans les boutiques destinées aux particuliers. Pour le pop corn, cela dépend des cas : il contient toujours un peu de matière grasse et, sauf mention spéciale, c'est de l'huile de palme. Pour les churros, malheureusement, les préparations vendues aux forains ne sont généralement pas végétales, à la différence des recettes traditionnelles. Et bien sûr, les crêpes et les gaufres, les guimauves et les bonbons gélifiés ne sont pas végétaliens.

Quelques références pour aller plus loin

Sites Internet et blogs

« Vegan pratique » : site Internet proposant de nombreuses recettes végétales ainsi que des menus équilibrés par saison, pour adultes et pour enfants.

« Recettes des 4 saisons à base de légumes et légumineuses » (2017) Fondation Good planet : recettes variées et très majoritairement végétales, à télécharger sur le site de l'ADEME.

Blogs de familles avec jeunes enfants et cuisinant de manière végétalienne et de saison :
Le cul de poule, Enfant végé, Les expériences d'Omry, Maman végane, Myrtee, Végébon, Echos verts

Livres de recettes de cuisine familiale

Veggie comme un grand d'Anne Brunner paru en 2018 aux Éditions la Plage : dans ce petit livre de cuisine aux illustrations rigolotes, on trouve des astuces testées et approuvées pour manger sainement et avec gourmandise en famille. On y trouve aussi de nombreuses recettes rapides à préparer, et environ la moitié sont photographiées. La grande majorité des recettes sont végétaliennes, les autres sont végétariennes et la plupart sont facilement végétalisables.

Veggie kids de Sophie Cottarel, Marie Laforêt, Ophélie Véron : grand livre riche en témoignages de familles véganes et en recettes festives, magnifiquement photographiées. On y trouve aussi des recettes pour tous les jours, et quelques recettes à faire par les enfants. C'est un excellent livre pour montrer rien qu'en le feuilletant que manger végétalien en famille est totalement compatible avec la gourmandise et le fun.

Vegan débutant de Marie Laforêt paru en 2017 aux Éditions La Plage : une sélection impeccable de conseils et de recettes faciles et gourmandes, expliquées pas à pas pour se régaler même quand on n'y connaît rien à la cuisine végétale. C'est un livre parfait à offrir à ses proches pour cuisiner sans produits d'origine animale.

Ma cuisine vegan pour tous les jours de La fée Stéphanie paru en 2017 aux éditions La Plage.

Mes beaux goûters de fête ! de Marie Chioca paru en 2017 aux Éditions Terre vivante : ce livre est une mine d'idées pour préparer des boissons, gâteaux et biscuits rigolos et faciles à faire, tout en évitant de les remplir de sucre et de colorants alimentaires. Les recettes sont classées par saison et par thème d'anniversaire, elles sont toutes prises en photo et quasiment toutes sont végétales (dont une recette de brioche et une recette de génoise) ou assez facilement végétalisables.

Je sais cuisiner pour mes doudous de Martine Camillieri paru en 2010 aux Éditions de l'épure : ce gros livre facétieux s'adresse aux petits et grands enfants. De nombreuses propositions simples et pleines d'humour permettent de cuisiner des mini portions de plats et desserts en fonction des saisons, dans une perspective à la fois écologique et joyeuse. Les recettes contiennent souvent des produits d'origine animale (remplacer le fromage blanc, fréquent, par du yaourt de soja égoutté), mais le livre reste très agréable à feuilleter pour y piocher de l'inspiration. C'est un très bon livre à faire acheter à sa bibliothèque de quartier.

Plant powered families de Deena Burton paru en 2015 chez benbella Books : livre en anglais donnant les recettes illustrées et les astuces d'une mère de famille végane américaine.
Livres de cuisine pour enfant : voir page 278.

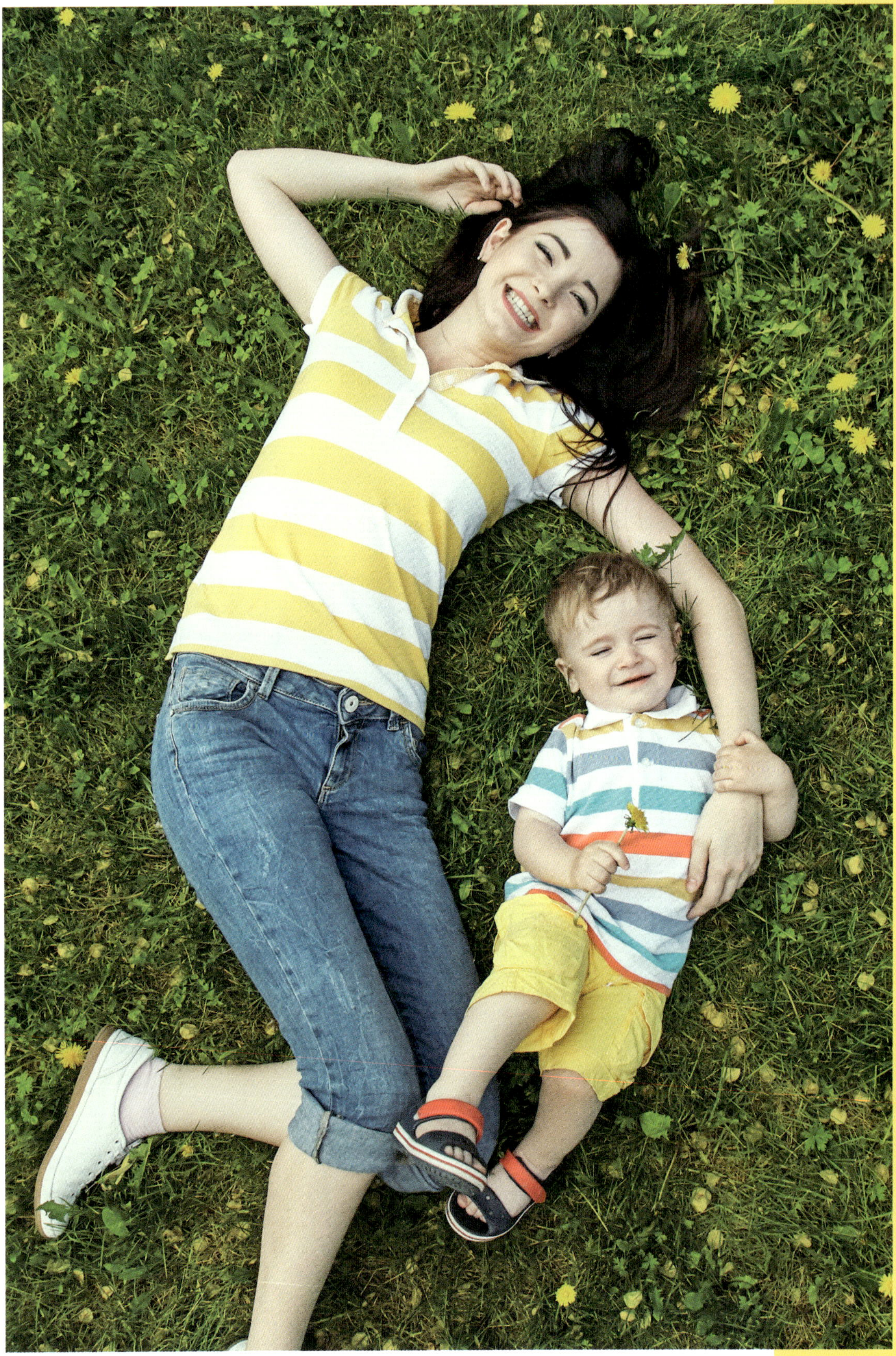

TÉMOIGNAGE D'UNE FAMILLE FRANÇAISE

DE CHAIR ET DE LAIT

Mon intérêt pour le véganisme est venu de mon intérêt pour la nature, duquel a découlé ma passion pour la protection de l'environnement puis du développement durable. Étudiante, je voulais partir un an en Allemagne. Pour que mon dossier soit accepté, j'ai demandé à faire un cursus dont une large part concernait la protection de l'environnement, domaine dans lequel ce pays est reconnu pour avoir une certaine avance sur la France. Pour préparer mon année d'études, j'ai fait un stage de quatre mois chez un géant français du traitement des déchets et j'ai visité plusieurs usines d'incinération. Stupeur. J'étais jusque-là comme l'immense majorité des Français : je déposais mes poubelles devant ma porte et oh ! Miracle ! Le lendemain matin, celles-ci avaient disparu ! Chaque personne devrait visiter un centre de traitement des déchets : les gens prendraient ainsi conscience de la catastrophe que l'homme se construit et des aberrations de notre mode de consommation. J'ai donc étudié et travaillé dans ce domaine pendant près de deux ans avant de saisir une opportunité dans une tout autre industrie qui m'a permis, elle, d'être face à face avec les enjeux et les dangers de la délocalisation. Après plus de dix ans dans ce secteur, je suis revenue vers le monde des déchets il y a sept ans et j'ai réussi à rejoindre mes deux passions : les déchets et la production de denrées alimentaires. J'ai volontairement mis un pied dans le monde de l'élevage pour mieux savoir ce qui s'y passait dans notre pays. Toutefois, ceci n'est pas sans me poser quelques problèmes éthiques que je ne peux dévoiler ici.

Depuis toujours, l'alimentation santé est de première importance pour moi. Ayant vécu en Allemagne, dès mon premier salaire en poche, j'ai commencé à acheter des produits bios. De retour en France, j'ai eu la chance de m'installer dans une région où il y a de nombreux maraîchers. J'ai donc continué à acheter bio, mais le local est devenu un critère incontournable. Et du local, je suis passée au tout végétal ! En effet, à la naissance de ma fille aînée, j'ai entendu parler à la Leache League du livre Lait, mensonges et propagande de Thierry Souccar. Au départ, je trouvais les positions des femmes qui en parlaient un peu radicales, mais un jour, je l'ai acheté... et je l'ai dévoré. J'avais déjà commencé à regarder bizarrement la bouteille de lait dont je versais le contenu sur mes céréales... Comment se faisait-il que je boive du lait de vache alors que moi-même je produisais du lait ? Dès que j'ai refermé le livre, j'ai cessé de consommer des produits laitiers. Mon mari a drastiquement réduit sa consommation. À la même époque, voulant changer de voie professionnelle, j'écrivais un mémoire de master. Je voulais m'intéresser au « coût du développement durable » pour une famille. Mais le sujet était trop vaste et je me suis cantonnée à certains aspects de l'alimentation. Au fil de mes recherches, je suis tombée des nues. Déjà, alors que j'avais grandi à la campagne, à côté d'une ferme, c'est Thierry Souccar qui m'apprenait qu'il fallait qu'une vache ait un veau pour avoir du lait. C'était logiquement comme pour moi et mon bébé en fait... Mais j'avais mis trente ans à en prendre conscience. C'est pourquoi, après la naissance de mon second enfant, j'ai ouvert mon blog « De chair et de lait », aujourd'hui pour diverses raisons en souffrance. Du point de vue de la chair et du lait, nous sommes tellement proches des mammifères ! J'avais envie de partager mes découvertes et si mes articles ne devaient convaincre qu'une seule personne, cela en aurait valu la peine. En écrivant mon mémoire, ma plus grande sidération a été de visionner des reportages sur les conditions d'élevage. Je crois que le pire a été pour moi les poules de batterie. Mes parents, en effet, avaient des poules qui gambadaient dans un immense jardin et je n'avais pas pu imaginer que les poules qui avaient donné les œufs qu'on trouve en supermarché avaient pu avoir une autre existence. J'ai donc décidé de diminuer notre consommation de produits animaux et elle est très vite tombée à zéro. Ce qui nous a aidés, c'est que mon mari et moi aimions la cuisine indienne et que celle-ci est généralement végétale (sauf dans les restaurants français). Ma transition a été très facile : il me suffisait de lire la composition des produits pour être écœurée tellement tout ce que j'avais visionné m'avait saisie d'effroi.

Petit à petit, j'ai fait tache d'huile. Ma mère et ma belle-mère ont remplacé le lait de vache par des boissons végétales et ma mère a pratiquement arrêté de cuisiner de la viande. Du coup, ce sont mes frères et sœurs et leurs enfants qui doivent se passer de viande lorsqu'on est en famille ! Enfant, je n'ai d'ailleurs jamais vraiment aimé la viande, ni le lait que je digérais peut-être mal. Nous buvions du vrai lait entier, de la ferme voisine. Le lait UHT n'a rien à voir avec le lait cru qui est pratiquement devenu introuvable. Toute cette industrie est une vaste comédie, de la brique UHT en passant par le lactosérum des pâtisseries et le colostrum des dentifrices !

C'est donc tout naturellement que ma fille aînée, aujourd'hui âgée de neuf ans, est devenue végane, du moins à la maison. Je n'ai jamais eu à lui marteler quoi que ce soit. J'ai admiré qu'elle ait compris tout d'elle-même alors que je me suis laissée berner pendant trois décennies. Je l'ai simplement laissée réfléchir à la manière de Faber & Mazlish. Elle a compris seule qu'on sépare les vaches de leurs veaux pour prendre leur lait.

Mon fils aîné a entamé sa diversification lors d'un voyage en Inde. Il aimait les chapatis et les pois chiches frits épicés. À notre retour, il goûtait mes smoothies et jus verts. Aujourd'hui, il me réclame des baies de goji, des algues, de la spiruline. Un jour, il est resté en arrêt devant un catalogue de surgelés qui proposait des couteaux mis en valeur sur un poisson en train d'être découpé : « Mais ! Ce n'est pas bien de découper des poissons ! » Je suis convaincue que la compassion est innée. Je ne l'ai pas inculquée. J'essaie de la vivre, avec plus ou moins de succès, mais j'imagine que cela déteint sur mes enfants.

Mon fils aîné sait très bien faire la cuisine et se prépare en guise de dessert d'énormes salades de fruits. Les gens sont stupéfaits de voir un enfant manger autant de fruits : ils pensent qu'il a les yeux plus gros que le ventre alors qu'il se prépare juste ce dont il a envie.

Mes deux aînés ont été allaités deux ans, y compris mon fils né grand prématuré avec deux mois d'avance. Mes jumeaux ont été allaités exclusivement jusqu'au démarrage de leur diversification à six mois. Leur allaitement se poursuit bien sûr encore.

Parfois, mes aînés acceptent de la viande à l'extérieur, par politesse. Ou alors, ils se font rouler par le goût d'un cordon-bleu. Il m'est arrivé de trouver moi aussi préférable d'accepter un plat de viande. Dans ces occasions exceptionnelles, j'essaie de me servir le plus modestement possible et j'ai une pensée de gratitude pour l'animal qui nous a offert sa vie. Mes enfants se battent pour éviter la viande au maximum à la cantine. Hélas, on leur sert des lardons jusque dans les petits pois. En tant que parent d'élève, j'ai mis plusieurs fois le sujet sur la table, mais le cuisinier est pris dans les directives qu'il se doit d'appliquer. Il faut y aller petit à petit, car manger végétarien est tellement inconcevable pour certains qu'il est encore plus difficile de parler de végétalisme. Mais je suis persuadée que la société est en train de prendre ce tournant.

Il est devenu beaucoup plus facile qu'il y a neuf ans de s'alimenter végétalien. Le magasin bio le plus proche n'a cessé de s'agrandir et un deuxième magasin a même ouvert. Aujourd'hui, mes ambitions sont de réduire la part déjà faible dans notre alimentation des produits transformés, ainsi que celle encore trop importante du sucre.

Aurélie est l'autrice du blog « De chair et de lait »
http://dechairetdelait.wordpress.com/

INDEX

INDEX

des mots-clefs

INDEX ALPHABÉTIQUE des recettes

Q

R

S

LIVRES POUR ALLER plus loin

BRUNNER (Anne), *Veggie comme un grand*, 2018, Éditions la Plage

BURTON (Deena), *Plant powered families*, 2015, Benbella Books

CAMILLIERI (Martine), *À l'heure du goûter*, 2005, Éditions Tana

CAMILLIERI (Martine), *Je sais cuisiner pour mes doudous*, 2010, Éditions de l'Épure

CANTIN (Virginie), *Au secours ! Mes petits-enfants débarquent dans ma cuisine !*, 2016, Éditions Plume de carotte

CHIOCA (Marie), *Mes beaux goûters de fête !*, 2017, Éditions Terre vivante

COHEN (Lawrence), *J'ai plus peur !*, 2016, Éditions JC Lattès

COSTANTINO (Sandrine), *Cuisiner en couleurs*, 2017, Éditions La Plage

COTTAREL (Sophie), LAFORÊT (Marie), VÉRON (Ophélie), *Veggie kids*, 2018, Éditions Alternatives

DALRYMPLE (Jennifer), *Le Livre des saisons*, 2013, Bayard éditions

DEL AMO (Jean-Baptiste), *Comme toi*, 2017, Éditions Gallimard Jeunesse

Dr GONZÁLEZ (Carlos), *Mon enfant ne mange pas*, 2010, Éditions Ligue La Leche

DUMONTEIL-KREMER (Catherine), *Élever son enfant autrement*, 2016, Éditions la Plage

EBERSCHWEILER (Marion), *Goûters sains pour petits héros*, 2015, Éditions Le chou brave

FILLIOZAT (Isabelle), *J'ai tout essayé !* 2013, Éditions Marabout

Fred L, *Le Prince aux petits pois*, 2016, Talents Hauts Édition

GEORGE (Patrick), *Libérez-nous*, 2016, Éditions L'École des loisirs

IWAMURA (Kazuo), *La Famille Souris et le potiron,* 1997, Éditions L'École des loisirs

IWAMURA (Kazuo), *La Pomme rouge,* 2010, Éditions L'École des loisirs

IWAMURA (Kazuo), *Le Petit-déjeuner de la famille Souris*, 1985, Éditions L'École des loisirs

LAFORÊT (Marie) et RINGOT (Ludovic), *Petit végétarien gourmand*, 2013, Éditions Alternatives

LAFORÊT (Marie), *Vegan débutant,* 2017 aux Éditions La Plage

MAILLARD (Virginie), *Bébé à faim*, 2018, auto-édité

PAWASSAR (Irina), *Smoothies pour les petits*, 2016, Éditions Larousse

PINARD (Émilie), *Bébé mange seul*, auto-édité

PRASADAM-HALLS (Smriti), *T-Végi : le petit tyrannosaure dévoreur de légumes*, 2016, Éditions Gallimard Jeunesse

RESTIVO (Simona), *Tout pistache* 1997, Éditions Albin Michel

ROSE (Dina), *Mettez fin à la querelle des brocolis*, 2015, Éditions de l'Homme

ROTH (Ruby), *Vegan is love*, 2014, Éditions L'Âge d'homme

Serog (Patrick) et Lévy-Basse (Roseline), *La guerre des repas n'aura pas lieu !*, 2016, Éditions Marabout
Seyvos (Florence), *L'Ami du petit tyrannosaure*, 2005, Éditions L'École des loisirs
Tresch-Medici (Stéphanie), *Ma cuisine vegan pour tous les jours*, 2017, Éditions La Plage
Véron (Ophélie), *Bébé veggie*, 2016, Éditions La Plage
Véron (Ophélie), *Planète végane,* 2017, Éditions Marabout

Quelques références pour aller plus loin sur la diversification alimentaire (suite de la page 157)

• *Mon enfant ne mange* pas du Dr Carlos González publié en 2010 aux Éditions Ligue La Leche : ce livre est un outil merveilleux pour tous les parents qui s'inquiètent que leur enfant de 0 à 2 ans ne mange ou ne grandisse pas assez, c'est-à-dire tout le monde ! L'auteur explique comment comprendre les courbes de croissance du carnet de santé, éclaire la question des allergies, celle du manque de lait maternel, de l'alimentation à la demande (au sein comme au biberon), analyse les fausses bonnes idées pour inciter un jeune enfant à manger plus, donne une méthode pour apprendre à faire confiance à son enfant sur la quantité d'aliments qu'il ingère, et donne des réponses franches à toutes les questions qu'on peut se poser au sujet de l'alimentation des bébés, allaités ou non. On peut acheter ce livre, qui pour moi est un indispensable y compris quand on ne souhaite pas allaiter, sur le site de La Leche League, sur lequel on trouve aussi d'autres livres de puériculture.

• *Bébé mange seul* d'Émilie Pinard, à commander sur le site de l'autrice : Livre très complet sur la DME, qui reprend la plupart des contenus du site internet du même nom. Il peut être envoyé par courrier depuis le Canada, ou acheté en PDF. On peut aussi acheter un atelier vidéo, dont un extrait est consultable gratuitement sur le site. Enfin on peut y télécharger un livret introductif gratuit « Accompagner un bébé DME lors des repas (diversification alimentaire menée par l'enfant) — Livret informatif à l'intention des dispensateurs de soins ».

• *Petit végétarien gourmand* de Marie Laforêt et Ludovic Ringot, publié en 2013 aux Éditions Alternatives : petit livre proposant conseils et recettes pour une diversification avec la méthode traditionnelle (purée de légumes). Attention : les conseils théoriques (datant de 2013) ne sont plus conformes aux recommandations actuelles.

• *Bébé veggie* d'Ophélie Véron publié en 2016 aux Éditions La Plage : petit livre de recettes variées et 100 % végétales pour bébé. Attention : certains conseils théoriques (datant de 2016) ne sont plus conformes aux recommandations actuelles.

CHEZ LE MÊME ÉDITEUR

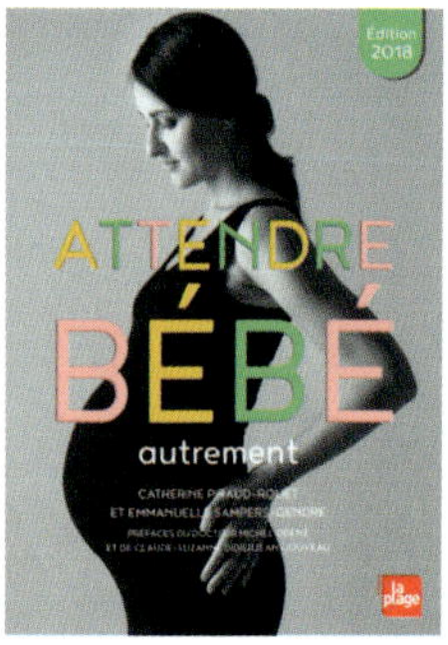

Attendre bébé... autrement

Catherine Piraud-Rouet et Emmanuelle Sampers-Gendre - Préface de Michel Odent et de Claude-Suzanne Didierjean-Jouveau
396 pages • 29,95 €

Un livre ressource adoptant une approche naturelle de la grossesse pour accompagner, rassurer et informer les futurs parents jusqu'à l'accouchement et les premiers jours de l'enfant.

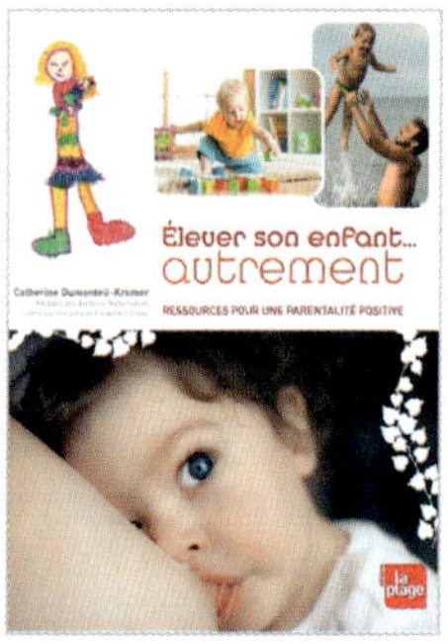

Élever son enfant... autrement

Catherine Dumonteil Kremer- Préface de Michel Odent et de Isabelle Filliozat
344 pages • 29,95 €

Du «co-dodo» au portage de bébé, des rivalités fraternelles à la pose de limites, des pédagogies alternatives aux jeux coopératifs... L'auteur donne des pistes pour aider les parents à faire des choix d'éducation cohérents et respectueux de l'enfant.

« *La bible du néo-maternage* » *Magazine Parents*

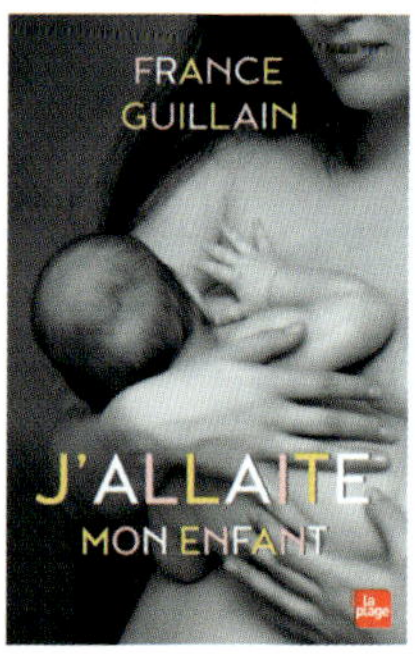

J'allaite mon enfant

France Guillain
128 pages • 12,50 €

Pour un allaitement naturel, à la demande, qui redonne le pouvoir aux femmes et aux bébés. France Guillain utilise ses expériences réussies (elle a allaité ses cinq enfants) et des méthodes naturelles (argile, bain dérivatif, alimentation saine...) pour répondre aux principaux problèmes rencontrés par maman et bébé : que faire si bébé ne veut pas téter? Comment s'assurer que bébé est bien nourri? Comment s'alimenter pendant l'allaitement? Comment sevrer naturellement son enfant?

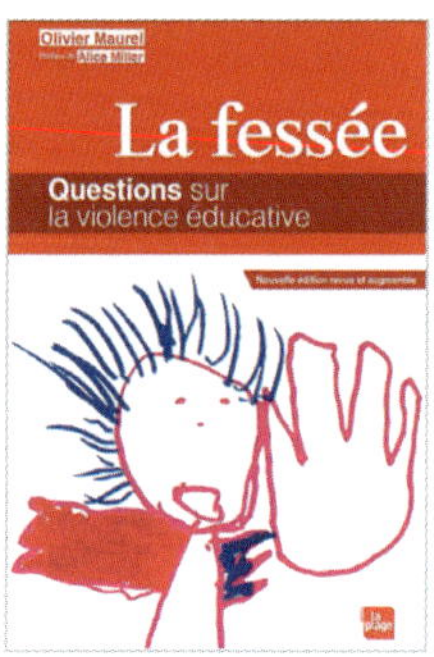

La Fessée, questions sur la violence éducative

Olivier Maurel - Préface de Alice Miller
160 pages • 12,50 €

Aujourd'hui, il n'est plus permis de frapper les femmes ou les détenus. Seuls les enfants ne sont pas encore protégés par la loi. Les gifles et les fessées ne sont pourtant pas indispensables, elles ne rendent pas les enfants plus obéissants et n'améliorent pas les apprentissages. Il est possible d'éduquer sans frapper, de poser des limites à ses enfants, avec respect et amour.

« *Un remarquable petit livre à offrir d'urgence à tous les jeunes parents.* » La Croix

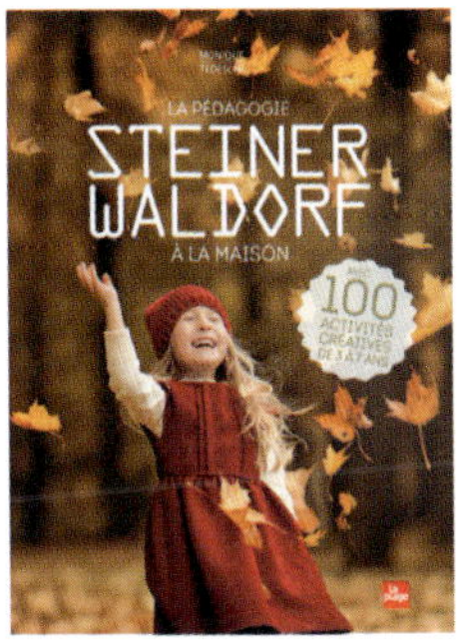

La pédagogie Steiner-Waldorf à la maison

Monique Tedeschi
288 pages • 29,95 €

Les grands principes de la pédagogie Steiner expliqués simplement. En respectant le rythme de la journée, de la semaine et de l'année, avec les fêtes et les saisons. Monique Tedeschi fournit pistes, idées, conseils pratiques, tutoriels... Un ouvrage de référence, très inspirant pour les parents car richement illustré de tutoriels et de réalisations d'enfants.

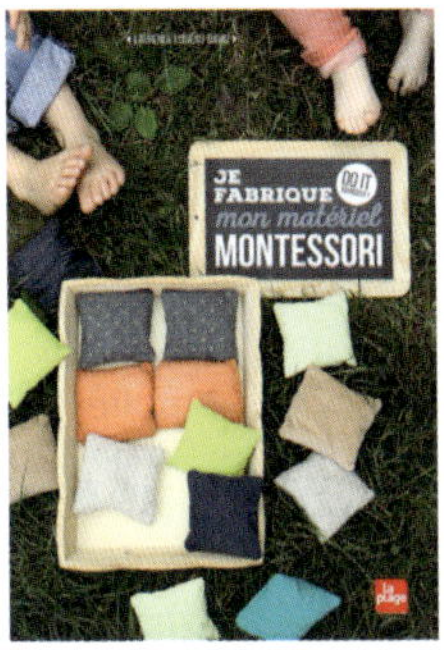

Je fabrique mon matériel Montessori

Laurence Loiseau-David
144 pages • 19,95 €

Voici 22 beaux objets à fabriquer vous-même. Pensés par Maria Montessori, ils accompagneront l'enfant de la naissance à 6 ans, dans sa vie de tous les jours et dans ses apprentissages. Avec une planche de gabarits incluse. Avec une machine à coudre et un peu de tissu, il est facile de fabriquer soi-même des objets uniques et attachants.

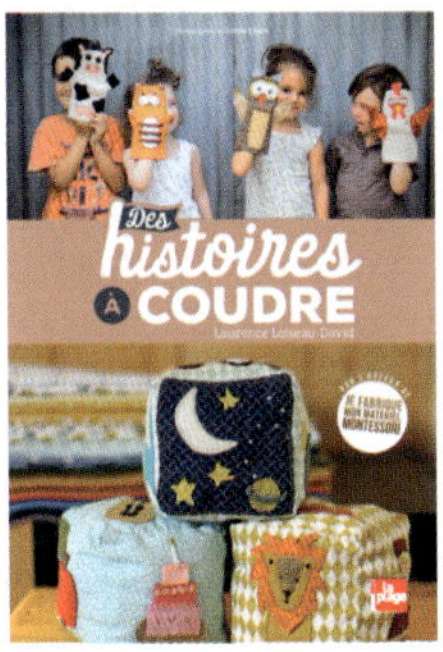

Des histoires à coudre

Laurence Loiseau-David
144 pages • 19,95 €

16 jolis supports de lecture, d'histoire et d'imagination à fabriquer vous-même. Souvent inspirés par Maria Montessori, ils accompagneront votre enfant de 6 mois à 6 ans :

• livres en tissu, marionnettes et théâtre...
• tapis de lecture et petits personnages,
• cartes émotions, poupées soucis pour favoriser la prise de parole des enfants...

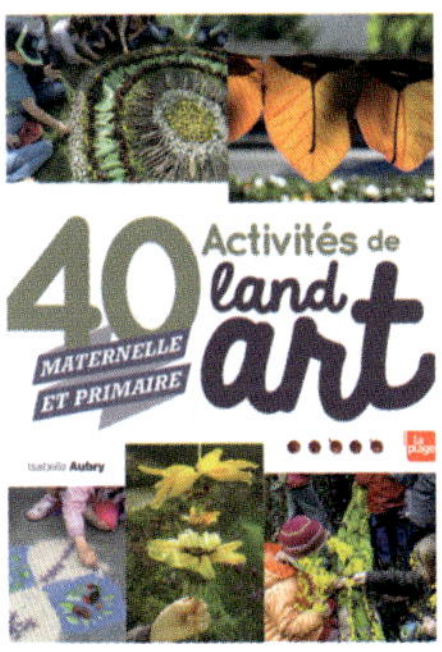

40 activités de land art

Isabelle Aubry
168 pages • 24,95 €

40 fiches-activités pour réaliser des installations de land art avec des enfants de 3 à 11 ans dans la nature mais aussi en ville :

• décorer des troncs d'arbres
• confectionner des radeaux fleuris, des mandalas de feuilles...
• animer forêts et ruisseaux, plage ensoleillée ou jardin enneigé.

Classées par difficulté et par âge, ces fiches pleines d'idées peuvent être utilisées en milieu scolaire et en famille.

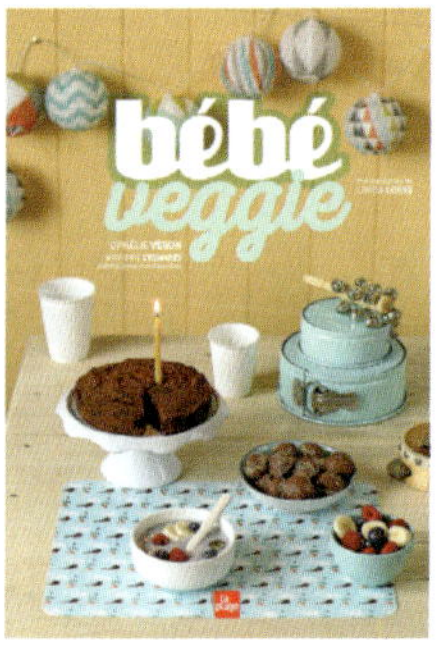

Bébé veggie

Ophélie Veron
108 pages • 13,50 €

Comment composer des petites purées protéinées sans viande ni poisson ? À quel âge introduire le gluten ? Faut-il avoir peur du soja ? Qu'est-ce que la DME (diversification menée par l'enfant) ?... Autant de questions que se posent les parents végétariens et tous ceux qui souhaitent offrir à leur bébé une alimentation plus végétale et plus diversifiée. Vous trouverez dans ce livre des réponses nutritionnelles précises et surtout de nombreuses petites recettes (compotes de fruits séchés, premiers smoothies, crèmes de céréales...).

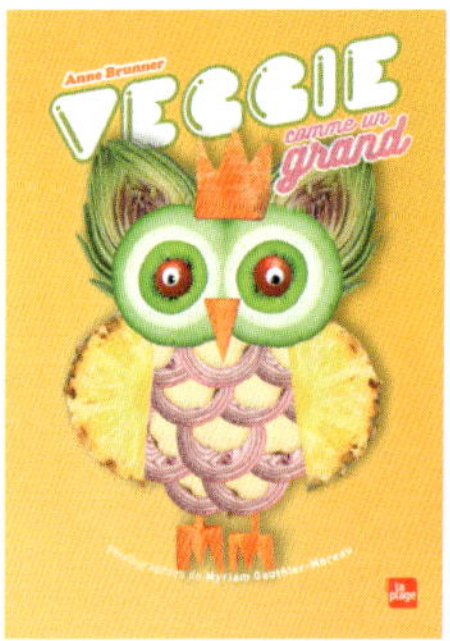

Veggie comme un grand

Anne Brunner
108 pages • 13,50 €

Vous recherchez des recettes végétariennes faciles, rapides et qui plaisent aux enfants ? Petits pots protéinés pour bébé, lasagnes à la purée de noisette, mouillettes de potimarron, panisses au cumin... Testées de nombreuses fois en famille ces recettes gourmandes vont vite faire partie de votre quotidien ! Indispensable aux parents végétariens soucieux d'offrir à leurs enfants des repas équilibrés.

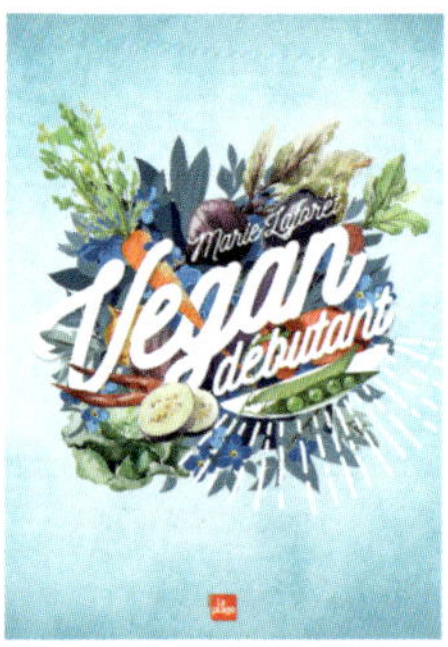

Vegan débutant

Marie Laforêt
208 pages • 19,95 €

Vous souhaitez devenir vegan mais ne savez pas par quel bout commencer ? Qui de mieux que Marie Laforêt pour vous guider pas à pas !
Dans ce livre qui fait suite à ses deux ouvrages de référence *Vegan* et *Healthy vegan*, retrouvez toutes les recettes incontournables pour sauter le pas vers le véganisme.

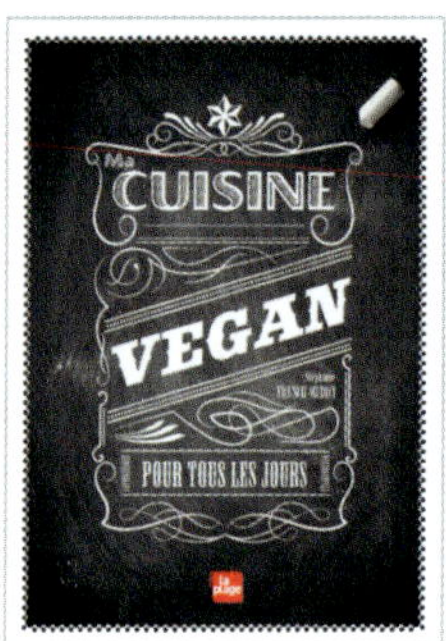

Ma cuisine vegan pour tous les jours

Stéphanie Tresch Medici
448 pages • 19,95 €

Plus de 350 recettes, des conseils, un index par ingrédient, des chapitres par type de plats... pratique à consulter pour trouver à coup sûr la bonne recette de crêpes vegan ou une foule d'idées pour l'apéro.

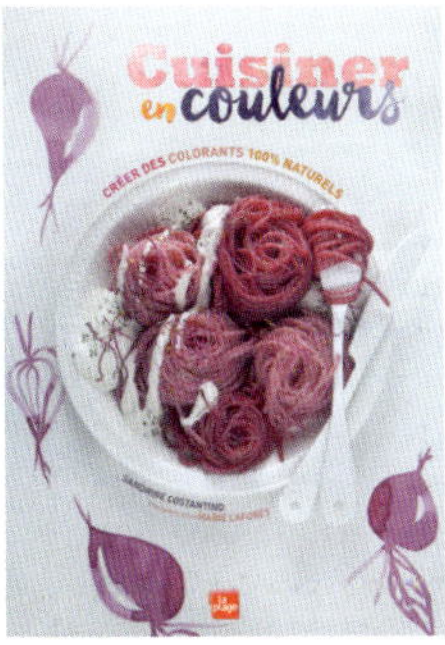

Cuisiner en couleur créer des colorants 100% naturels

Sandrine Costantino
108 pages • 13,50 €

Apprenez à fabriquer vos propres colorants alimentaires : 100% naturels, en poudre ou en liquide, à base de fruits, légumes, épices, fleurs...
Un goûter d'anniversaire rose et violet ? Un très chic apéro dînatoire tout en noir ? Des bonbons multicolores ? Suivez le guide.

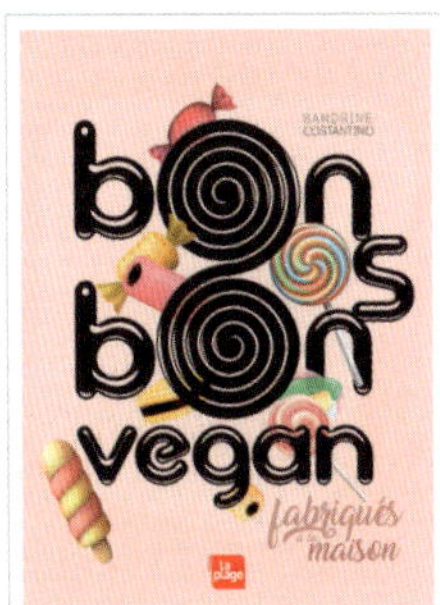

Bonbons vegan

Sandrine Costantino
160 pages • 15,00 €

Gélatine, colorant, additif à base de produits d'origine animale... Les bonbons avaient bien besoin d'une version vegan !
Vous allez pouvoir fabriquer à la maison les fameuses fraises, les frites qui piquent, les œufs au plat, les oursons, marshmallows, rochers, barres chocolat-nougat... 30 bonbons irrésistibles et *cruelty-free* : que du bonheur à préparer et à déguster !

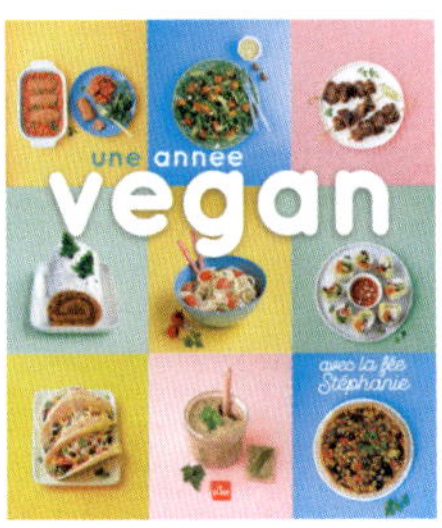

Une année vegan

La fée Stéphanie
240 pages • 29,95 €

Saison après saison, 300 recettes familiales – simples et inratables – pour ne jamais être à court d'idées.
Tartines vite faites, soupe complète ou repas à emporter au bureau, Stéphanie déborde d'idées gourmandes directement inspirées de son quotidien.
Elle n'oublie pas vos repas de fêtes : du gâteau d'anniversaire à la bûche de Noël... toute l'année sera vegan !

ACHEVÉ D'IMPRIMER
Janvier 2019